Gotta

Neue Chancen bei chronisch-entzündlichen Darmerkrankungen

Neue Chancen bei chronisch-entzündlichen Darmerkrankungen

Wie die Spezielle Kohlenhydrat-Diät SCD bei Morbus Crohn und Colitis ulcerosa hilft

Carola Gotta

TRIAS

Bibliografische Information der Deutschen Nationalbibliothek

Die Deutsche Nationalbibliothek verzeichnet diese Publikation in der Deutschen Nationalbibliografie; detaillierte bibliografische Daten sind im Internet über http://dnb.d-nb.de abrufbar.

1. Auflage 2022

TRIAS Verlag in Georg Thieme Verlag KG
Rüdigerstraße 14, 70469 Stuttgart, Germany
www.trias-verlag.de

Printed in Germany

Programmplanung: Uta Spieldiener
Projektmanagement: Anja Bippus
Redaktion: Ursula Brunn-Steiner
Covergestaltung: © Thieme
Bildnachweis Cover: © Thieme
Zeichnungen: Susi Schaaf, Bellheim
Satz: Ziegler und Müller, Kirchentellinsfurt
Druck: Grafisches Centrum Cuno, Calbe

ISBN 978-3-432-11551-1 1 2 3 4 5 6

Auch erhältlich als E-Book:
eISBN (epub) 978-3-432-11552-8

Wo datenschutzrechtlich erforderlich, wurden die Namen und weitere Daten von Personen redaktionell verändert (Tarnnamen). Dies ist grundsätzlich der Fall bei Patienten, ihren Angehörigen und Freunden, z. T. auch bei weiteren Personen, die z. B. in die Behandlung von Patienten eingebunden sind.

Wichtiger Hinweis: Wie jede Wissenschaft ist die Medizin ständigen Entwicklungen unterworfen. Forschung und klinische Erfahrung erweitern unsere Erkenntnisse. Ganz besonders gilt das für die Behandlung und die medikamentöse Therapie. Bei allen in diesem Werk erwähnten Dosierungen oder Applikationen, bei Rezepten und Übungsanleitungen, bei Empfehlungen und Tipps dürfen Sie darauf vertrauen: Autoren, Herausgeber und Verlag haben große Sorgfalt darauf verwandt, dass diese Angaben dem Wissensstand bei Fertigstellung des Werkes entsprechen. Rezepte werden gekocht und ausprobiert. Übungen und Übungsreihen haben sich in der Praxis erfolgreich bewährt.

Eine Garantie kann jedoch nicht übernommen werden. Eine Haftung des Autors, des Verlags oder seiner Beauftragten für Personen-, Sach- oder Vermögensschäden ist ausgeschlossen.

Marken, geschäftliche Bezeichnungen oder Handelsnamen werden nicht in jedem Fall besonders kenntlich gemacht. Aus dem Fehlen eines solchen Hinweises kann nicht geschlossen werden, dass es sich um einen freien Handelsnamen handelt.

Thieme Publikationen streben nach einer fachlich korrekten und unmissverständlichen Sprache. Dabei lehnt Thieme jeden Sprachgebrauch ab, der Menschen beleidigt oder diskriminiert, beispielsweise aufgrund einer Herkunft, Behinderung oder eines Geschlechts. Thieme wendet sich zudem gleichermaßen an Menschen jeder Geschlechtsidentität. Die Thieme Rechtschreibkonvention nennt Autor*innen mittlerweile konkrete Beispiele, wie sie alle Lesenden gleichberechtigt ansprechen können. Die Ansprache aller Menschen ist ausdrücklich auch dort intendiert, wo im Text (etwa aus Gründen der Leseleichtigkeit, des Text-Umfangs oder des situativen Stil-Empfindens) z. B. nur ein generisches Maskulinum verwendet wird.

Die Autorin

Carola Gotta studierte Anglistik und Filmwissenschaft in Frankfurt am Main und arbeitet als unabhängige Dokumentarfilmemacherin und Übersetzerin. Nach der Colitis-ulcerosa-Diagnose ihres Sohnes machte sie es zu ihrer Mission, ihn bei seiner Heilung zu unterstützen. Ihre intensive Auseinandersetzung mit den Ursachen chronisch-entzündlicher Darmerkrankungen und ihre Suche nach natürlichen Therapie-Optionen führte sie zu der Speziellen Kohlenhydrat-Diät und der GAPS-Diät. Beide Ernährungsformen trugen dazu bei, dass ihr Sohn heute symptomfrei und ohne Medikamente leben kann. Carola Gotta möchte mit ihrem Ratgeber und ihrem Kochbuch Betroffene bei der diätetischen Behandlung ihrer Erkrankung unterstützen. Carola Gotta lebt mit ihrem Partner und ihrem gemeinsamen Sohn im Nordwesten Irlands.

Inhalt

Hilfe bei chronisch-entzündlichen Darmerkrankungen 13

1 Colitis ulcerosa und Morbus Crohn im Überblick 14

2 CED und Autoimmunerkrankungen 19

3 Die Autoimmun-Triade 24

4 Die Rolle des Mikrobioms 50

5 Diät als Therapie bei entzündlichen Erkrankungen 71

6 Keine industriell verarbeiteten Nahrungsmittel 91

7 Chronischer Stress 98

8 Medizinische Leitlinien und die Pharmaindustrie 123

9 SCD – Hilfe für Betroffene 133

Die Spezielle Kohlenhydrat-Diät und die GAPS-Diät 149

10 Die Spezielle Kohlenhydrat-Diät (SCD) 150

11 Die GAPS-Diät (Gut and Psychology Syndrome Diet) 174

Praktische Hinweise für den Weg zur Heilung 189

12 Esskultur 190

13 Lebensmittel, die helfen 192

14 Nahrungsergänzungsmittel 199

15 Körperpflegeprodukte und Reinigungsmittel 202

16 Smartphone, WLAN und blaues Licht 203

17 Bewegung, am besten in der Natur 205

18 Labor-Untersuchungen 206

19 Natürliche Behandlungsmethoden bei CED 207

20 Krankheit als Chance 212

Danksagung 224

Quellenangaben 225

Sachverzeichnis 241

Liebe Leserin, lieber Leser,

mit diesem Buch möchte ich Ihnen in erster Linie Hoffnung geben und Ihnen erklären, warum es möglich ist, Autoimmunerkrankungen wie Colitis ulcerosa oder Morbus Crohn durch eine geeignete Ernährungstherapie, Änderungen der Lebensweise sowie Korrekturen der inneren Haltung positiv zu beeinflussen und umzukehren. Ich stütze mich dabei insbesondere auf Erkenntnisse und Ansätze der »funktionellen Medizin«, die ich in den Erfahrungen, die ich mit der Colitis-ulcerosa-Erkrankung meines Sohnes gemacht habe, bestätigt sehe.

Wissenschaftler nehmen an, dass es sich bei der Entstehung von chronisch-entzündlichen Darmerkrankungen (kurz CED) wie Colitis ulcerosa und Morbus Crohn um ein komplexes Wechselspiel handelt, an dem eine genetische Veranlagung, eine Fehlregulation des Immunsystems sowie Umweltfaktoren, die die intestinale Mikrobiota (Gesamtheit der Mikroorganismen, die unseren Verdauungstrakt besiedeln) verändern, beteiligt sind. Die Ernährungsweise gilt heute unter Experten als wichtigster modifizierbarer Risikofaktor für die Entstehung chronisch-entzündlicher Darmerkrankungen. An dieser und weiteren Stellschrauben können Sie selbst drehen und dazu möchte ich Sie mit diesem Buch ermutigen. Je früher Sie diesen Schritt machen, desto größer ist die Chance, dass Sie Ihren Darm beruhigen und Ihr Immunsystem vor weiteren Entgleisungen schützen können.

Als bei meinem Sohn Luca die Diagnose Colitis ulcerosa gestellt wurde, hatte ich diesen Ausdruck noch nie gehört. Nachdem ich begriffen hatte, wie folgenschwer eine chronisch-entzündliche Darmerkrankung sein kann, und wie massiv sie in das Leben Betroffener eingreift, machte ich es zu meiner ersten Priorität, dass mein Kind wieder gesund wird. Je mehr ich mich über die Krankheit informierte und mit ihr auseinandersetzte, desto mehr begriff ich, dass das Körper-Geist-Seele-System ein Netzwerk darstellt, in dem alles mit allem verbunden ist. Oft ist es gar nicht möglich zu sagen, was die Ursache ist und was die Wirkung. Ich erkannte, dass bei Lucas Krankheitsverlauf neben seiner ungünstigen Ernährungsweise die toxische Wirkung von Angst und der daraus resultierende chronische Stress eine ganz entscheidende Rolle gespielt hatten. Deshalb ging es nicht nur darum, seinen Darm zu heilen, sondern auch seine Seele.

Wir nahmen Lucas Behandlung immer mehr in unsere eigenen Hände. Mithilfe der »Speziellen Kohlenhydrat-Diät« (Specific Carbohydrate Diet, kurz SCD) und der auf ihr basierenden »GAPS-Diät« ist es uns gelungen, seinen Darm zu heilen und seine Colitis-Symptome vollständig zum Verschwinden zu bringen. Ich werde Ihnen diese beiden Diäten ausführlicher vorstellen und Ihnen wertvolle Tipps für Ihre eigene Heilreise mit auf den Weg geben.

Es geht mir mit diesem Buch nicht darum, etwas beweisen zu wollen oder Recht zu haben, sondern Anstöße zu liefern. Sie müssen es auch nicht unbedingt chronologisch lesen. Angesichts der Fülle des eingeflossenen Materials und der Vielfältigkeit der angesprochenen Aspekte ist es durchaus möglich, dass sich Fehler eingeschlichen haben. Vieles lässt sich auch auf unterschiedliche Weise interpretieren. Sehen Sie den Inhalt nicht als etwas Endgültiges an, sondern als etwas, das im Fluss ist und das es zu überarbeiten und zu ergänzen gilt.

Mögen Sie meine zahlreichen Informationen und Anregungen auf Ihrer eigenen Reise zurück zur Gesundheit unterstützen!

Carola Gotta

Lucas Geschichte

Bevor wir einsteigen, lassen Sie mich unsere Geschichte erzählen.

Juni 2016

Kurz nach seinem 16. Geburtstag litt mein Sohn Luca zum ersten Mal unter heftigen Durchfällen mit Schleim- und Blutbeimengungen. Es vergingen noch fünf Monate, bis die Diagnose Pancolitis gestellt wurde. Zum ersten Mal in meinem Leben hatte ich das bedrückende Gefühl, von Ärzten abhängig zu sein. Mit der Selbsthilfe, auf die ich mich bisher immer verlassen hatte, schien es jetzt vorbei zu sein.

Schlagartig waren wir auf das medizinische System angewiesen, und die Erfahrungen, die wir machten, erlebten wir als ernüchternd und enttäuschend. Eines hatte ich schnell erkannt: Außer einem Rezept hatten wir von der konventionellen Medizin zur Behandlung dieser »chronischen, unheilbaren und genetisch bedingten Autoimmunerkrankung« nichts zu erwarten.

Wir wurden darüber aufgeklärt, dass Luca höchstwahrscheinlich für den Rest seines Lebens Medikamente nehmen müsse. Die Krankheit verlaufe in Schüben, die in der Regel immer schlimmer würden und deshalb stärkere Arzneimittel erforderlich machten. Dazu gehören Kortikosteroide, Immunsuppressiva und sogenannte Biologika. Bei manchen Patienten könnten eine Entfernung des Dickdarms und ein künstlicher Darmausgang unumgänglich werden, falls die Colitis ulcerosa nicht mehr auf die Medikation anspreche. Mit dieser düsteren Prognose, unserer Angst und Traurigkeit und einer Tasche voller Medikamente fühlten wir uns mit unserem Kind allein gelassen.

November 2017

Lucas Diagnose liegt ein Jahr zurück. Seit knapp sieben Monaten nimmt er keine Medikamente mehr ein, weil sich diese nicht nur als unwirksam erwiesen, sondern auch zu massiven und nicht tragbaren Nebenwirkungen geführt hatten. Stattdessen verlassen wir uns auf die heilende Wirkung von Lucas Ernährung, die wir unmittelbar nach seiner Diagnose gemäß der »Speziellen Kohlenhydrat-Diät« (SCD) umgestellt haben.

Alle komplexen Kohlenhydrate, das heißt Getreide und Getreideprodukte, sehr stärkehaltige Gemüsesorten, Zucker jeglicher Art und sämtliche industriell hergestellten Lebensmittel strichen wir von seinem Speiseplan.

Die SCD zielt darauf ab, schädlichen Darmbakterien ihre Nahrung zu entziehen und sie dadurch zu reduzieren. Durch den Verzehr probiotischer Bakterien wird die Ansiedlung freundlicher Keime im Dickdarm unterstützt. Lucas Nahrung ist zu seiner Medizin geworden und seine Medizin ist seine Nahrung. Genau so hatte dies der griechische Arzt Hippokrates, der als bedeutendster Arzt der Antike gilt, schon vor über 2000 Jahren empfohlen.

Juni 2021

Luca hatte seit fast vier Jahren keine blutigen Durchfälle mehr. Er fühlt sich energiegeladen und gesund und hat den Eindruck, dass sein Darm wieder geheilt ist. Auch seine Kontaminationsphobie, die mit der Darmerkrankung einherging, hat er überwunden. Lucas Lebensqualität ist durch seine bewusste Ernährung unsagbar gestiegen, denn er kann wieder das tun, was er will.

Ärzten gegenüber tritt Luca heute selbstbewusst auf. Er erklärt ihnen, dass wir seine Colitis mit der »Speziellen Kohlenhydrat-Diät« in den Griff bekommen haben und dass er ohne Medikamente symptomfrei ist. Sie schauen ihn nur ungläubig an, zeigen jedoch kein Interesse daran, mehr darüber zu erfahren. Inzwischen macht mich das nicht mehr wütend. Wir können darüber lachen, denn wir wissen, dass wir auf dem richtigen Weg sind.

Die Schulmedizin geht davon aus, dass chronisch-entzündliche Darmerkrankungen (CED) nichts mit der Ernährung zu tun haben, und bezeichnet sie als »nicht heilbar«. Da eine symptomatische, medikamentöse Behandlung das Einzige ist, das die konventionelle Medizin zu bieten hat, wäre es meiner Meinung nach richtiger zu sagen, dass die Schulmedizin, so wie sie heute therapiert, diese

Krankheiten nicht heilen kann. Eine sogenannte Remission (vorübergehende oder dauerhafte Abschwächung der Symptome bei chronischen Erkrankungen) kann jedoch bei sehr vielen Patienten auch ganz ohne Medikamente, nur durch die SCD, erreicht werden, was mehrfach wissenschaftlich belegt wurde. Diese Diät stellt eine effektive und nebenwirkungsfreie Alternative für die Behandlung von Colitis ulcerosa und Morbus Crohn dar und kann den Einsatz von Medikamenten überflüssig machen oder zumindest reduzieren.

Ich kann nicht behaupten, dass die SCD eine bequeme Lösung darstellt. Die Zubereitung der Mahlzeiten ist sehr zeitaufwendig und arbeitsintensiv, weil man nichts fertig kaufen kann. Hinzu kommt, dass in der Anfangsphase Rückschläge möglich sind. Auch wir haben sie durchgemacht, und es war eine große Herausforderung, unseren Optimismus und das Vertrauen in die Wirksamkeit der Diät nicht zu verlieren. Trotzdem hat sich die SCD für Luca als ein großer Segen erwiesen.

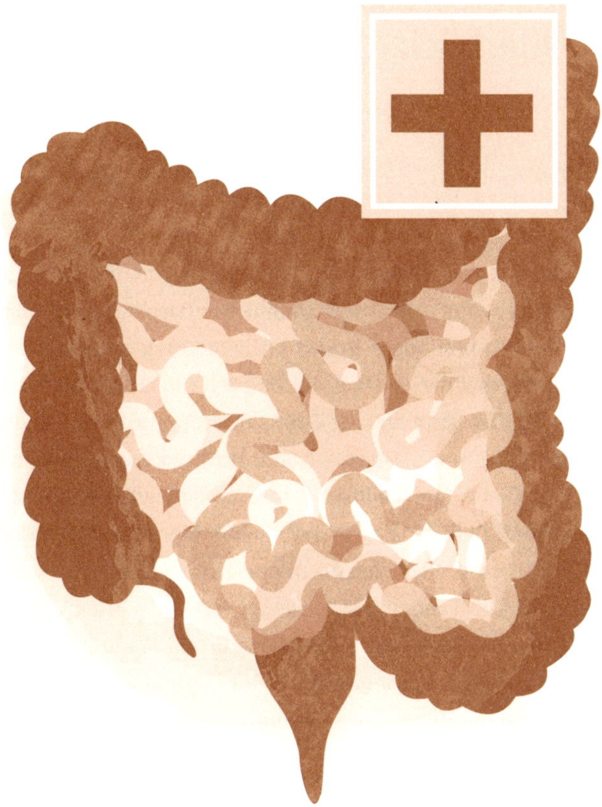

Hilfe bei chronisch-entzündlichen Darmerkrankungen

Achten Sie auf Ihre Ernährung, Ihre innere Haltung und Ihre Lebensweise. Dadurch können Sie Ihre Lebensqualität erheblich steigern und möglicherweise sogar auf Medikamente verzichten.

1 Colitis ulcerosa und Morbus Crohn im Überblick

In der westlichen Medizin werden die Colitis ulcerosa (geschwürige Dickdarmentzündung, kurz CU) und Morbus Crohn (MC) unter dem Begriff »chronisch-entzündliche Darmerkrankungen« (CED) zusammengefasst. Obwohl die gleichen Organsysteme betroffen sind, findet eine strikte Abgrenzung zum sogenannten Reizdarmsyndrom statt. Auffällig ist, dass insbesondere in der hoch industrialisierten westlichen Welt immer mehr Menschen von Darmerkrankungen betroffen sind. Ende der 1950er Jahre war die Colitis ulcerosa noch weitgehend unbekannt und tauchte nur vereinzelt auf. Noch vor zwanzig Jahren zählten Morbus Crohn und Colitis ulcerosa zu den seltenen Erkrankungen. Heute sind in Europa etwa 3 Millionen Menschen davon betroffen. In Deutschland allein leiden mindestens 400 000 Menschen an einer CED [1]. Die Tendenz ist steigend. Auf 100 000 Einwohner kommen etwa sechs Menschen mit Morbus Crohn [2] und vier mit Colitis ulcerosa [3]. Die Lebensqualität und die Gesundheit der Betroffenen leiden sehr stark unter diesen zermürbenden Erkrankungen.

In der aktuellen Forschung geht man davon aus, dass es sich bei der Entstehung chronisch-entzündlicher Darmerkrankungen um ein multifaktorielles Zusammenspiel verschiedener Mechanismen handelt. Genetische, epigenetische, immunologische und mikrobielle Faktoren sollen am Krankheitsgeschehen beteiligt und mehr als 160 Gene bei der Pathogenese (Gesamtheit der an der Krankheitsentstehung und -entwicklung beteiligten Faktoren) involviert sein. Es wird angenommen, dass das Immunsystem bei beiden Erkrankungen die Toleranz gegenüber der »normalen« Darmflora verloren hat. Für diesen Toleranzverlust könnte es eine genetische Prädisposition geben, deren Bedeutung bei Morbus Crohn höher eingeschätzt wird als bei der Colitis ulcerosa.

Die ersten Krankheitssymptome treten meist zwischen dem 15. und dem 40. Lebensjahr auf. Häufig gehen der Diagnose jedoch jahrelange

Beschwerden voraus, die aber von den wenigsten Ärzten richtig eingeordnet werden. Bei beiden Erkrankungen kommt es zu Entzündungsprozessen im Darm, die sehr drastische Beschwerden und zum Teil lebensbedrohliche Zustände verursachen können. Bei Morbus Crohn können alle Regionen vom Mund bis zum After befallen und alle Schichten des Darms betroffen sein. Bei der Colitis ulcerosa hingegen sind die Entzündungen auf den Dickdarm (Colon) begrenzt. Es sind auch nur die oberen Schichten der Darmschleimhaut betroffen. Hier können sich Geschwüre bilden und es kann großer Schaden entstehen. Die Schleimhaut wird durch Infektionen und eine Autoimmunreaktion weiter geschädigt.

»Löchriger Darm«

Bei den CED entwickelt sich eine verstärkte Form des sogenannten Leaky-Gut-Syndroms, das sowohl im Dünndarm als auch im Dickdarm auftreten kann. Durch diesen »löchrigen Darm« gelangen Krankheitserreger, unverdaute Proteine, Toxine und Proallergene (Allergene, die erst eine metabolische Aktivierung benötigen) in den Blutkreislauf und führen zu systemischen (den ganzen Körper betreffende) Entzündungen.

Die chronisch-entzündlichen Darmerkrankungen verlaufen in Schüben. Bei der Colitis ulcerosa kommt es in den akuten Phasen zu heftigen Symptomen wie häufigen, blutigen Durchfällen mit Schleim und Eiter, begleitet von Bauchschmerzen und -krämpfen. In den sogenannten Remissionsphasen treten die Symptome nur schwach oder gar nicht auf. Ein wichtiger Teil der CED-Therapie besteht darin, die Remissionsphasen möglichst lang andauern zu lassen. Dafür verschreiben Ärzte in der Regel Mesalazin. Bei einem akuten Schub kommen zur Symptomunterdrückung und zur Beruhigung des Immunsystems entzündungshemmende Medikamente wie Kortison, Sulfasalazin, Mesalazin und gegebenenfalls auch Immunsuppressiva zum Einsatz.

Die schulmedizinischen Medikamente haben zwar ihre Berechtigung, da sie jedoch mit starken Nebenwirkungen verbunden sind, sollten sie nicht über längere Zeiträume eingenommen werden. Längerfristig ist es sinnvoll, sich um sanftere Alternativen zu bemühen. Dazu gehören diätetische Maßnahmen und Mittel aus der Naturheilkunde mit einer entzündungshemmenden und schmerzlindernden Wirkung. Es bieten sich beispielsweise hochpotentes Kurkumin, Weihrauchextrakt, Omega-3-Fischöl und Ingwer an. Auch homöopathische Heilmittel kommen in Frage.

Schulmediziner behaupten leider immer noch, Ernährung und Lebensführung hätten keinen positiven Einfluss auf das Krankheitsgeschehen. Wissenschaftliche Studien und die persönlichen Erfahrungen zahlreicher Betroffener beweisen jedoch das Gegenteil. »Mit einer gesunden Ernährung und natürlichen Lebensführung kann der Krankheitsverlauf positiv beeinflusst, Symptome unterdrückt, Ursachen angegangen, und die Lebensqualität nachhaltig und auf gesunde Weise verbessert werden« [4], lautet die Überzeugung des Biochemikers und molekularen Biotechnologen Martin Auerswald, dessen Schwerpunkte auf dem Gebiet der Autoimmunerkrankungen und der CED liegen. Er ist unter anderem auch Chefredakteur der Internetseite »Autoimmunportal«, die ich jedem Betroffenen nur empfehlen kann.

Was passiert bei Colitis ulcerosa?

Bei CU-Patienten ist die Dickdarmschleimhaut 70 Prozent dünner als bei Gesunden. Die Darmflora befindet sich in einem Ungleichgewicht (Dysbiose), bei dem pathogene gegenüber symbiotischen Keimen überwiegen. Darmbakterien können in die Schleimhaut einwandern, sie infizieren und entzünden. Die Immunzellen erkennen die Infektion und bekämpfen die Darmbakterien. Sie greifen jedoch auch eigene Zellen an. Deshalb wird die CU auch zu den Autoimmunerkrankungen gezählt.

Bei der CU ist die Kommunikation zwischen dem Immunsystem und der Darmflora gestört. Es liegt ein Mangel an bestimmten Botenstoffen (zum Beispiel Vitamin D und Interleukin-10) vor. Nicht nur die Darmflora, sondern auch das Immunsystem ist aus der Balance geraten. Das ist nicht verwunderlich, denn unser Mikrobiom und unser Immunsystem sind eng miteinander verwoben. Bei chronisch-entzündlichen Erkrankungen – und insbesondere bei der CU – liegen vermehrt entzündungsfördernde Immunzellen (TH1, TH17) vor. Entzündungslindernde Immunzellen wie regulatorische T-Zellen sind hingegen nicht ausreichend vorhanden. Bei Colitis-Patienten ist die Schleimschicht, die die Schleimhaut umgibt, nicht ausreichend mit antimikrobiellen Stoffen versetzt, welche eine Infektion der Schleimhaut verhindern (zum Beispiel IgA und Defensine). Der Darm und das Immunsystem benötigen für eine gute Funktionsfähigkeit bestimmte Nährstoffe. Bei CU-Patienten mangelt es während der Entstehung der Colitis an fettlöslichen Vitaminen (Vitamine A, D, E, K_2) sowie an Polyphenolen und Zystein.

Es gibt zahlreiche Faktoren, die die Krankheit auslösen oder begünstigen können. Prinzipiell kann man sagen: Genetische Prädisposition, Umwelteinflüsse und eine ungesunde Darmflora können der Krankheit den Weg bahnen. Genetische Faktoren sollen bei der Entstehung von CU einen Anteil von etwa 20 Prozent ausmachen. Mit dieser Wahrscheinlichkeit bricht bei eineiigen Zwillingen, die bei der Geburt über identische Gene verfügen, die Krankheit in beiden Fällen aus. An diesem Prozentsatz erkennt man die große Rolle, die andere Faktoren bei der Entstehung der Krankheit spielen.

Unser Lebensstil schlägt uns auf den Darm

Die zunehmende Belastung des menschlichen Körpers mit Umweltgiften manifestiert sich zuerst im Darm. Unsere moderne, ungesunde Supermarkt-Ernährung führt zu einem Mangel an Vitaminen, Mineralien und essenziellen Fettsäuren. Sie begünstigt Schwankungen in der Darmflora und im Immunsystem. Nahrungsinhaltsstoffe wie Transfette und Zusatzstoffe schädigen die Darmwand und begünstigen Entzündungen. Hinzu kommen Gifte aus der Landwirtschaft sowie Antibiotika aus der Massentierhaltung und natürlich von Medikamenten.

Toxine gelangen auch durch Impfungen und Zahnfüllungen (Amalgam/Quecksilber) in unsere Körper.

Darüber hinaus spielen Lifestyle-Faktoren eine entscheidende Rolle. Chronischer Stress treibt das Erkrankungsrisiko ganz massiv in die Höhe. Bewegungsmangel, zu wenig Zeit in der Natur und zu viel Hygiene wirken sich ebenfalls ungünstig aus. Eine natürliche Geburt und Stillen hingegen vermindern das Risiko zu erkranken.

Hintergrund: der Darm – mehr als »nur« Verdauungsorgan

Während man ihn früher »nur« als Verdauungsorgan ansah, weiß man heute, dass ein gesunder Darm für unsere allgemeine Gesundheit essenziell ist und seine Arbeit fast jedes Organ beeinflusst. Die Darmgesundheit wird maßgeblich bestimmt von der Beschaffenheit der Darmflora und einer gut funktionierenden Darmbarriere.

Der Darm ist Teil des Verdauungstraktes, der im Mund bzw. in der Nasenhöhle beginnt und im After endet. Technisch gesehen, befindet sich der Verdauungstrakt außerhalb des Körpers. Er ist wie ein Schlauch, der durch den Körper hindurchgeht. Unsere Haut und die Schleimhaut des Verdauungstraktes grenzen den Körper nach außen von der Umwelt ab.

Der Darm besitzt ein besonderes »Design«, das der Vergrößerung seiner Oberfläche dient. Er ist in zahlreiche Falten gelegt, auf denen sich unzählige, winzig kleine Ausstülpungen, die sogenannten Darmzotten, befinden. Würde man den etwa acht Meter langen Darm komplett glatt streichen, könnte man damit zwei Tennisplätze bedecken. Dies würde jedoch daran scheitern, dass die Darmwand extrem dünn und verletzlich ist. Während bei der Haut, die unseren Körper bedeckt, 50 bis 100 Schichten von Zellen übereinanderliegen, ist die Darmwand nur eine einzige Zellschicht dick. Dies entspricht dem halben Durchmesser eines Haares.

2 CED und Autoimmunerkrankungen

Was haben Erkrankungen wie Colitis ulcerosa, Hashimoto-Thyreoiditis oder auch Multiple Sklerose gemeinsam? Sie werden alle den Autoimmunerkrankungen zugeordnet, von denen bisher zwischen 100 und 140 (die Zahlen differieren je nach Quelle) identifiziert wurden. In Deutschland sollen bereits mehr als 10 Millionen Menschen, immerhin ein Achtel der Bevölkerung, von einer oder gleich mehreren Autoimmunerkrankungen betroffen sein [1]. Noch extremer sieht es in den USA aus. Dort soll inzwischen jede fünfte Person unter einer Erkrankung, die von Autoimmunreaktionen des Körpers ausgeht, leiden [2]. Autoimmunerkrankungen, von denen bereits kleine Kinder betroffen sein können, nehmen in einem Ausmaß zu, das manche Experten als epidemisch bezeichnen [3].

Was ist eine Autoimmunerkrankung und wie entsteht sie? Wie können wir uns davor schützen? Was können wir selbst tun, wenn wir bereits erkrankt sind? Stimmt es, dass Autoimmunerkrankungen »unheilbar« sind? Bei meinem Versuch, Antworten auf diese Fragen zu finden, war das Buch »The Autoimmune Fix« des amerikanischen Autors Dr. Tom O'Bryan eine riesige Bereicherung für mich. Als eine von vielen weiteren Quellen diente mir der ausgezeichnete, umfassende Ratgeber zum Umgang mit Autoimmunerkrankungen »The Paleo Approach« von Dr. Sarah Ballantyne (inzwischen auch in deutscher Sprache unter dem Titel »Die Paläo-Therapie: Stoppen Sie Autoimmunerkrankungen mit der richtigen Ernährung und werden Sie wieder gesund« erhältlich). Beide Autoren sind selbst von Autoimmunität betroffen. Ich möchte im Folgenden versuchen, einige ihrer Kernaussagen für Sie zusammenzufassen. Die wichtigste und auch wissenschaftlich erwiesene nehme ich jedoch gleich vorweg: Eliminiert man die Auslöser, die den Mechanismus von Entzündung und Autoimmunität in Gang setzen und fortbestehen lassen, dann kann man Autoimmunerkrankungen Einhalt gebieten und sie sogar allmählich umkehren! [4]

Dr. Tom O'Bryan, von dem die Aussage stammt, gilt weltweit als führender Experte, wenn es um die Zusammenhänge zwischen Weizensensitivität und Autoimmunerkrankungen geht. Von Haus aus Chiropraktiker, hat er sich der »Functional Medicine« verschrieben, die er seit über dreißig Jahren praktiziert.

Funktionelle Medizin – was zeichnet sie aus?

Die »funktionelle Medizin« – ohne Zweifel die Medizin der Zukunft – ist in Deutschland erst im Kommen. Sie versucht, die eigentlichen Ursachen einer Krankheit zu erkennen und sie an der Wurzel zu behandeln, statt nur Symptome zum Verstummen zu bringen.

Die funktionelle Medizin betrachtet den Körper nicht als eine Ansammlung unabhängig voneinander funktionierender Organe, die jeweils von Experten (den verschiedenen »...-logen«) behandelt werden. Stattdessen sind die Ärzte und Therapeuten, die sie praktizieren, speziell dafür ausgebildet, den Menschen als ganzes System zu begreifen. Bei den Behandlungsmethoden, die so wenig invasiv wie nur möglich sind, spielen eine vernünftige Ernährung und eine gesunde Lebensführung eine grundlegende Rolle. Die folgenden Aspekte stehen im Zentrum der Behandlung: der Darm (zum Beispiel Leaky-Gut-Syndrom, S. 43, gestörte Darmflora), Nahrungsmittelunverträglichkeiten (zum Beispiel Gluten, S. 27, Kuhmilchproteine, S. 40), Entgiftung (zum Beispiel Schwermetalle, Pestizide, Weichmacher) sowie Entspannung (zum Beispiel Stressmanagement, S. 115, gesunder Schlaf).

Wenn sich der Körper selbst angreift und Organe und Gewebe schädigt, wird dies als Autoimmunität bezeichnet, das Immunsystem produziert dann Antikörper gegen eigenes Gewebe, sogenannte Autoantikörper. Es kommt zunächst zu Fehlfunktionen und im fortgeschrittenen Stadium zu Organschädigungen. Dr. O'Bryan erklärt, dass sich die mit Autoimmunität verbundenen Erkrankungen langsam – manchmal über Jahrzehnte hinweg – entwickeln. Er benutzt das Bild der Autoimmun-Skala. Beschwerden wie Müdigkeit, Blähungen, Energiemangel oder Erinnerungslücken können erste Signale des Immunsystems sein, dass etwas nicht in Ordnung ist.

Massive Beschwerden, die auf eine spezifische Krankheit hinweisen, treten meist erst viel später auf. Die Standardmedizin diagnostiziert die entstandenen Krankheiten erst, wenn das Gewebe bereits so stark geschädigt ist, dass eine lebenslange Behandlung mit Medikamenten unumgänglich erscheint. Mit Antikörpertests lässt sich jedoch schon sehr viel früher feststellen, auf welche Krankheit jemand zusteuert.

Morbus Crohn lässt sich laut Dr. O'Bryan bereits drei Jahre vor dem eigentlichen Ausbruch der Krankheit prognostizieren, wenn erhöhte Anti-Saccharomyces-cerevisiae-Antikörper (ASCA) vorliegen und keine Intervention stattfindet [5]. Mit einem Verzicht auf Gluten normalisiert sich der Wert oftmals wieder und es ist möglich, einer weiteren Krankheitsentwicklung entgegenzusteuern [6].

Bei rheumatoider Arthritis können bereits 14 Jahre vor der klinischen Diagnose entsprechende Antikörper im Blut nachgewiesen werden. Die Betroffenen befinden sich dann am Beginn der Autoimmun-Skala. Auch wenn es bereits zu Gewebeschädigungen kommt, erfreuen sie sich noch bester Gesundheit. Am Ende der Skala steht ein klar definiertes Krankheitsbild. Dazwischen befinden sich Stufen, die immer weiter in Richtung Krankheit weisen. Auch wenn sich die meisten Betroffenen in diese Richtung bewegen, ist durch die richtige Intervention eine Umkehr möglich und der Entwicklung der Krankheit kann Einhalt geboten werden.

Ein ganz zentraler Punkt der funktionellen Medizin ist, dass sämtliche Autoimmunerkrankungen nach dem gleichen Prinzip funktionieren. Sie unterscheiden sich nur in der Art und Weise, wie sie sich manifestieren. Es handelt sich nicht in erster Linie um die Erkrankung eines bestimmten Organs, sondern um eine Erkrankung des gesamten Immunsystems. Dieses arbeitet rund um die Uhr und meistens im Hintergrund, sodass wir es gar nicht bemerken.

Wie entstehen Autoimmunerkrankungen?

Die ursprüngliche Aufgabe unseres Immunsysstems ist es, uns vor Infektionen, Parasiten, Bakterien und Viren zu schützen. Heute muss es jedoch zusätzlich mit zahlreichen schädlichen Stoffen aus der Umwelt fertigwerden sowie häufig mit starkem Stress. An seinem Waffenarsenal hat sich jedoch nichts geändert, weswegen es letztlich auch überfordert werden kann.

Die Bildung sogenannter Autoantikörper stellt den ersten zentralen Schritt in der Entwicklung einer Autoimmunerkrankung dar. Die Wahrscheinlichkeit, dass das Immunsystem einer Person »aus Versehen« Autoantikörper produziert, hängt von genetischen Veranlagungen ab. Es sind jedoch Umweltauslöser, die zunächst einmal den Anstoß dazu geben müssen.

In der funktionellen Medizin gelten Gluten, Milch und Zucker als die »großen Drei«, die Entzündungen und Autoimmunität in Gang setzen. Des Weiteren werden toxische Chemikalien und Schwermetalle zu den Auslösern von Autoimmun-Mechanismen gezählt.

Bei chronischen Entzündungen spielt die sogenannte »molekulare Mimikry« eine wesentliche Rolle: Krankheitserreger, Nahrungsbestandteile oder Bakterien können das Immunsystem »verwirren«, wenn sie strukturell sehr ähnlich aussehen wie menschliches Gewebe [7]. Die Wahrscheinlichkeit, dass Gluten und andere Prolamine (Speicherproteine in Getreidesamen) die Produktion von Autoantikörpern auslösen, gilt als relativ hoch. Dies liegt daran, dass ihre Moleküle zahlreiche Aminosäure-Sequenzen aufweisen, die denen menschlicher Proteine ähneln [8].

Nehmen wir an, die Aminosäurestruktur von Gluten sei A–A–B–C–D. Gelangt Gluten in den Blutstrom, so bildet das adaptive Immunsystem Antikörper A–A–B–C–D. Diese greifen alles an, was wie A–A–B–C–D aussieht, auch wenn dies eigene Körperzellen sind. Da durch den Angriff Organzellen geschädigt wurden, produziert das Immunsystem Autoantikörper, um diese aufzuräumen.

Essen wir zu jeder Mahlzeit glutenhaltige Nahrungsmittel und haben ein Problem mit Gluten, dann reagiert das Immunsystem permanent darauf und die Produktion von Autoantikörpern erhält sich irgendwann von selbst aufrecht [9].

Die molekulare Mimikry A–A–B–C–D kann überall in unserem Körper auftreten. Deshalb können sich die Symptome einer Autoimmunreaktion auf Gluten auch an jeder Stelle des Körpers manifestieren. Wo dies geschieht, wird von unseren Genen und unserer bisherigen Lebensweise bestimmt. In den seltensten Fällen sind es jedoch die Gene an sich, die Krankheiten verursachen.

Laut Dr. Ballantyne werden Immunzellen, die eigenes Gewebe angreifen, normalerweise durch einen Selektionsvorgang zerstört. Bei Menschen mit einer Autoimmunerkrankung sei dieser Mechanismus jedoch außer Kraft gesetzt. Zusammenfassend sagt sie, dass eine Autoimmunerkrankung vorliegt, wenn folgende Kriterien erfüllt sind:

1. Unser Immunsystem bildet Autoantikörper.
2. Der oben beschriebene, angeborene Mechanismus versagt.
3. Das Immunsystem wird zum Angriff stimuliert.
4. Der entstandene Zell- oder Gewebeschaden ist so weit fortgeschritten, dass er sich in Form von Krankheitssymptomen manifestiert [10].

Dr. Ballantyne ist davon überzeugt, dass das Immunsystem auch wieder beschwichtigt werden kann. »Auch wenn Ihr Körper bereits gelernt hat, Autoantikörper zu bilden, kann der Stimulus, der das Immunsystem zum Übersteuern veranlasst, eliminiert werden, indem man den entsprechenden Trigger aus der Umwelt eliminiert« [11]. Dieser Standpunkt, den sie mit anderen Ärzten der funktionellen Medizin teilt, weicht von den existierenden Theorien zur Erklärung von Autoimmunität ab. Diese setzen nämlich voraus, dass das Immunsystem sozusagen auf Autopilot schaltet, wenn die Autoimmunreaktion erst einmal ausgelöst wurde. Und das bedeutet, dass die Ereigniskette nicht mehr gestoppt oder umgekehrt werden kann [12].

3 Die Autoimmun-Triade

»Damit Entzündungen chronisch werden, ein Eigenleben haben […] und Autoimmunität verursachen, müssen drei konkrete Faktoren zusammenkommen: eine genetische Veranlagung, ein Auslöser aus der Umwelt und eine beeinträchtigte Funktion der Darmschranke. Es konnte gezeigt werden, dass alle drei Faktoren erforderlich sind, damit sich die meisten Autoimmunerkrankungen entwickeln können. Nimmt man nur einen der drei Faktoren aus dem Gesamtgeschehen heraus, kann der Körper mit der Heilung beginnen«, sagt Dr. Tom O'Bryan [1].

Genetische Prädisposition

Unsere Gene sind nicht unser Schicksal. Eine spezifische genetische Veranlagung ist jedoch die erste Voraussetzung dafür, dass exzessive Entzündungen zu Autoimmunität führen können, bei der eine Vielzahl von Genen involviert ist. Je mehr Gene ein Mensch hat, die ihn für Autoimmunität prädisponieren, desto größer ist das Risiko, eine Autoimmunerkrankung zu entwickeln. Das heißt jedoch nicht, dass man zwingend eine Autoimmunerkrankung bekommt, wenn man ein oder mehrere »Autoimmun-Gene« besitzt. »Gene tragen nur etwa ein Drittel dazu bei, wie anfällig man dafür ist, eine bestimmte Autoimmunerkrankung zu bekommen. Die anderen zwei Drittel sind von der Umwelt, der Ernährungsweise und von Lifestyle-Faktoren abhängig« [2], erklärt Dr. Ballantyne. Aufgrund der Rolle, die unsere Gene beim Erkrankungsrisiko spielen, ist es sehr wahrscheinlich, dass sich innerhalb einer Familie gleich mehrere Personen auf dem Autoimmunspektrum bewegen. Ihre Symptome und die damit verbundenen Erkrankungen können jedoch ganz unterschiedlich ausfallen.

Der genetische Code beeinflusst die Gesundheit in unterschiedlichster Weise. Die direkteste ist die Eigenschaft des Immunsystems, Antigene (Stoffe, die das Immunsystem zur Bildung von Antikörpern anregen) über die molekulare Mimikry falsch zu deuten, was zu erhöhten Antikörpern und einer Zerstörung des eigenen Gewebes führt.

Ein Beispiel für ein »Autoimmun-Gen« stellt eine spezifische Variante des HLA-B-Gens mit der Bezeichnung HLA-B27 dar. Es wird mit mehreren Autoimmunerkrankungen assoziiert, zu denen auch Morbus Crohn und die Colitis ulcerosa gehören. Das HLA-System (Humane-Leukozyten-Antigen-System) umfasst eine Gruppe menschlicher Gene, die eine wesentliche funktionale Bedeutung für das Immunsystem haben. Sie unterstützen es bei der Unterscheidung zwischen körpereigenen und körperfremden Proteinen.

Wenn man eine genetische Prädisposition für eine bestimmte Autoimmunerkrankung hat, ist man anfällig dafür, gegen das damit in Verbindung stehende Gewebe oder Organ vermehrt Antikörper zu entwickeln.

Beispiel Zöliakie

Zöliakie ist die am besten erforschte Autoimmunerkrankung. Bei dieser Krankheit handelt es sich um eine chronische Autoimmunreaktion auf Gluten, bei der Autoantikörper gebildet werden, die den Darm und andere Gewebe angreifen. Die zöliakietypischen Dünndarmschädigungen bestehen darin, dass die Darmzotten (Villi) allmählich abgetragen (»atrophiert«) werden und ihre Fähigkeit verlieren, Nährstoffe aufzunehmen. Eine Folge davon sind Mangelerscheinungen.

Bei 93 bis 100 Prozent aller Zöliakie-Patienten kann das »Zöliakie-Gen« HLA-DQ2 und/oder HLA-DQ8 nachgewiesen werden. Aber auch mit diesen Genen kommt es erst zur Entwicklung entsprechender Symptome, wenn man dem Auslöser aus der Umwelt (Gluten) ausgesetzt ist und zudem einen durchlässigen Darm hat. Diese beiden Modulatoren wirken sich epigenetisch (griechisch »epi« bedeutet »über, oberhalb unseres Genoms«) auf unsere Erbinformation aus. Unsere Lebensführung und unsere Ernährung entscheiden darüber, welche Gene an- oder ausgeschaltet werden, ob wir gesund sind oder schwer krank. Auch wenn man Gene hat, die für Autoimmunität prädisponieren, müssen diese nicht in Krankheit übersetzt werden. Dies belegen Studien aus der Zwillingsforschung. In den USA hat sich seit den 1970er Jahren die Zahl der Zöliakie-Patienten alle 15 Jahre verdoppelt. Da sich die menschlichen Gene in einer so kurzen Zeit nicht verändern, müssen dafür Faktoren, die auf die Gene einwirken, verantwortlich sein.

Unsere Gene können wir nicht ändern, aber wir haben sehr großen Einfluss auf die beiden anderen Faktoren der Autoimmun-Triade: Umwelteinflüsse und intestinale Permeabilität (löchriger Darm, S. 43). Mit dem Treffen der richtigen Lifestyle-Entscheidungen können wir Entzündungsprozesse kontrollieren und verhindern, dass Genetik und Umweltfaktoren zusammenwirken und uns auf dem Autoimmunspektrum weiter in Richtung Krankheit schieben [3].

Umweltfaktoren

Wenn die Belastung durch Antigene für den Körper zu stark wird, entstehen exzessive Entzündungen, die sich in Form zahlreicher Symptome äußern können.

Antigene können Krankheitserreger wie Bakterien oder Viren sein. Sie können aber auch von Nahrungsmitteln herrühren, die für eine Person an sich problematisch sind oder von darin enthaltenen Substanzen wie Schimmel, Pestiziden, Konservierungsmitteln und anderen Zusatzstoffen.

Sehr zuckerreiche Nahrungsmittel, verarbeitete Milchprodukte und Weizen können für den Körper genauso toxisch sein wie Umweltgifte. Auf problematische Nahrungsmittel kann der Körper mit einer Lebensmittel-Allergie oder einer Lebensmittel-Sensitivität reagieren. In beiden Fällen entsteht im Körper eine exzessive Entzündung. Bei einer Lebensmittel-Sensitivität kann die Reaktion mit einer Verzögerung von bis zu 72 Stunden auftreten, was die Suche nach der Ursache erschwert. Zu den Symptomen, die sehr unterschiedlich ausfallen können, gehören Magenkrämpfe und starke Migräne. Man kann allen möglichen Lebensmitteln gegenüber eine Sensitivität entwickeln; Gluten, Zucker und Milch gelten jedoch als die häufigsten Auslöser.

Bleibt eine Lebensmittel-Sensitivität unerkannt und der Körper wird den darin enthaltenen Antigenen weiterhin ausgesetzt, so führt die damit verbundene exzessive Entzündung zu Gewebeschäden. Diese wiederum können Organschäden und die Entwicklung von Autoimmunerkrankungen zur Folge haben [4]. Gelingt es jedoch, einen Auslöser ausfindig zu machen und eine Exposition (Ausgesetztsein) zu vermeiden, dann werden die Entzündungen allmählich heruntergefahren, das Immunsystem erholt sich und der Körper beginnt zu heilen.

Auch dafür liefert die Zöliakie ein Paradebeispiel. Ihre Behandlung involviert die strikte, lebenslange Befolgung einer glutenfreien Diät. Bei einem Zöliakie-Patienten, bei dem die glutenfreie Ernährung voll angeschlagen hat, repariert sich der Dünndarm wieder von selbst und ist nicht von dem eines Menschen ohne Zöliakie zu unterscheiden [5]. Es scheint also nicht prinzipiell der Fall zu sein, dass eine bereits ausgelöste Autoimmunreaktion nicht mehr zu stoppen ist.

Verdächtiger Nr. 1: Gluten (und Weizen)

Eine Ernährung, die hauptsächlich aus Getreide besteht, wird heute immer noch als gesund propagiert. Es gibt inzwischen jedoch auch sehr viele Experten, die der Meinung sind, dass Getreide und Kohlenhydrate nicht unsere Hauptkalorienquelle darstellen sollten. Sie machen exzessiven Getreideverzehr für die weltweite epidemische Zunahme von Fettleibigkeit und Diabetes zumindest mit verantwortlich.

Nicht nur der Konsum von Getreide – insbesondere der von Weizen – hat über die letzten Jahrzehnte extrem zugenommen, sondern auch der darin enthaltene Glutenanteil. Bei Gluten handelt es sich um eine Familie von Speicherproteinen, die in allen Getreidesorten zu finden sind. Dr. O'Bryan zufolge sind es aber die »toxischen Glutenproteine«, die gefährlich sind, und bei Menschen mit Zöliakie und Glutensensitivität Entzündungen hervorrufen. Diese Glutenproteine befinden sich in Weizen, Roggen und Gerste. Außerdem müssen Betroffene auch Dinkel, Seitan (ein Fleischimitat aus Weizeneiweiß), Couscous, Einkorn, Emmer, Kamut und Hartweizen sowie Triticale (eine Kreuzung aus Weizen und Roggen) meiden. Auch bei Hafer ist Vorsicht geboten, denn er kann mit Glutenproteinen verunreinigt sein. Daher ist sein Verzehr für gefährdete Menschen nur sicher, wenn er als »glutenfrei« gekennzeichnet ist.

Grundsätzlich besitzt kein Mensch die Enzyme, die für eine vollständige Verdauung der Proteine von Weizen, Roggen und Gerste notwendig sind. Gluten kann vom Menschen nicht in seine einzelnen Aminosäuren aufgespalten werden. Den meisten Menschen verursacht dies aber keine Probleme und sie scheiden es einfach wieder aus.

Menschen hingegen, die eine genetische Prädisposition für Zöliakie oder Glutensensitivität haben, reagieren auf Gluten mit starken Reizungen des Darms und des Immunsystems. In der Regel spricht man von einer Glutensensitivität, wenn eine Immunreaktion auf Gluten ohne eine bestätigte Zöliakiediagnose vorliegt.

Es gibt zahlreiche Symptome und Beschwerden, die sowohl auf Zöliakie als auch auf eine Glutensensitivität hinweisen können. Übelkeit, Kopfschmerzen, »umnebelter« Verstand, chronische Müdigkeit, Depression, Angstzustände, Gewichtszunahme und ein Verlust des allgemeinen Wohlbefindens sind nur einige davon. All diese Symptome weisen darauf hin, dass man sich auf einer Stufe des Autoimmunspektrums befindet.

Glutensensitivität und Autoimmunerkrankungen

Viele Menschen, die von einer Glutensensitivität betroffen sind, wissen dies gar nicht. Sie verzehren weiterhin glutenhaltige Lebensmittel und setzen sich dadurch dem Risiko aus, Autoimmunerkrankungen wie rheumatoide Arthritis oder Hashimoto-Thyreoiditis zu entwickeln.

In Studien mit Mäusen konnte gezeigt werden, dass Gluten das Immunsystem stimuliert. Neben der Eigenschaft, einen durchlässigen

Darm zu verursachen und eine Dysbiose des Mikrobioms zu fördern, könnte Gluten auch zu den Funktionsstörungen des Immunsystems beitragen, die bei Autoimmunerkrankungen beobachtet werden. Wenn dies der Fall ist, würde es auch erklären, warum viele Menschen, die auf glutenfreie Ernährung umstellen, eine sofortige Linderung ihrer Symptome verspüren [6]. Bei Mäusen, die mit einer glutenhaltigen Diät gefüttert wurden, konnte eine Zunahme insbesondere jener Zytokine festgestellt werden, die die Erkennungsmerkmale aktivierter TH1-, TH2- und TH17-Zellen sind. Im Vergleich zu den Mäusen, die mit einer glutenfreien Diät gefüttert wurden, waren bei den mit Gluten gefütterten Mäusen auch weniger regulatorische T-Zellen vorhanden [7].

Dies entspricht genau dem Bild chronisch-entzündlicher Erkrankungen und insbesondere dem der Colitis ulcerosa, bei der vermehrt entzündungsfördernde Immunzellen (TH1, TH17) vorliegen, während entzündungslindernde Immunzellen, wie die regulatorischen T-Zellen, nicht ausreichend vorhanden sind.

Dr. Marios Hadjivassiliou, weltweit führender Neurologe auf dem Spezialgebiet der Auswirkungen von Glutenempfindlichkeit auf das Gehirn, glaubt ebenfalls, dass Autoimmunerkrankungen mit Glutensensitivität in Verbindung stehen und die Zöliakie nur eine Manifestation von Glutensensitivität darstellt. Nicht jeder Patient mit einer systemischen Autoimmunerkrankung muss eine Glutensensitivität haben, aber es besteht eine sehr große wechselseitige Beziehung.

»Glutensensitivitäten können sich auf sehr unterschiedliche Weise manifestieren und mindestens genauso schwerwiegend sein wie Zöliakie. Wenn man sich weiterhin Gluten aussetzt, ist es sehr wahrscheinlich, dass man auf dem Autoimmunspektrum weiter voranschreitet. Hatte man zuerst nur eine Glutensensitivität, so könnte sich daraus eine ausgewachsene Autoimmunerkrankung entwickeln« [8], so Dr. O'Bryan.

Eine Glutensensitivität kann mithilfe diverser Bluttests und dem Nachweis von Gluten-Antikörpern bestätigt werden. Wer einmal erhöhte Antikörper gegen Gluten gebildet hat, dessen Immunsystem wird ein Leben lang darauf reagieren. Der Grund liegt darin, dass das Immunsystem dann Gedächtnis(Memory)-B-Zellen für das Antigen Gluten ausbildet, die sich ein Leben lang erinnern und eine lebenslange Sensitivität bedingen. Studien zufolge ist dies, bezogen auf Nahrungsmittel, nur bei Gluten der Fall.

Aufgrund der vorhandenen Gedächtniszellen können bereits die geringsten Spuren von Gluten weitreichende und langfristige Folgen haben. Schon nach einem einzigen Kontakt mit Gluten können die Entzündungsmarker für drei Monate erhöht sein. Das bedeutet, dass nur vier Kontakte im Jahr ausreichen können, um ein ganzes Jahr lang erhöhte Entzündungsmarker zu haben. Deshalb sieht Dr. O'Bryan nicht nur bei der Zöliakie, sondern auch bei der Glutensensitivität eine lebenslange, zu 100 Prozent glutenfreie Lebensweise als zwingend an.

Eine weitere Erkrankung, bei der sich eine glutenfreie Ernährungsweise positiv auswirkt, ist das Reizdarmsyndrom. 30 Prozent der Betroffenen haben eine Glutensensitivität. Bei den restlichen 70 Prozent der Patienten liegt zwar keine identifizierte Glutensensitivität vor, aber die meisten von ihnen haben keine Symptome mehr, wenn sie eine glutenfreie Diät befolgen.

Weizensensitivität

Während sich bei der Zöliakie die Immunreaktion gegen unvollständig verdaute Glutenproteine aus Weizen, Roggen und Gerste richtet, ist der Begriff der Nicht-Zöliakie-Weizen-Sensitivität weiter gefasst. Diese kann von vielen Bestandteilen des Weizens ausgelöst werden und nicht nur von Gluten. Für die Reaktion können das ganze Weizenmolekül verantwortlich sein, einzelne Bestandteile wie Lektine (Weizenkeim-Agglutinine) oder eine Familie von Kohlenhydraten im Weizen, die sogenannten FODMAPs (fermentierbare Oligo-, Di-, Monosaccharide und Polyole). Sie können zu Gasentwicklung, Blähungen, Verstopfung und Durchfall führen.

Eine weitere Form der Weizensensitivität stellt die ATI-Sensitivität dar. Prof. Dr. Dr. Detlef Schuppan, Gastroenterologe und Experte auf dem Gebiet der Weizenforschung und weizenbedingter Erkrankungen, macht neben Gluten und allergenen Proteinen, die der Weizen enthält, auch die sogenannten Amylase-Trypsin-Inhibitoren (ATIs) für entzündliche Erkrankungen, auch gerade außerhalb des Darms, verantwortlich.

ATIs sind natürliche Proteinbestandteile glutenhaltiger Getreide, mit denen sich die Pflanzen vor Schädlingen schützen. Bei der ATI-Sensitivität werden Immunzellen des angeborenen Immunsystems, wie Makrophagen oder dendritische Zellen, stimuliert. Prof. Schuppan vermutet, dass die ATIs bei einer Reihe von Immunerkrankungen und Autoimmunerkrankungen eine Rolle spielen. Zu den Autoimmunerkrankungen gehören beispielsweise entzündliche Darmerkrankungen wie Colitis ulcerosa und Morbus Crohn, rheumatoide Arthritis oder Multiple Sklerose [9]. Häufig wissen die Patienten gar nicht, dass sie von einer ATI-Sensitivität betroffen sind. Ihre chronischen Erkrankungen verbessern sich jedoch unter einer glutenfreien (und damit ATI-freien) Ernährungsweise [10], so Professor Schuppan.

Das Gebiet der glutenbedingten Gesundheitsstörungen ist sehr komplex. Die Frage, wie viele Menschen von einer Glutensensitivität betroffen sein könnten, wird recht unterschiedlich beantwortet. Fest steht, dass die Tendenz steigend ist. Es besteht auch ein prinzipieller Unterschied darin, ob man die Glutensensitivität als Oberkategorie ansieht oder ob man sie sozusagen nur als den harmloseren kleinen Bruder der Zöliakie betrachtet.

Für Dr. O'Bryan stellt die Zöliakie lediglich *eine* mögliche Manifestation der Glutensensitivität und der Oberkategorie Weizensensitivität dar. Prof. Dr. med. Alessio Fasano geht davon aus, dass in Amerika zwischen sechs bis sieben Prozent der Bevölkerung an einer Glutensensitivität leiden [11]. Die Deutsche Gesellschaft für Gastroenterologie, Verdauungs- und Stoffwechselkrankheiten (DGVS) schätzt, dass in Deutschland für etwa 90 Prozent der Bevölkerung der Verzehr von Weizen unschädlich sei [12]. Dr. Rodney Ford, neuseeländischer Kinderarzt und Autor von »The Gluten Syndrome« glaubt, dass potenziell zwischen 30 bis 50 Prozent aller Menschen eine Glutensensitivität haben könnten [13].

Der Umweltmediziner Dr. Klaus-Dietrich Runow stellt die berechtigte Frage, ob die »Krankheit«, die Ärzte bei einem chronisch kranken Menschen diagnostiziert haben, tatsächlich eine Krankheit sei, oder vielleicht nur eine Reaktion auf Umweltfaktoren wie unser tägliches Brot [14]. Er weist auch darauf hin, dass Stress eine Glutensensibilität verursachen und auslösen kann. »Ein chronisch erhöhter Cortisol-Spiegel (Stress) führt zu einem Absinken von sekretorischem IgA (sIgA). Sekretorische IgA-Antikörper werden von der Darmschleimhaut gebildet und gelten als erste Abwehrfront gegen pathogene Keime. Niedrige sIgA-Werte sind mit körperlichem und psychischem Stress sowie mit mangelhafter Nährstoffversorgung assoziiert. Hierdurch kommt es zu einer erhöhten Durchlässigkeit der Darmschleimhaut und häufig gleichzeitig zu einem Anstieg von Anti-Gliadin-Antikörpern« [15].

Hintergrund: Zöliakie – das Chamäleon unter den Krankheiten

Der Kardiologe und Präventionsmediziner Dr. med. William Davis macht in seinem kontrovers diskutierten Bestseller »Weizenwampe: Warum Weizen dick und krank macht« die genetischen Veränderungen des Getreides, die seit der Mitte des 20. Jahrhunderts stattgefunden haben, für zahlreiche körperliche Beschwerden und Erkrankungen zumindest mit verantwortlich.

Veränderter Weizen

Unser moderner, auf Ertragssteigerung und Optimierung der Backeigenschaften gezüchteter Hochleistungsweizen, habe genetisch nichts mehr mit dem Weizen von vor 40 oder 50 Jahren zu tun, behauptet er. Die Frage, ob der moderne Weizen für den Menschen überhaupt noch gesund ist, sei nie gestellt worden, obwohl es fundamentale Eingriffe in das Erbgut der Pflanze gegeben habe.

Sie weise einen anderen Glutengehalt, eine beträchtlich veränderte Glutenstruktur, Veränderungen bei bestimmten Proteinen und Enzymen und eine verbesserte Resistenz gegenüber pflanzlichen Krankheiten auf.

Dr. Davis macht die im modernen Weizen enthaltenen Lektine (Proteine, die als Abwehrstoffe gegen Fressfeinde fungieren, weshalb sie auch als »Fraßgift« bezeichnet werden) für entzündliche Reaktionen im Magen-Darm-Trakt und im Gehirn und sogar für Krebs verantwortlich. Der moderne Weizen führe zu einer Aktivierung fehlgeleiteter Immunreaktionen und verursache neben Zöliakie auch diverse neurologische Probleme und Erkrankungen wie Diabetes, Herzerkrankungen, Arthritis, Hautausschläge und Schizophrenie.

Dr. Davis beobachtete bei seinen Patienten, dass bei Weizenverzicht zahlreiche Krankheitssymptome wie Sodbrennen, Asthma oder Reizdarm-Symptome wie Krämpfe und Durchfallattacken zurückgingen oder komplett verschwanden. Die Patienten verfügten auch über mehr Energie, eine höhere geistige Klarheit und Konzentrationsfähigkeit und einen erholsameren Schlaf. Es sei inzwischen wissenschaftlich ausreichend belegt, dass zahlreiche Gesundheitsprobleme durch Weizenverzehr entstehen können und umgekehrt eine vollständige Heilung durch Weizenverzicht möglich sei, so Dr. Davis. Dies werde jedoch in der Medizin und in der Öffentlichkeit nicht ernsthaft diskutiert.

Besonders gravierend ist dies, weil der Weizenkonsum ständig zunimmt. Die modernen Zwergweizen- und mittelhohen Weizensorten dominieren weltweit die Weizenproduktion, und Weizen ist die mit Abstand am meisten verzehrte Getreideart. Bei den meisten Verbrauchern gibt es keine Mahlzeit mehr, in der Weizen nicht in irgendeiner Form vorkommt. »Gesundes Vollkorn« entspricht zudem den Empfehlungen der Deutschen Gesellschaft für Ernährung (DGE), und wer käme schon ernsthaft auf die Idee, dass einem das »täglich Brot« Schaden zufügen könnte?

Dr. Davis erklärt, dass der Weizen erst seit einer relativ kurzen Zeitspanne von rund 10 000 Jahren, was etwa 300 Generationen entspricht, auf dem Speiseplan des Menschen stehe. Nicht alle Menschen hätten sich an diese einzigartige Pflanze angepasst. Die Zöliakie stelle eine dramatische Ausprägung einer fehlenden Anpassung an Weizen dar; eine andere mangelhafte Anpassung an Nahrungsmittel ist die Laktoseintoleranz.

Nicht nur gestörte Darmfunktion

Zöliakie ist in den letzten Jahrzehnten deutlich auf dem Vormarsch. Dr. Davis ist der Ansicht, dass dies an den genetischen Veränderungen des Weizens durch den Menschen liege. Zum vermehrten Auftreten der Krankheit komme hinzu, dass sie zunehmend ein neues Erscheinungsbild annehme, das über die gestörte Darmfunktion hinausgehe. Er behauptet, dass auch andere Organsysteme hochempfindlich auf Weizen reagieren können, selbst wenn der Darm gesund sei.

Nur die Hälfte der Patienten leidet unter den typischen Krämpfen und Durchfällen, während die andere Hälfte unter Symptomen leidet, die man auf den ersten Blick nicht mit Zöliakie in Verbindung bringen würde. Dazu gehören Anämie, Migräne, Minderwuchs (bei Kindern), Depressionen, chronische Müdigkeit sowie eine Vielzahl weiterer Symptome. Bei anderen Personen treten vorerst gar keine Symptome auf. Erst später im Leben komme es zu neurologischen Beschwerden, Inkontinenz, Demenz oder Krebserkrankungen im Magen-Darm-Trakt. Aufgrund der so unterschiedlichen Symptome nennt Dr. Davis die Zöliakie das »Chamäleon unter den Erkrankungen«.

»Zöliakie wird zwar meist bei Menschen nachgewiesen, die über Gewichtsverlust, Durchfall und Bauchschmerzen klagen, doch im 21. Jahrhundert können auch Dicke mit Verstopfung oder schlanke Menschen mit normaler Verdauung die Krankheit in sich tragen. Und das Risiko ist höher als früher«, [1] erklärt Dr. Davis. In den letzten 50 Jahren habe sich das Aufkommen der Krankheit vervierfacht und in den letzten 20 Jahren sogar verdoppelt. Dr. Davis stellt weiterhin fest, dass dem Anstieg bei Zöliakie eine Zunahme bei Typ-1-Diabetes, Autoimmunerkrankungen wie Multiple Sklerose und Morbus Crohn sowie Allergien entspräche.

Wie wird Zöliakie festgestellt?

Für die Zöliakie-Diagnose gilt eine Dünndarmbiopsie als »Goldstandard«. In der Diagnostik stehen auch verschiedene Antikörper-Testverfahren zur Verfügung, die jedoch nicht unbedingt zuverlässig und nur sinnvoll für Menschen sind, die zum Zeitpunkt des Bluttests glutenhaltige Getreideprodukte verzehren. Bei Weizenverzicht fallen diese Tests nach wenigen Monaten negativ aus. Das Vorliegen der genetischen Marker für das Leukozyten-Antigen HLA-DQ 2 oder HLA-DQ 8 zeigt eine verstärkte Disposition für Zöliakie an. Bei über 90 Prozent aller Zöliakie-Patienten, die über eine Dünndarmbiopsie diagnostiziert werden, ist einer dieser beiden Marker nachweisbar. Dr. Davis zufolge weisen jedoch 40 Prozent der Bevölkerung einen HLA-Marker beziehungsweise einen Antikörpermarker auf, der für eine Zöliakie prädestiniert. Diese Menschen haben zwar keinerlei Symptome oder Hinweise auf ein fehlgeleitetes Immunsystem, aber es geht ihnen trotzdem besser, wenn sie auf Gluten verzichten. Dr. Davis zufolge bedeutet dies, dass ein nicht unwesentlicher Anteil der Bevölkerung potenziell empfindlich auf Gluten reagiert.

Wenn bei auffälligen Testergebnissen die Dünndarmbiopsie negativ ausfällt, ist nach landläufiger ärztlicher Meinung der Verzicht auf Gluten nicht erforderlich. Dr. Davis hält dies für »grundfalsch«, denn viele dieser »symptomfreien Glutensensitiven« entwickeln mit der Zeit Zöliakie oder andere Ausprägungen davon, wie neurologische Symptome oder rheumatoide Arthritis.

Weil glutenabhängige Erkrankungen ohne Darmbeteiligung dieselben HLA- und Immunmarker mit der Zöliakie des Darms gemeinsam haben, spricht man offiziell von »latenter« Zöliakie oder »Zöliakie ohne Darmbeteiligung«. Bei den Betroffenen liegt ein 30 bis 40 Prozent höheres Risiko vor, an Krebs, Herzgefäß- oder Atemwegserkrankungen zu sterben. Dies sei der Fall, weil nur zehn Prozent aller Zöliakie-Patienten von ihrer Erkrankung wissen und ihre Ernährung entsprechend umstellen können. Die restlichen 90 Prozent seien ahnungslos.

Dr. Davis glaubt, dass in Fachkreisen irgendwann die Begriffe »immunologische Glutenintoleranz« oder »Autoimmun-Glutenintoleranz« eingeführt werden und die Zöliakie nur noch als eines der diversen Erscheinungsbilder davon angesehen wird.

Zöliakie-Patienten leiden häufiger an Autoimmunerkrankungen wie rheumatoider Arthritis, Hashimoto-Thyreoiditis oder Asthma sowie an anderen entzündlichen und immunologischen Reaktionen. Dr. Davis zufolge ist das Risiko für immunologisch bedingte Darmkrankheiten wie Colitis ulcerosa und Morbus Crohn gegenüber Menschen ohne Zöliakie um das 86-Fache erhöht.

Oft hilft Glutenverzicht

Zöliakie betrifft bis zu ein Prozent der Bevölkerung. Es gibt jedoch wesentlich mehr Menschen, die unter Reizdarmsyndrom und Sodbrennen leiden. Bei einigen der Betroffenen liegen auch Zöliakie-Marker vor. Bei Weizenverzicht verbessern sich sowohl das Sodbrennen als auch die Reizdarm-Symptome. Dr. Davis nimmt an, dass es sich hier um eine leichtere Ausprägung der Zöliakie – sozusagen eine »Zöliakie light« – handeln könne.

Er stellt fest, die »weite Welt der Weizenunverträglichkeit« sei längst noch nicht ausreichend erforscht. Für viele schlimme Erkrankungen gäbe es jedoch häufig ein ganz einfaches Rezept: den Verzicht auf Gluten. Dies belegt das folgende beeindruckende Fallbeispiel aus seiner Praxis: Eine 36-jährige Patientin, die über zehn Jahre erfolglos gegen ihre Colitis ulcerosa angekämpft hatte, benötigte drei verschiedene Medikamente, um die Krankheit in Schach zu halten. Ihre häufigen, mit Blutungen verbundenen Durchfälle machten sogar gelegentlich Bluttransfusionen erforderlich. Da die Colitis nicht auf die Medikamente ansprach, war der Patientin von ihrem Gastroenterologen zur Entfernung des Dickdarms und zu einem künstlichen Darmausgang geraten worden. Dr. Davis empfahl ihr dagegen, auf glutenhaltiges Getreide zu verzichten. Sie habe nichts zu verlieren und nach vier Wochen würde sie merken, ob es ihr helfe. Nach drei Monaten sprach er wieder mit der Patientin, die seinem Rat gefolgt war. Sie hatte 17 Kilogramm abgenommen, ihr Durchfall war weg und sie benötigte nur noch ein entzündungshemmendes Medikament namens Asacol. Die Patientin verzichtete weiterhin auf glutenhaltiges Getreide und konnte schließlich auch dieses Medikament absetzen, ohne dass die Colitis-Symptome zurückkehrten.

Dr. Davis bemerkt dazu: »Geheilt. Ja geheilt. Kein Durchfall, keine Blutungen, keine Krämpfe, keine Anämie, keine Medikamente mehr und kein künstlicher Darmausgang« [2]. Bei der Patientin waren keine Zöliakie-Antikörper nachweisbar, sie sprach jedoch auf Glutenverzicht an und wurde dadurch sogar geheilt. »Wie soll man das bezeichnen? Antikörpernegative Zöliakie? Antikörpernegative Weizenintoleranz?« [3]

Verdächtiger Nr. 2: Zucker

Bei raffiniertem Zucker denken wir zuerst einmal an Naschkram und Süßspeisen. Inzwischen stehen Zucker und Salz jedoch an erster Stelle bei den Nahrungsmittelzusatzstoffen, denn sie dienen dazu, den Geschmack aller verarbeiteten Nahrungsmittel zu verbessern. Da Zucker überall präsent ist und zudem unter dem Verdacht steht, süchtig zu machen, ist es nicht leicht, ihn zu umgehen. Neben dem Industriezucker gibt es auch natürliche Zucker. Sie sind die elementaren Bausteine aller Kohlenhydrate und hauptsächlich in Getreide, aber auch in Obst und Gemüse zu finden.

Zucker gehört zu den zehn Lebensmitteln, die am meisten entzündungsfördernd sind. Da Zucker die Eigenschaft hat, bestehende systemische Entzündungen weiter voranzutreiben, vergleicht ihn Dr. O'Bryan mit Öl, das man ins Feuer gießt. Zucker kann Autoimmunerkrankungen verursachen und nährt Krebszellen. Zuckerkonsum kann zu zahlreichen Problemen im Verdauungstrakt führen, von Übersäuerung und Verdauungsbeschwerden bis hin zu Malabsorption bei Patienten mit einer funktionalen Darmerkrankung. Außerdem erhöht er das Risiko, an Morbus Crohn oder Colitis ulcerosa zu erkranken [16]. »Zucker reizt die Darmschleimhaut wie eine Schrubbbürste und verursacht ein hohes Maß an Entzündungen (mehr Öl ins Feuer). Exzessiver Zuckerkonsum nährt die falschen Arten von Hefepilzen in unserem Körper und fördert das exzessive Wachstum schädlicher Bakterien (Dysbiose). All dies erhöht Entzündungsprozesse im Darm, was zum Leaky-Gut-Syndrom führt« [17], warnt Dr. O'Bryan.

Blutzuckerspiegel und glykämischer Index

Beim Verzehr einer kohlenhydrathaltigen Speise hängt der anschließende Anstieg des Blutzuckers von der Art und Menge der Kohlenhydrate ab. Nahrungsmittel unterscheiden sich in ihrem sogenannten glykämischen Index. Dieser gibt an, wie schnell ein bestimmtes Lebensmittel den Blutzuckerspiegel ansteigen lässt. Für Glukose wurde ein Wert von 100 festgelegt. Sie geht im Prinzip sofort ins Blut über und lässt den Blutzuckerspiegel extrem schnell ansteigen. Alle anderen Kohlenhydrate haben einen Wert in Relation zur Glukose.

Ein glykämischer Index, der über einem Wert von 60 liegt, wird als hoch erachtet. Ein Weißmehl-Baguette liegt sehr weit oben auf der Skala mit einem glykämischen Index von 95. Auch »gesunde« Zerealien haben oftmals einen sehr hohen glykämischen Index. Dies liegt nicht nur an dem darin enthaltenen raffinierten Zucker, sondern auch daran, dass Weizen an sich einen extrem hohen glykämischen Index hat. Weizenprodukte gehören laut Dr. William Davis zu den Nahrungsmitteln mit dem höchsten glykämischen Index.

Wenn der Blutzuckerspiegel schnell und stark nach oben steigt, kann sich der Körper nicht schnell genug anpassen. Er erreicht eine Zuckerspitze und man fühlt sich kurze Zeit voller Energie. Da zu viel Zucker im Blut schädlich ist, müssen große Mengen des Hormons Insulin ausgeschüttet werden, das die Glukose in die Körperzellen schleust. Auf einen Blutzuckergipfel folgt ein entsprechendes Zuckertal, das mit Müdigkeit, Unkonzentriertheit und Gereiztheit einhergeht. Man hat das Bedürfnis, sehr schnell wieder Energie nachzuladen, denn auch zu wenig Blutzucker ist nicht gesund.

Freie Radikale können Entzündungen verursachen

Der Körper befindet sich ständig auf einer Achterbahnfahrt. Bei einer kohlenhydratreichen Kost entstehen mehr Oxidanzien als bei einer Ernährungsweise, die weniger Kohlenhydrate enthält. Diese »freien Radikale« liefern Entzündungssignale und stimulieren proinflammatorische Zytokine. Sie können auch Zellen und Gewebe angreifen.

Insulin selbst hat ebenfalls eine proinflammatorische Wirkung und interagiert mit dem Immunsystem. Wenn über längere Zeit hinweg immer wieder Zuckerspitzen auftreten, sammelt sich mehr Körperfett an, insbesondere am Bauch. Bauchfett erzeugt Entzündungssignale und verursacht so Entzündungen. Das tiefe Eingeweidefett (Viszeralfett) geht mit einem schlechten Ansprechen auf Insulin einher, dessen Folge die Insulinresistenz ist. Die Bauchspeicheldrüse muss immer größere Mengen Insulin ausschütten, um den Zucker aus dem Blut zu schleusen. Irgendwann ist die Bauchspeicheldrüse erschöpft und man steuert auf einen Diabetes zu. Eine Ernährungsweise, die sehr viel raffinierten Zucker enthält, steht in engem Zusammenhang mit Fettleibigkeit und Diabetes Typ 2 und Typ 3 (Insulinresistenz im Gehirn). Diabetes Typ 3 wird von Forschern mit Demenz und Alzheimer in Verbindung gebracht.

Je niedriger der glykämische Index einer Speise ist, desto länger dauert es, bis die aufgespaltenen Kohlenhydrate in Form von Zucker ins Blut gelangen. Der Verzehr von Nahrungsmitteln mit einem niedrigen glykämischen Index (unter 45) führt zu einem stabileren Blutzuckerspiegel und wirkt sich positiv auf die Insulinsensitivität aus. Beide Faktoren sind entscheidend dafür, dass die Bildung freier Radikale und inflammatorischer Zytokine, das heißt oxidativer Stress und Entzündungen, unter Kontrolle gehalten wird.

Die zahlreichen negativen Auswirkungen von Zucker auf den Körper können hier nicht alle aufgelistet werden. Alles in allem lässt sich jedoch sagen, dass uns Zucker ziemlich alt aussehen lässt, und zwar nicht nur bildlich gesprochen. Das weiße Gift verursacht nämlich vorzeitige Alterungsprozesse, die auch äußerlich wahrnehmbar sind.

Es versteht sich eigentlich von selbst, dass Zucker und Speisen mit einem hohen glykämischen Index auf dem Speiseplan von Menschen, die sich auf dem Autoimmun-Spektrum befinden, nichts zu suchen haben. Dr. O'Bryan weist auch darauf hin, dass sich nach einer Entwöhnung von Zucker emotionale Probleme wie Ängstlichkeit, Depression und Reizbarkeit häufig wie von selbst auflösen.

Süßstoffe sind keine Alternative

Künstliche Süßstoffe stellen keine Alternative zu raffiniertem Zucker dar, weil sie ebenfalls mit erheblichen Gesundheitsrisiken verbunden sind. Süßstoffe (E-Nummern 950 bis 962, zum Beispiel in Limonaden, Milchprodukten und Fertiggerichten) scheinen Übergewicht und Zuckerkrankheit zu fördern und führen zu einer deutlichen Veränderung der Darmflora. Stevia gilt zwar als harmlose natürliche Süße, greift jedoch in das Darmgefüge ein, indem es insbesondere bestimmte Milchsäurebakterien reduziert [18].

Verdächtiger Nr. 3: Milch

Dr. O'Bryan ist der Ansicht, dass der Verzehr von Milch und Milchprodukten zu zahlreichen Autoimmunsymptomen und -beschwerden beitragen und eine Person, die sich bereits auf dem Autoimmun-Spektrum befindet, weiter in Richtung Krankheit befördern könne. Neben

Getreide steht auch Milch im Verdacht, entzündliche Prozesse im Darm zu verursachen, die zu einer erhöhten Durchlässigkeit der Darmschleimhaut führen. Der Konsum von Milcherzeugnissen wird mit Autoimmunerkrankungen wie Akne, Hashimoto-Thyreoiditis, systemischem Lupus erythematodes (SLE) und Diabetes in Zusammenhang gebracht [19].

Unter den Kuhmilch-Unverträglichkeiten ist die Laktoseintoleranz am meisten verbreitet. Diese kann auch mit einer erhöhten Entzündungsaktivität im Darm zusammenhängen, die zu einer dramatischen Reduzierung des Lactaseenzyms führt. Ohne dieses Enzym entwickelt man eine Laktoseintoleranz, unter der auch 50 Prozent aller Zöliakie-Patienten leiden. Wenn sie sich glutenfrei ernähren, aber weiterhin Milch trinken, bildet ihr Immunsystem trotzdem Gluten-Antikörper. Man bezeichnet dies als Kreuzreaktion.

Auch das schwer verdauliche Milcheiweiß Casein kann für den Körper problematisch werden. Während in der Muttermilch nur 20 bis 45 Prozent davon enthalten sind, enthält Kuhmilch einen Anteil von 80 Prozent, also deutlich mehr. Unverdaute Eiweiße aus Getreide (Gluteomorphine) oder Kuhmilch (Casomorphine) können, besonders bei einer erhöhten Darmdurchlässigkeit, den Gehirnstoffwechsel stören. Sie werden beispielsweise mit Schizophrenie, Autismus, ADHS, aber auch mit Autoimmunerkrankungen in Verbindung gebracht [20]. Wenn das Immunsystem Probleme mit Casomorphinen hat, wird es Antikörper dagegen bilden. Setzt man den Körper in einem solchen Fall hohen Caseinmengen aus, kann dies Dr. O'Bryan zufolge zu einer Entzündungsreaktion des Immunsystems führen, die mit der Reaktion auf Gluten vergleichbar ist [21].

Endotoxine (Lipopolysaccharide, LPS)

Neben den besprochenen Umweltexpositionen gegenüber Nahrungsmitteln (Getreide, Zucker, Milch) hat das Immunsystem auch mit Giften zu kämpfen, die im Körper selbst produziert werden (sogenannte Endotoxine). Zu diesen gehören die Lipopolysaccharide (LPS). Die

Bezeichnungen Endotoxine und LPS werden in vielen Quellen synonym verwendet, denn wenn von Endotoxinen die Rede ist, bezieht sich dies meistens auf hohe Konzentrationen von LPS.

Bei den Lipopolysacchariden handelt es sich um Moleküle in den Zellwänden bestimmter infektiöser Bakterien. Werden diese von »guten« Bakterien zerstört, verbleiben ihre Überreste im Verdauungstrakt, wo sie auch hauptsächlich vorkommen. Solange sie dort bleiben, ist das meistens kein Problem. Wenn sie aber durch die Darmwand in den Blutstrom gelangen, wird es kritisch.

LPS-Moleküle können sozusagen auf dem Rücken von Fettmolekülen in den Blutstrom gelangen (Lipid-Rafts-Transzytose). Der Körper lässt dies zu, weil kleine LPS-Mengen im Blutstrom das antientzündliche Hormon Adiponektin triggern. Große LPS-Mengen hingegen lösen wesentlich mehr Entzündungsprozesse aus, als der Körper bewältigen kann, und setzen eine inflammatorische Kaskade in Gang. Einer Akkumulation von LPS kann durch eine gesunde Ernährung vorgebeugt werden. Gesunde Fette, wie man sie in Avocados, Olivenöl, Kokosöl, Nüssen, Fisch, Geflügel aus Freilandhaltung oder Rindern aus Weidehaltung findet, tragen nicht zur Lipid-Rafts-Transzytose bei. Es sind die ungesunden Fette, die für den Transport von LPS in den Blutstrom verantwortlich gemacht werden.

Neben Gluten zählen LPS zu den Hauptverursachern des Leaky-Gut-Syndroms. Solange sie im Darm bleiben, verursachen sie keine erkennbaren Gesundheitsprobleme. Gelangen sie jedoch in den Blutstrom, aktivieren sie das Immunsystem und triggern entzündliche Prozesse. Diese können neben Autoimmunerkrankungen aber auch Depression und Angstzustände, Gehirnerkrankungen, Gewichtszunahme, Herzkrankheiten, Erkrankungen des Verdauungstrakts oder Krebs zur Folge haben.

Sehr hohe LPS-Mengen können auch zum Tod führen. Die Centers for Disease Control and Prevention (CDC), eine Behörde zum Schutz der öffentlichen Gesundheit in den Vereinigten Staaten, macht sehr hohe LPS-Mengen im Blut für 175 000 bis 200 000 Todesfälle im Jahr verantwortlich. Gesundheitliche Schäden durch LPS werden laut

Dr. O'Bryan jedoch nicht öffentlich thematisiert, weil es keine medikamentöse Behandlung von LPS gebe und sich folglich auch kein finanzieller Profit daraus schlagen lasse [22].

Ein Bluttest kann Aufschluss darüber geben, ob erhöhte LPS-Werte vorliegen. Wie diese Moleküle überhaupt in großen Konzentrationen in den Blutstrom gelangen, erkläre ich im nächsten Kapitel.

Leaky Gut – durchlässiger Darm

»Neben einer genetischen Prädisposition und der Exposition gegenüber Fremdantigenen ist der Verlust der Schutzfunktion der Schleimhautbarrieren (hauptsächlich der Schleimhaut im intestinalen Bereich und in der Lunge), die mit ihrer Umgebung interagieren, Voraussetzung für die Entwicklung einer Autoimmunerkrankung«, schreibt Alessio Fasano in seiner wissenschaftlichlen Abhandlung »Leaky Gut and Autoimmune Diseases« [23].

Ein durchlässiger Darm (auch erhöhte intestinale Permeabilität, Leaky Gut, »löchriger« Darm oder Sickerdarm genannt) ist nicht nur ein Wegbereiter für Autoimmunerkrankungen, sondern die dritte notwendige Zutat, ohne die eine Autoimmunerkrankung gar nicht erst entstehen kann.

Ein »löchriger« oder durchlässiger Darm tritt auf, wenn die Darmzellen (Enterozyten) beschädigt wurden oder wenn die Tight Junctions (»dichte Verbindungen«) zwischen diesen Zellen in ihrer Funktion gestört sind.

Wenn man eine Autoimmunerkrankung hat, ist es sehr wahrscheinlich, dass man auch unter einem Leaky-Gut-Syndrom leidet. Dies gilt auch für Zöliakie, Morbus Crohn und Colitis ulcerosa.

Es wurden zahlreiche Faktoren identifiziert, die zu einem durchlässigen Darm beitragen, aber Glutenexposition, exzessive Mengen von Lipopolysacchariden (LPS) und Stress gelten als die Hauptursachen. Auch Medikamente, zum Beispiel Antibiotika, Kortikosteroide, NSAIDs (nichtsteroidale entzündungshemmende Medikamente wie Aspirin oder Ibuprofen), Glyphosat, gechlortes Wasser und ein Mangel an Probiotika gefährden die Integrität der Darmwand und schaffen die Voraussetzung für Entzündungen.

Was passiert im Darm?

Zu den Aufgaben des Verdauungssystems gehört es, dem Körper lebensnotwendige Nährstoffe zugänglich zu machen, die dann über den Blutkreislauf dorthin gelangen, wo sie benötigt werden. Alles, was sich im Darm befindet, ist technisch gesehen noch außerhalb des Körpers. Der Darm entscheidet darüber, was hinein darf und was draußen bleiben muss. Stoffe, die irritierend oder toxisch sind, muss er ausfiltern und ausscheiden.

Die Hauptverdauung findet im Dünndarm statt. Entsprechende Verdauungsenzyme sorgen dafür, dass Proteine in ihre Aminosäuren, Fette in Fettsäuren und Kohlenhydrate in Monosaccharide (Einfachzucker) zerlegt werden. Nur dann kann sie der Körper weiter verwerten, und nur in dieser Form können sie eine intakte Darmwand passieren.

Wenn Darmzellen absterben, hinterlassen sie winzig kleine Löcher im Darm. Bei einem gesunden Menschen werden diese undichten Stellen sehr schnell repariert, insbesondere, wenn er gut mit entsprechenden Nährstoffen versorgt ist. Problematisch wird es, wenn das Absterben von Darmzellen überhand nimmt und der Körper mit dem Reparieren gar nicht mehr hinterherkommt. Dann wird der Darm durchlöchert und wir sprechen vom Leaky Gut.

Dies kann geschehen, wenn bestimmte Infektionen vorliegen, wenn Personen eine Sensitivität gegenüber Gluten und Prolaminen (wie das Gliadin aus Weizengluten), Agglutininen und Saponinen (die in Getreide, Hülsenfrüchten und Gemüsesorten aus der Familie der Nachtschattengewächse vorkommen) haben oder sehr viele Nahrungsmittel mit Prolaminen, Agglutininen und Saponinen zu sich nehmen. Eine ungünstige Darmflora (Dysbiose) oder bestimmte genetische Neigungen können ebenso zum Leaky Gut führen [24].

Diese mikroskopisch kleinen Löcher in der Darmmembran können Moleküle aus der Umwelt wahllos passieren und in den Blutkreislauf einströmen. Dazu gehören unvollständig verdaute Nahrungsbestandteile wie Gluten, Bakterienfragmente wie LPS, infektiöse Organismen und Toxine.

Das Immunsystem bekämpft diese Eindringlinge und es kommt zu zahlreichen lokalen und systemischen Entzündungen. Makromoleküle aus der Nahrung können vom Immunsystem nicht als Nährstoffe erkannt werden und führen zur Bildung von Antikörpern. Handelt es sich dabei um Gluten, kann es über die molekulare Mimikry auch zur Bildung von Autoantikörpern kommen, die eigenes Gewebe angreifen.

Beschwerden beim Leaky-Gut-Syndrom

Zu den üblichen Beschwerden beim löchrigen Darm gehören leichtes Fieber, generelle Müdigkeit, inkonsistente Schmerzen im Darm (gastrointestinale Symptome können jedoch auch fehlen) und eine größere Empfänglichkeit für saisonale Allergien. Aufgrund der im Darm vorhandenen Entzündungen kann es zu einer mangelhaften Aufnahme von Vitaminen und Mineralien kommen. Es können auch eine Laktoseintoleranz und/oder eine Fruktoseintoleranz auftreten. Auch die Fettverdauung kann beeinträchtigt sein, sodass fettlösliche Vitamine möglicherweise nicht absorbiert werden. (Unter »Absorption« wird hier die Aufnahme von Substanzen in eine Zelle, ein Gewebe oder durch eine Grenzschicht verstanden. Dieser Begriff setzt sich in der Literatur immer mehr durch, während früher von »Resorption« gesprochen wurde. Absorbieren wird im Weiteren synonym mit resorbieren benutzt.)

Tight Junctions

Zwischen benachbarten Darmzellen befinden sich Verbindungen, die normalerweise geschlossen sind. Manche Forscher vergleichen diese auch mit Klettverschlüssen. In der medizinischen Fachsprache heißen sie Tight Junctions. In Ausnahmefällen können sie geöffnet werden, um selektiv spezifische Nährstoffe durch den Darm hindurchzulassen. In einem gesunden Darm ist dies ein streng kontrollierter Ablauf, nach dessen Abschluss die »Tore« sehr schnell wieder dichtgemacht werden. Es war lange Zeit rätselhaft, welches Signal für das Öffnen und Schließen der Tight Junctions verantwortlich ist. Seit der bahnbrechenden Entdeckung des Moleküls Zonulin durch Prof. Dr. med. Alessio Fasano, einem international führenden Experten für Zöliakie und glutenbedingte Gesundheitsstörungen, weiß man, dass dieses Eiweiß die Darmdurchlässigkeit reguliert.

Die Tight Junctions werden auch geöffnet, wenn sich im Dünndarm Bakterien angesiedelt haben. Die Enterozyten setzen dann große Mengen Zonulin frei, die Verbindungsstellen zwischen benachbarten

Tight Junctions in geschlossenem und geöffnetem Zustand

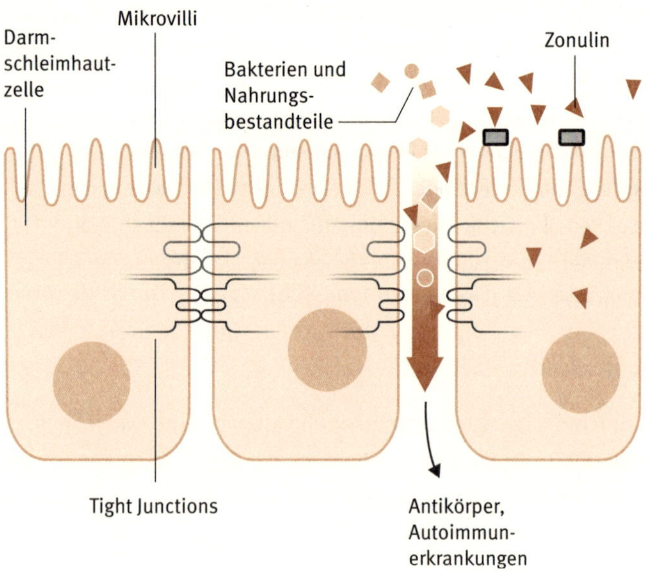

Darmzellen öffnen sich, und Wasser strömt in das Darmlumen, in den inneren Hohlraum des Darms, der von den Darmwänden umschlossen und normalerweise mit Speisebrei oder Stuhl ausgefüllt ist. Die von den Bakterien gebildeten Gifte werden durch die Flüssigkeit verdünnt und die Bakterien werden so herausgespült und aus dem Dünndarm entfernt.

Prof. Fasano konnte nachweisen, dass der Kontakt von Darmzellen mit Gluten (Gliadin) einen weiteren Auslöser darstellt, der zu einer erhöhten intestinalen Permeabilität führt, und zwar bei jedem Menschen. Beim Verzehr glutenhaltiger Getreideprodukte öffnen sich die Tight Junctions und es gelangen neben dem Gluten auch weitere Toxine ungehindert durch die Darmwand.

Bei einem gesunden Menschen bleiben die »Tore« nur eine kurze Zeit geöffnet und das Immunsystem reagiert angemessen auf die eingedrungenen Fremdkörper. Bei Zöliakie-Patienten hingegen wird wesentlich mehr Zonulin produziert und die Tight Junctions bleiben deutlich länger geöffnet, wodurch eine größere Menge Toxine durch die Öffnungen gelangt, Gluten inbegriffen.

Auch bei Patienten mit chronisch-entzündlichen Darmerkrankungen konnten eine erhöhte Darmpermeabilität (Darmdurchlässigkeit) und überhöhte Zonulinwerte nachgewiesen werden. Anhand der erhöhten Darmdurchlässigkeit lasse sich ein erneuter Krankheitsschub schon Monate im Vorfeld vorhersagen [25], so Prof. Fasano.

Aufgrund einer bestimmten genetischen Veranlagung löst Gluten bei Zöliakie-Patienten eine Immunantwort aus, die den eigenen Körper attackiert. Greift das Immunsystem das Gewebe des Dünndarms an, werden allmählich die Darmzotten (Villi) zerstört. Durch die Autoimmunreaktion können jedoch auch andere Gewebe und Organe im Körper attackiert werden.

Wenn durch die Freisetzung von Zonulin eine erhöhte Darmdurchlässigkeit besteht, werden gleichzeitig auch die Barrieren in den Lungen und im Gehirn (Blut-Hirn-Schranke) beeinträchtigt [26]. Der deutsche

Umweltmediziner Klaus-Dietrich Runow bezeichnet die »modernen« Erkrankungen deshalb auch als »Barriere-Erkrankungen«.

Prof. Fasano und anderen Wissenschaftlern zufolge stehen die folgenden Hauptkrankheiten mit einer erhöhten Darmdurchlässigkeit in Verbindung: Autoimmunerkrankungen (wie Morbus Bechterew, Asthma, Zöliakie, entzündliche Darmerkrankungen, Multiple Sklerose, rheumatoide Arthritis, systemischer Lupus erythematodes (SLE) und Typ-1-Diabetes), Erkrankungen des Nervensystems sowie verschiedene Krebserkrankungen [27].

Gluten und Leaky Gut

Auch im Vorfeld eines Typ-1-Diabetes kommt es zum Leaky Gut, und zwar durch eine erhöhte Zonulinproduktion als Reaktion auf Gluten. Die genaue Rolle, die Gluten bei den meisten Autoimmunerkrankungen spielt, ist zwar immer noch schwer definierbar. Die Verbindung zwischen Glutensensitivität und einem Leaky Gut sei jedoch so überzeugend, dass viele Experten dieses Feldes glauben, Glutensensitivität könne zu *allen* Autoimmunerkrankungen beitragen, so Dr. Ballantyne. Gluten sei extrem gut darin, die intestinale Barriere zu verletzen, dabei einen Leaky Gut zu verursachen und das Immunsystem direkt zu aktivieren. Deshalb sagt sie: »Wenn Sie eine Autoimmunerkrankung haben und Gluten essen, dann appelliere ich nachdrücklich an Sie, Gluten für den Rest Ihres Lebens von Ihrem Speiseplan zu verbannen« [28].

Darüber hinaus vermutet sie, dass auch glutenähnliche Proteine aus anderen Getreidesorten und aus Pseudogetreidearten bei allen Personen, die an einer Autoimmunerkrankung leiden, ebenfalls zu einem Leaky Gut führen könnten [29]. Dr. O'Bryan geht sogar noch einen Schritt weiter, wenn er feststellt: »Jedes Nahrungsmittel, das bei Ihnen eine negative Reaktion hervorruft, wird zu intestinaler Permeabilität führen und ist ein Problem, unabhängig davon, ob Sie es ›spüren‹ oder nicht« [30].

Die gute Nachricht ist, dass man ein Leaky-Gut-Syndrom durch die richtigen Maßnahmen komplett heilen kann. Hierzu müssen die Umweltexpositionen eliminiert werden, die zu seinem Entstehen beigetragen haben. Dazu gehören eine Ernährungsumstellung und das Weglassen entzündungsfördernder Nahrungsmittel.

Die Heilung kann auch durch Nahrungsergänzungsmittel unterstützt werden. (Erfahren Sie mehr darüber im Kapitel »Nahrungsergänzungsmittel«, S. 171.) Das Heilen eines durchlässigen Darms ist eine entscheidende Maßnahme, um das Fortschreiten einer Autoimmunerkrankung aufzuhalten oder sogar umzukehren. Dies bestätigt Prof. Dr. Fasano mit der folgenden, ganz zentralen Aussage: »Dem Autoimmun-Prozess kann Einhalt geboten werden, wenn die Wechselwirkung zwischen Genen und Auslösern aus der Umwelt durch die Wiederherstellung der intestinalen Barrierefunktion verhindert wird« [31].

Ein gesunder Darm und eine intakte Darmbarriere sind die Grundlage für ein gesundes Immunsystem. Der Darm kann jedoch nur so gesund sein wie seine Darmflora, auf die ich als Nächstes zu sprechen komme.

4 Die Rolle des Mikrobioms

Das Mikrobiom ist zum Top-Thema der medizinischen Forschung avanciert. Dies ist nicht verwunderlich, denn heute wissen wir, dass die Gemeinschaft der Mikroorganismen (Bakterien, Pilze, Viren), die unseren Verdauungstrakt besiedeln, jeden Aspekt unserer Gesundheit kontrolliert. Die meisten Bakterien unseres Mikrobioms sind unserer Gesundheit förderlich. Die Darmflora ist mit der Bildung von Vitaminen verknüpft, sie reguliert Stoffwechsel und Blutzucker und beeinflusst sowohl die Genexpression als auch die Chemie unseres Gehirns.

Wissenschaftler schätzen, dass unser Mikrobiom 10-mal mehr Zellen besitzt als unser Körper. Experten sehen unser Mikrobiom daher als einen zusätzlichen Organismus oder als eine Art »Parallelgesellschaft«, die wir beherbergen. Es wird angenommen, dass unser Mikrobiom zwischen 100- bis 150-mal mehr Gene besitzt als unsere menschliche DNA.

Wie das internationale Human Genome Project (HPG, Projekt zur Entschlüsselung des menschlichen Erbguts) zutage förderte, verfügen wir über 19 000 bis 23 000 menschliche Gene. Dies stellt uns – was die Anzahl unserer Genpaare betrifft – auf eine Stufe mit dem gemeinen Gartenregenwurm, was aufgrund der Komplexität des Menschen zuerst einmal sehr überraschend erscheint. Wir verfügen zudem über eine große Menge genetischen Materials, das nicht proteincodierend ist. Wissenschaftler glaubten in ihrer menschlichen Hybris zunächst, es handele sich hierbei um »DNA-Schrott« (Junk-DNA), weil sie zuerst einmal keinen Zweck darin erkennen konnten. Doch gibt es in der Natur überhaupt »Schrott«?

Inzwischen ist bekannt, dass es sich hierbei keineswegs um »Junk« handelt, sondern um kleine DNA-Stückchen, die als »Kontrollstationen« fungieren. Über diese können Umweltfaktoren, zu denen auch das Mikrobiom gehört, diktieren, welche genetischen Informationen exprimiert, das heißt ausgedrückt, werden. Dies ist der Bereich der sogenannten Epigenetik, dessen Haupttreiber das Mikrobiom darstellt.

Forscher – darunter auch Prof. Fasano – sind zu der Überzeugung gelangt, dass wir aus zwei Genomen bestehen. Das menschliche Genom erben wir von unseren Eltern; es ist statisch und rudimentär. »Das zweite – und wahrscheinlich wichtigere – Genom wird von der Vielzahl der Bakterien gebildet, die in und mit uns leben« [1], so Prof. Fasano. Dieses Genom ist dynamisch und von Umweltfaktoren beeinflussbar.

Prof. Fasano vergleicht das menschliche Genom mit einem Klavier, bei dem jedes der etwa 20 000 Gene einer Taste entspricht. Seiner Ansicht nach kommt dem Mikrobiom die Rolle des Pianisten zu, der die Tasten des menschlichen Genoms anschlägt. »Und weil das Mikrobiom dynamisch ist, sich also mit der Zeit verändern kann, kann auch die auf dem Klavier gespielte Melodie eine andere werden« [2], führt er weiter aus.

Alle Krankheiten beginnen im Darm.

Hippokrates, 460–370 v. Chr.

Prof. Fasano erklärt, welche Rolle das Mikrobiom bei der Manifestation der Zöliakie (aber auch bei anderen Erkrankungen) haben könnte. Angenommen, es gibt 200 Gene, die für die Zöliakie eine Rolle spielen. Ein gesundes Mikrobiom schlägt wahrscheinlich nur einen Teil dieser »Tasten« an. Dies wäre eine Begründung dafür, warum sich bei manchen Menschen die Zöliakie erst im höheren Alter manifestiert, obwohl sie die genetische Prädisposition zur Ausbildung einer Zöliakie haben und ihr Leben lang Gluten verzehrten. Bei einem Menschen mit einer ungünstigen Bakterienzusammensetzung könnten hingegen weitaus mehr oder alle der 200 Tasten angeschlagen werden, weshalb es früher zum Ausbruch der Krankheit kommt.

Die Rolle des Mikrobioms würde auch erklären, warum bei eineiigen Zwillingen, die bekanntlich die gleichen Gene tragen, in 25 Prozent der Fälle nur einer der Zwillinge eine Zöliakie entwickelt, obwohl beide eine Glutenexposition haben [3]. Diese Überlegungen zeigen, wie wichtig es ist, unseren inneren Klavierspieler – das Mikrobiom – bei guter Laune zu halten. Denn ein gesundes Mikrobiom kann unsere genetische Disposition übertrumpfen.

Gesunder Darm – gesundes Immunsystem

Das Mikrobiom ist ein wesentlicher Bestandteil und Modulator unseres Immunsystems, von dem sich etwa 70 Prozent im Verdauungstrakt befinden. Das Immunsystem wiederum beeinflusst die Mikrobenpopulation im Darm, indem es günstige Keime fördert und schädliche bekämpft. Der Verdauungskanal ist die vorderste Front, an der unser Immunsystem mit Mikroorganismen in Kontakt kommt.

Die Membran, die diesen Kanal bildet, ist extrem dünn und dadurch sehr empfindlich. Deshalb sitzt der größte Teil des Immunsystems hinter der Darmmembran. Hier werden 80 Prozent der Antikörper gebildet, die Fremdkörper angreifen. Die Immunzellen und die Darmbakterien stehen in ständigem Austausch miteinander. Nur so kann sich unser Abwehrsystem entwickeln. Die jungen Abwehrzellen lernen an der Darmwand Bakterien, Viren und Pilze kennen und werden auf ihre Bekämpfung vorbereitet. Gleichzeitig lernen sie auch, körpereigene Zellen in Frieden zu lassen.

Die Immunzellen bleiben jedoch nicht nur im Darm, sondern wandern an andere Stellen des Organismus. Dort können sie auf ihre Schulung im Darm zurückgreifen. Forschungen an Mäusen zeigten, dass keimfrei aufgezogene Versuchstiere ein mangelhaft ausgebildetes Immunsystem entwickeln, da dieses nicht an Keimen im Darm geschult werden kann. Werden sie später mit Krankheitserregern konfrontiert, können sie diese nicht adäquat bekämpfen und selbst an harmlosen Infekten sterben.

»Genau wie das Immunsystem, stellt auch das Mikrobiom eine Ansammlung von Zellen dar, die im Einklang mit den Immunzellen des Verdauungstraktes arbeiten und die darauf ausgerichtet sind, unserer Gesundheit förderlich zu sein« [4], erklärt Dr. O'Bryan. Die Zusammensetzung des Mikrobioms kann zu einer gesunden Immunantwort führen, aber auch Krankheiten begünstigen.

Wenn das Mikrobiom nicht gut genährt und gepflegt wird, kann das richtige Verhältnis zwischen freundlichen und schädlichen Bakterien aus der Balance geraten. Man spricht dann von einer Dysbiose. Sie ist das Ergebnis von zu wenigen guten Bakterien und/oder einer Überwucherung mit schädlichen Organismen. Unfreundliche Bakterien, Pilze (wie Candida albicans) und Protozoen (tierische Einzeller, die als Parasiten leben) gewinnen dann die Oberhand, was uns empfänglicher für chronische Erkrankungen macht. »Wenn Bluttests ergeben, dass Sie sich auf dem Autoimmun-Spektrum befinden, signalisiert dies ein katastrophales Versagen ihres Mikrobioms, das zu viele pathogene Bakterien (die schlechten Kerle) zulässt, welche Gene für Entzündung und intestinale Permeabilität aktivieren« [5], führt Dr. O'Bryan aus.

Das Mikrobiom ist der größte Umweltfaktor, dem wir täglich ausgesetzt sind, und es kann *der* Faktor sein, der über Gesundheit oder Krankheit entscheidet. Ein aus dem Gleichgewicht geratenes Mikrobiom fördert Entzündungen im Darm, die wiederum ein Leaky-Gut-Syndrom zur Folge haben. Ein anormales Mikrobiom kann selbst bei einer »sehr sauberen« Diät zu Entzündungen und löchrigem Darm führen [6].

Wirkung der Ernährung auf das Mikrobiom

Das Mikrobiom jedes Menschen ist einzigartig und wird von unserer Genetik, von Umweltfaktoren und unseren Lebensgewohnheiten beeinflusst. An erster Stelle steht hier unsere Ernährungsweise, denn unsere Mitbewohner ernähren sich von unseren Resten. Bereits nach drei Tagen lassen sich durch eine Ernährungsumstellung Veränderungen im Mikrobiom feststellen.

Was wir essen beeinflusst nicht nur, welche Bakterienarten uns besiedeln, sondern auch, wie sich diese verhalten. Experten sind davon überzeugt, dass die epidemische Zunahme von Autoimmunerkrankungen in der westlichen industrialisierten Welt sehr eng damit zusammenhängt, dass wir durch unsere Ernährungsweise unsere Mikrobiome signifikant geschädigt haben. Die meisten von uns haben ein anormales Mikrobiom, bedingt durch nährstoffarme Kost und Bewegungsmangel.

Wenn man ständig Nahrung verzehrt, die man nicht richtig verdauen kann (wie Gluten), heizt dies Entzündungen im Darm an. Dies führt zur Reduzierung freundlicher Mikroorganismen und unterstützt die Vermehrung schädlicher Bakterien und unerwünschter Hefepilze. Die Nahrung wird jetzt nicht mehr verdaut, sondern sie fermentiert und es entstehen Gase und Blähungen.

Das Immunsystem identifiziert die neuen Bakterien und Hefepilze als feindliche Eindringlinge und bekämpft sie mit weiterer Entzündungsaktivität im Verdauungstrakt. Dies führt zu Gewebeschäden und erhöht die intestinale Permeabilität zusätzlich, was zu einer verstärkten Immunantwort im Blutstrom, zu einer größeren Entzündungsaktivität im ganzen Körper und zu einer Entwicklung von Symptomen an unseren Schwachpunkten führt.

Für eine gesunde Darmbarriere ist es vor allem wichtig, dass eine große Diversität von Mikroorganismen vorhanden ist. Um dies zu erreichen, muss unsere Kost möglichst vielfältig und nährstoffreich sein. Denn unter nährstoffarmer Ernährung leiden nicht nur wir, sondern auch unsere Mitbewohner, die ebenfalls Mineralien, Vitamine und andere Nährstoffe benötigen.

Unsere Darmzellen erneuern sich alle drei bis sieben Tage. Ihre Hauptenergiequelle stellen kurzkettige Fettsäuren dar, zu denen Essigsäure, Propionsäure und Buttersäure gehören. Diese Säuren entstehen als Nebenprodukte, wenn bestimmte Bakterien pflanzliche Fasern verzehren.

Buttersäure – Energie für die Darmzellen

Eine besonders wichtige Energiequelle ist das Butyrat, das Salz der Buttersäure. Im Durchschnitt hat jeder Mensch etwa 20 butyratbildende Bakterienstämme im Darm. Die wichtigsten Vertreter unter ihnen haben exotisch klingende Namen wie Faecalbacterium prausnitzii, Roseburia, Eubacterium, Ruminococcus und Butyrivibrio crossotus. Viel Pflanzenkost, die reich an präbiotischen Ballaststoffen ist, unterstützt die Vermehrung Buttersäure synthetisierender Keime. Zu wenig präbiotische Ballaststoffe sowie Antibiotika können die Zahl der Butyratbildner vermindern.

Chronisch-entzündliche Darmerkrankungen gehen grundsätzlich mit einer reduzierten Artenvielfalt der Darmflora einher. Vor allem fehlt es den Patienten auch an dem oben genannten Butyratbildner Faecalbacterium prausnitzii. Ein Mangel an Buttersäure kann zu einer Verkümmerung der Darmzellen und zu einem Leaky Gut führen. Buttersäure sorgt auch dafür, dass der pH-Wert des Darms im sauren Bereich bleibt, und sie reguliert wichtige Immunfunktionen.

Eine gute Versorgung mit Buttersäure erlaubt es sowohl den Darmwandzellen als auch den intestinalen Immunzellen, sich zu beruhigen, gelassen zu bleiben und nur im Bedarfsfall zu verteidigen. Genügend Butyrat hilft dabei, einen löchrigen Darm, der die Pforten für die Entwicklung von Autoimmunerkrankungen öffnet, zu heilen. Starke Darmzellen bieten auch einen Schutz vor Dickdarmkrebs [7].

Bakterien – auf die Sorte kommt es an

Die zahlreichen Bakterientypen, die unseren Darm besiedeln, können in vier zentrale Bakterienstämme unterteilt werden. Diese sind die Bacteroides, Firmicutes, Aktinobakterien und Proteobakterien. Die Gattung der Firmicutes sollte auf keinen Fall überrepräsentiert sein, da sie in hoher Konzentration zu gesundheitlichen Problemen führen kann.

Eine Studie, in der man das Mikrobiom indigener afrikanischer Kinder mit dem europäischer Kinder verglich, zeigte, dass die afrikanischen Kinder 73 Prozent Bacteroides und zwölf Prozent Firmicutes in ihrem Verdauungskanal beherbergten. Bei den europäischen Kindern hingegen gehörten nur 23 Prozent der Darmbakterien zu den Bacteroides, dafür 51 Prozent zu den kalorienhortenden Firmicutes. Eine hohe Konzentration der Bacteroides-Bakterien ist ein wesentliches Kriterium für ein gesundes Mikrobiom und setzt das Risiko herab, eine Autoimmunerkrankung zu entwickeln [8].

Dr. Natasha Campbell-McBride (von der Sie später im Zusammenhang mit der GAPS-Diät (S. 174) noch wesentlich mehr lesen werden) erklärt, dass bei Morbus Crohn und Colitis ulcerosa insbesondere die Aktivität opportunistischer Darmbakterien eine Rolle spielt. Sie produzieren Toxine, die jedoch keine Gefahr darstellen, ja sogar wichtige Funktionen erfüllen, solange sie von freundlichen Bakterien unter Kontrolle gehalten werden. Bei einer Dysbiose können sie sich jedoch unkontrolliert ausbreiten, ihre Stoffwechselprodukte können dann erheblichen Schaden anrichten. Fehlen freundliche Bakterien, die die Darmwand besiedeln und somit schützen, können opportunistische Bakterienarten zu dieser vordringen. Manche von ihnen sind sogar dazu fähig, intestinale Zellen auseinanderzuschieben und die Darmwand durchlässig zu machen.

Candida albicans zerstört die Darmwand

Der Hefepilz Candida albicans, der besonders gut gedeiht, wenn er ständig mit Zucker und verarbeiteten Kohlenhydraten versorgt wird, ist in der Lage, die Darmwand durchlässig zu machen. Er kann seine »Wurzeln« förmlich in das Darmgewebe hineinschieben. Seine Ausbreitung wird durch Antibiotika und Steroide indirekt gefördert, denn diese töten Bakterien ab, die ihn aufhalten könnten, ohne Auswirkungen auf den Pilz zu haben.

Laut Dr. Campbell-McBride werden beispielsweise Bakterien des Typs Bacteroides fragilis und Bacteroides melaninogenicus so gut wie immer in infiziertem Darmgewebe gefunden. Sie erklärt, dass diese Opportunisten ständig in allen Schleimhäuten »herumhängen« und nur auf eine Gelegenheit warten, Schaden anzurichten [9]. Diese Bakterien würden sich mit anderen »üblen Kerlen« wie Clostridien zusammentun. Letztere bilden Neurotoxine, die bei Patienten mit durchlässigem Darm in den Blutstrom gelangen können. Das wohl bekannteste Clostridium ist das Clostridium tetani, das die tödliche Tetanusinfektion herbeiführen kann.

Dr. Campbell-McBride erklärt, dass Bakterien aus der Clostridium-Familie im Zeitalter der Antibiotika eine Blütezeit erleben, weil sie gegen diese resistent sind (im Gegensatz zu freundlichen Bakterien). Spezies dieser Bakterien-Familie können zu sehr schwerwiegenden Darmentzündungen führen. Das Clostridium difficile verursacht die potenziell tödlich verlaufende, pseudomembranöse Colitis. Einige Spezies der Clostridium-Familie werden auch mit Morbus Crohn und Colitis ulcerosa assoziiert. Da Clostridien Sporen bilden, lassen sie sich nicht auslöschen. Die einzige Methode, sie zu kontrollieren, ist das Fördern von freundlichen Bakterienarten, die sie in Schach halten können [10].

Wenn man Darmgase produziert, die nach verfaulten Eiern riechen, kann dies auf Bakterienarten hinweisen, die Sulfate aus dem Essen in Sulfite umwandeln, welche sehr toxisch sein können. Diese Bakterien vergiften nicht nur den Körper, sondern entziehen ihm auch Sulfate, welche für Entgiftungsprozesse und für einen normalen Metabolismus von Neurotransmittern im Gehirn notwendig sind. Dr. Campbell-McBride zeigt auf, dass eine gesunde Darmflora die beste Methode ist, um schädliche Pilze, schädliche Bakterienarten und Viren unter Kontrolle zu halten. Außerdem unterstützt ein gesundes Mikrobiom die Integrität der Darmwand und sorgt dafür, dass der Darm den Körper mit Nährstoffen versorgt, anstatt ihn zu vergiften.

Hintergrund: Darmflora und Immunsystem

Ein gesundes Immunsystem sorgt nicht nur dafür, dass Krankheitserreger beseitigt und Krebszellen bekämpft werden. Es muss auch Entzündungen eindämmen und darf nicht zulassen, dass Immunzellen körpereigene Zellen angreifen oder wir allergisch auf völlig harmlose Substanzen aus der Umwelt reagieren.

Nützliche Bakterien auf der Darmwand

Die freundlichen Darmbakterien, die sich auf dem Epithelium der Darmwand ansiedeln, spielen eine Hauptrolle als Immunmodulatoren. Bifidobakterien beispielsweise, die normalerweise reichlich im menschlichen Dickdarm vorhanden sind, aktivieren die Synthese einer der wichtigsten Gruppe von Immunzellen, der sogenannten Lymphozyten. Eine gesunde Darmwand ist vollgepackt mit diesen Immunzellen, die bereit sind, den Körper vor Eindringlingen zu schützen. Lymphozyten in der Darmwand produzieren sogenannte Immunglobuline. Das wichtigste im Darm ist das sezernierte Immunglobulin A (IgA). Seine Aufgabe ist es, die Schleimhäute zu schützen, indem es eindringende Bakterien, Viren, Pilze und Parasiten zerstört und inaktiviert. Es konnte wissenschaftlich nachgewiesen werden, dass bei Menschen mit einer geschädigten Darmflora die Menge der Zellen, die IgA produzieren, dramatisch sinkt. Die Fähigkeit des Darms, sich zu schützen, ist dadurch stark beeinträchtigt. Dies ist beispielsweise bei Colitis-Patienten der Fall.

Nicht nur Lymphozyten sollten in der Darmwand in Hülle und Fülle vorhanden sein. Bei einem Mangel an nützlichen Darmbakterien können auch andere Gruppen von Immunzellen ihre Arbeit nur unzureichend erfüllen. Die Auswirkung der Darmflora auf das Immunsystem ist unermesslich und reicht weit über den Bereich des Verdauungstrakts hinaus. Wissenschaftliche Studien belegen, dass bei einer geschädigten Darmflora nicht nur die Anzahl von IgA, Lymphozyten, Makrophagen, Interferonen, Zytokinen usw. heruntergeht, sondern dass das komplette Immunsystem im ganzen Körper aus der Balance gerät. Dadurch wird die Funktionsfähigkeit des Immunsystems schwer beeinträchtigt. Menschen mit einer ungünstigen Darmbesiedlung haben gezwungenermaßen ein geschädigtes Immunsystem und können infolgedessen auch Autoimmunkrankheiten entwickeln. Wir können jedoch selbst Einfluss auf unsere Darmflora nehmen und sollten darum bemüht sein, sie ausgewogen zu gestalten – und das nicht erst, wenn wir unter ernsthaften Erkrankungen leiden.

So »kämpft« unser Immunsystem

In unserem Immunsystem existieren zwei verschiedene »Armeen«, die TH1(zelluläre) und die TH2(humorale) -Abwehr. Beide Armeen werden benötigt, aber sie müssen sich in einem Gleichgewicht befinden. Die TH1-Immunität wird dort aktiv, wo der Körper mit der Außenwelt in Kontakt steht. Sie ist die erste Verteidigungsfront gegen Eindringlinge von außen. Zu diesem System gehören das sekretorische Immunglobulin A, Interleukin 2 (IL-2), Interleukin 12 (IL-12), Interferon-Gamma und weitere Substanzen. Eine gesunde Darmflora spielt eine ganz bedeutende Rolle dabei, dass dieser Teil des Immunsystems aktiv ist und seine Arbeit gut verrichtet. Wenn das Mikrobiom geschädigt ist, arbeitet dieser Teil des Immunsystems weniger effizient und lässt unerwünschte Mikroben und Toxine in den Körper.

Dieser antwortet damit, dass er die zweite Armee des Immunsystems, die TH2-Immunität, aktiviert. Die Hauptakteure dieses Systems sind die Interleukine 4, 5, 6 und 10, Interferon-Alpha und IgE. Dr. Natasha Campbell-McBride nennt IgE »den Herrscher über allergische Reaktionen im Körper« [1]. IgE ist sehr aktiv bei Menschen mit Asthma, Ekzemen, Heuschnupfen und anderen Allergien.

Bei Personen mit einer geschädigten Darmflora wird das TH2-System überaktiv. Dies macht die Betroffenen anfällig für allergische Reaktionen, chronische Entzündungen, Autoimmunität und viele weitere unerwünschte Reaktionen. Obwohl all diese Leiden auf den ersten Blick unterschiedlich erscheinen, haben sie Dr. Campbell-McBride zufolge eine gemeinsame Wurzel: eine geschädigte Darmflora. Sie sagt, dass eine gesunde Darmflora der wichtigste Faktor für eine Balance zwischen den beiden Armeen des Immunsystems darstelle. Denn eine wache und kampfbereite TH1-Armee sorge dafür, dass die TH2-Armee nicht überlastet wird und das Immunsystem nicht aus dem Gleichgewicht gerät.

Mangelerscheinungen und Toxine

Menschen mit einer geschädigten Darmflora entwickeln Mangelerscheinungen an verschiedenen wichtigen Nährstoffen. Fehlen dem Immunsystem Vitamine, Mineralien, Aminosäuren und gute Fette, so wird seine Funktionsfähigkeit stark beeinträchtigt. Es befindet sich dann nicht nur in einem ungesunden Ungleichgewicht, sondern ist auch noch unterversorgt. Hinzu kommt, dass bei Menschen mit einer gestörten Darmflora das Immunsystem einer Menge extrem toxischer Substanzen ausgesetzt und damit stark beansprucht ist. Diese Toxine stammen von den schädlichen Darmbakterien, die sich im Darm und anderen Bereichen des Körpers austoben können, da sie nicht durch die freundlichen Darmbakterien in Schach gehalten werden. Die Darmwand wird aufgrund der gestörten Darmflora beschädigt und durchlässig. Der Weg ist frei für einen konstanten Fluss von Eindringlingen und unverdauten Nahrungspartikeln. Das Immunsystem hat mit einer riesigen Last zu kämpfen, während es gleichzeitig schlecht genährt, beeinträchtigt, außer Balance und vergiftet ist [2].

Genug Magensäure – wichtig für die Verdauung

Auch ein Mangel an Magensäure (chemisch: HCl) und Verdauungsenzymen kann die Ursache einer Dysbiose sein. Umgekehrt können eine anormale Darmflora und eine Überwucherung mit pathogenen Bakterienarten auch dazu führen, dass der Magen zu wenig Magensäure produziert. Ein Befall mit Candida beispielsweise kann durch die Bildung von Toxinen dazu führen, dass die Fähigkeit der Magenwand, Magensäure zu produzieren, herabgesetzt wird.

Das ausreichende Vorhandensein von Magensäure führt zur Bildung von Pepsin, einem Enzym, das zur Aufspaltung von Proteinen (zum Beispiel aus Getreide oder Milch) in Peptide und Aminosäuren notwendig ist. Pepsin kann jedoch nur richtig arbeiten, wenn das Milieu im Magen bei einem pH-Wert von 3 oder darunter liegt.

Wenn der Speisebrei sauer genug ist (pH-Wert 2 oder darunter), stimuliert er beim Eintritt in den Zwölffingerdarm die Produktion der Hormone Sekretin und Cholecystokinin, die für weitere Aufspaltungsprozesse maßgeblich sind. Fehlt es an Magensäure, werden diese beiden Hormone nicht in ausreichenden Mengen gebildet. Sie sind jedoch dafür verantwortlich, die Bauchspeicheldrüse und die Gallenblase zur Produktion und Ausschüttung weiterer Verdauungsenzyme anzuregen. Wie man sieht, greifen hier verschiedene Schritte ineinander, und wenn es am Anfang der Verdauungskette an Magensäure fehlt, leiden alle weiteren Verdauungsschritte darunter.

Unzureichend verdaute Proteine wie Gliadorphine (auch Gluteomorphin genannt) und Casomorphine können durch den löchrigen Darm in die Blutbahn gelangen und zu Allergien, Autoimmunreaktionen und einer Fehlfunktion des Gehirns führen. Ohne ausreichende Mengen an Galle kann die Fettverdauung nicht richtig stattfinden. Davon abgesehen, dass der Körper folglich nicht ausreichend mit essenziellen Fettsäuren versorgt wird, können die fettlöslichen Vitamine A, D, E und K ebenfalls nicht absorbiert werden. Prinzipiell kann man sagen, dass unverdaute Nahrung im Verdauungstrakt verfault und Darm und Körper vergiftet. Deshalb sollte man dafür sorgen, dass ausreichende Mengen an Magensäure vorhanden sind.

Magensäure schützt vor Pathogenen

Eine weitere Aufgabe der Magensäure ist es, schädliche Bakterien, die wir mit der Nahrung aufnehmen, abzutöten. Ein Mangel an Magensäure kann dazu führen, dass sich pathogene und opportunistische Bakterien und Pilze im Magen ansiedeln. Zu diesen unerwünschten Bewohnern gehören zum Beispiel Helicobacter pylory, Campylobacter pylori, Enterobakterien, Candida, Salmonellen, E. coli und Streptokokken. Die Folge können Gastritis, Magengeschwüre und Magenkrebs sein.

Eine Überbesiedlung des Magens mit Bakterien kann dazu führen, dass sie Kohlenhydrate fermentieren und Toxine und Gase produzieren. Betroffene müssen exzessiv aufstoßen und rülpsen. Pathogene Bakterien können sich auch auf dem Schließmuskel, der den Magen zur Speiseröhre hin verschließt, ansiedeln. Ihre Toxine können den Muskel lähmen und gastroösophagealen Reflux (saures Aufstoßen und Sodbrennen) verursachen.

Zu wenig Magensäure?

Die landläufige Meinung (leider auch unter Ärzten) besteht darin, dass für diese Symptome eine Überproduktion von Magensäure verantwortlich ist. Bei den allermeisten Menschen mit dieser Erkrankung liegt jedoch nicht ein Zuviel an Magensäure, sondern ein Mangel daran vor. Trotzdem verschreiben die meisten Ärzte zur Behandlung der Symptome Antazida (Säure-Blocker).

Diese Medikamente schaffen vielleicht kurzfristig Abhilfe, langfristig verschlimmern sie jedoch das eigentliche Problem. Die Magensäure wird immer weiter reduziert und die oben beschriebenen Folgen führen zu weiteren Erkrankungen. Außerdem haben diese abhängig machenden Medikamente schwerwiegende Nebenwirkungen.

Dr. Campbell-McBrides Erfahrung ist, dass GAPS-Patienten, zu denen auch Menschen mit CED gehören, fast immer zu wenig Magensäure haben. Sie empfiehlt daher eine Supplementierung mit Betain HCl plus Pepsin.

Vorsicht Stress!

Auch Stress kann ganz wesentlich zur Dysbiose beitragen. Dieser kann von Expositionen aus der Umwelt herrühren wie Umweltverschmutzung, Chemikalien, Radioaktivität oder nährstoffarmer Ernährung. Es kann sich dabei aber auch um mentalen oder emotionalen Stress handeln.

Stresshormone schädigen die Darmschleimhaut und führen zu einem Leaky Gut. Wenn als Folge davon vermehrt Endotoxine durch den durchlässigen Darm strömen, wird das Immunsystem stimuliert und sendet eine Botschaft an das Gehirn, das daraufhin die Stressreaktion erhöht. Dadurch wird das Immunsystem noch mehr aktiviert, die Entzündungsaktivität verstärkt und es entsteht ein Teufelskreis. Dr. O'Bryan erklärt hierzu: »Intestinale Permeabilität hält den Zyklus am Laufen, aber exzessiver Stress in unserem Alltag löst intestinale Permeabilität ganz von alleine aus« [11].

Es ist nicht immer möglich, stressige Situationen zu eliminieren. Mit einem gesunden Mikrobiom unterstützen wir aber unsere Fähigkeit, Stress besser bewältigen zu können und somit unsere Resilienz zu erhöhen. Ein ausbalanciertes Mikrobiom kann auch die Schlafqualität verbessern, was ebenfalls zur Stressreduzierung beiträgt. (Weitere Informationen zum Thema finden Sie im Kapitel »Chronischer Stress«, S. 98.)

Glyphosat schädigt das Immunsystem

Wie bereits erwähnt, wirken sich Antibiotika katastrophal auf unsere Darmflora aus, denn sie töten alle Bakterien ab, ohne dabei zwischen freundlichen und schädlichen zu unterscheiden. Dabei müssen sie noch nicht einmal aus Medikamenten stammen. Antibiotika sind auch in Nahrungsmitteln wie Fleisch und Geflügel aus Massentierhaltung enthalten, in »gespritzten« landwirtschaftlichen Erzeugnissen und behandeltem Trinkwasser.

Ich möchte hier noch einmal insbesondere über die antibakterielle Wirkung von Glyphosat, den aktiven Wirkstoff des Pestizids »Roundup«, sprechen. Glyphosat ist eigentlich ein Antibiotikum und wurde als solches patentiert. Es existieren wissenschaftliche Belege dafür, dass Glyphosat zu Veränderungen des Mikrobioms und zu einer erhöhten Darmdurchlässigkeit führt [12].

Dem US-amerikanischen Endokrinologen Dr. Zach Bush zufolge lädt man sich mit dem Verzehr glyphosathaltiger Nahrungsmittel Autoimmunerkrankungen förmlich ein, denn bereits 16 Minuten später entstehe ein durchlässiger Darm [13]. Dr. Bush und sein Team konnten außerdem nachweisen, dass sich durch die Kombination von Gluten und Glyphosat ein synergetischer Effekt ergibt, das heißt, die Gesamtwirkung beider Substanzen ist stärker als ihre Summe. Für Mensch und Tier bedeutet dies, dass sich mit Glyphosat behandeltes Getreide weitaus negativer auf die Integrität der Darmwand auswirkt als Glyphosat oder Gluten als alleinige zonulinstimulierende Faktoren [14]. Besonders folgenschwer ist, dass Glyphosat nicht nur die Tight Junctions im Darm zerstört, sondern auch an der gut abgesicherten Blut-Hirn-Schranke oder in den Nieren.

In den USA entspricht die Zunahme der Erkrankungen an Morbus Crohn und Colitis ulcerosa dem Anstieg der Glyphosatmengen, die beim Anbau von Mais und Soja verwendet werden [15]. »Wissenschaftler erforschen die Wechselwirkung dieser Chemikalie mit den Entgiftungskapazitäten der Leber und gehen so weit zu sagen, dass sie ein Musterbeispiel dafür darstellt, wie Auslöser aus der Umwelt die Homöostase stören und zu zahlreichen Autoimmunerkrankungen führen, zu denen gastrointestinale Erkrankungen, Fettleibigkeit, Diabetes, Herzerkrankungen, Depression, Autismus, Unfruchtbarkeit, Krebs und Alzheimer gehören« [16], sagt Dr. O'Bryan über Glyphosat.

Elektromagnetische Felder – unsichtbare Feinde

Bei der Diskussion über die Gefahren für das Mikrobiom wird in der Regel ein sehr bedeutender Faktor völlig außer Acht gelassen: die Wirkung elektromagnetischer Felder (EMF). Mir liegt dieses Thema sehr am Herzen und ich möchte es daher an dieser Stelle aufgreifen.

Wissenschaftler konnten in zahlreichen Studien nachweisen, dass Mikrowellenstrahlung bedeutsame Auswirkungen auf das Wachstum mikrobieller Kulturen hat. Zur Erklärung: Die Strahlung, die von Smartphones, Tablets, DECT-Telefonen, WLAN und Sendemasten ausgeht, wird als »nicht ionisierende Mikrowellenstrahlung« bezeichnet. Bakterien können unter dem Einfluss solcher elektromagnetischer Impulse abgetötet, aber auch in ihrer Vermehrung unterstützt werden. Wie und wie stark sich die Mikrowellen auswirken, hängt von ihrer Frequenz und der Gesamtmenge der Energie ab, die von den Mikroorganismen absorbiert wird [17]. Es scheint auch der Fall zu sein, dass dieselbe Stärke und Frequenz der Strahlung bei verschiedenen Bakterienarten unterschiedliche Wirkungen hervorbringt [18].

EMF-Exposition führt dazu, dass sich manche Bakterienstämme stärker vermehren als andere, was zu einer Dysbiose beitragen kann. Es konnte beispielsweise nachgewiesen werden, dass sich E.-coli-Bakterien (Escherichia-coli-Bakterien), die im Mikrobiom eines gesunden Menschen einen Anteil von weniger als ein Prozent ausmachen sollten, weitaus stärker vermehren, wenn sie elektromagnetischer Strahlung im Radiofrequenzbereich ausgesetzt werden [19].

Wissenschaftler konnten auch zeigen, dass eine Überwucherung mit E.-coli-Bakterien bei der Entstehung der chronisch-entzündlichen Darmerkrankungen Morbus Crohn und Colitis ulcerosa sowie beim Reizdarmsyndrom beteiligt ist und mit Dickdarmkrebs assoziiert wird. In Tierversuchen wurde nachgewiesen, dass E.-coli-Bakterien starke Darmentzündungen herbeiführen können [20].

Auch bei Listeria monocytogenes (einem potenziellen Pathogen) konnte ein signifikant schnelleres Wachstum nachgewiesen werden, wenn diese Bakterien Radiofrequenzen ausgesetzt wurden, wie sie etwa von Mobiltelefonen oder WLAN herrühren [21]. Studien zeigten ebenfalls, dass sich die Resistenz von E.-coli-Bakterien gegenüber Antibiotika erhöhte, wenn man sie EMF aussetzte.

In seinem Aufsatz »Is your Mobile Phone destroying your Digestion?« (»Zerstört Ihr Mobiltelefon Ihre Verdauung?«) erklärt der Ernährungsberater und zertifizierte Therapeut der funktionellen Medizin Elliot Overton, dass unsere kommensalen (symbiotischen) Darmbakterien ihre eigenen Antibiotika (Bakteriozine) produzieren [22]. Damit können sie eindringende Pathogene abtöten und die Überwucherung mit unerwünschten Bakterien verhindern. Wenn Darmbakterien permanent Strahlen ausgesetzt sind und dadurch resistent gegenüber Antibiotika werden, könnte dies zu einer Überwucherung mit diesen Bakterien und zu einer Dysbiose führen.

Eine weitere Studie konnte zeigen, dass zwei Bakterienstämme durch eine Exposition gegenüber WLAN-Frequenzen um 5 GHz signifikant abnahmen [23]. Dabei handelt es sich zum einen um den Lactobacillus plantarum, einen Stamm, der für seine therapeutische Wirkung auf die Heilung der intestinalen Barriere bekannt ist, und zum anderen um den Lactobacillus rhamnosus, der Allergien und gastrointestinale Störungen lindert und das Immunsystem stärkt. Studien konnten auch belegen, dass EMF-Exposition zu einer Veränderung des Mikrobioms der Haut führt.

Was die Erde befällt, befällt auch die Söhne der Erde;

was immer den Tieren geschieht –
geschieht bald auch dem Menschen.

Alle Dinge sind miteinander verbunden.

Was der Mensch der Erde antut, tut er sich selbst an.

Chief Noah Seattle (1786–1866)

Der Heilpraktiker und Bestsellerautor Uwe Karstädt ist davon überzeugt, dass sich das Mikrobiom gravierend verändert, wenn es elektromagnetischen Feldern ausgesetzt ist. »Die EMF-Wellenlängen schädigen die Eigenschaften der Mikroben. Die meisten der Mikroben sind sehr empfindlich gegenüber Mikrowellenstrahlungen. Wie sich über die letzten Jahrzehnte in vielen Untersuchungen mit großer Konstanz herausgestellt hat, gibt es so etwas wie einen Krankheitserreger nicht, sondern nur Mikroben, die sich symbiotisch oder pathogen verhalten können« [24].

Inzwischen ist bekannt, dass Bakterien nicht nur über chemische, sondern auch über elektrische Signale kommunizieren. Es wird angenommen, dass die elektromagnetischen Schwingungen, die von externen Quellen auf sie einwirken, ihre Kommunikation und die Art und Weise, wie sie aufeinander reagieren, stören und große Verwirrung stiften. Die Mikroben wissen dann nicht mehr, wer Freund und wer Feind ist.

In einem Interview mit dem amerikanischen Alternativmediziner Dr. Joseph Mercola stellt der Arzt und Wissenschaftler Dr. med. Dietrich Klinghardt fest: »Die alte Vorstellung, dass es gute und schlechte Bakterien gibt, ist überholt. Wir wissen, dass ›schlechte‹ Bakterien zu ›guten‹ werden, sobald sie in unser Mikrobiom integriert und mit der Nahrung versorgt werden, die sie dazu bringt, sich richtig zu verhalten. Nahrung kann symbiotische in pathogene Bakterien verwandeln, die sich dann so verhalten, dass sie uns schaden. Umgekehrt kann die richtige Nahrung pathogene in symbiotische Bakterien verwandeln« [25]. Dr. Klinghardt ist auch davon überzeugt, dass Bakterien pathogen werden können, wenn man sie elektromagnetischen Wellen aussetzt. Unsere Umwelt stelle eine »absolute Katastrophe für die in uns lebenden Mikroben« [26] dar, so Dr. Klinghardt.

Die drastischen Folgen eines aus dem Gleichgewicht geratenen Mikrobioms sind schon besorgniserregend genug. Doch wie wirkt sich die Strahlung direkt auf uns, den Wirt, aus? Insider schätzen, dass 70 bis 80 Prozent der Forschung, die sich mit dieser Frage beschäftigt, von der Mobilfunkindustrie finanziert wird. Dies würde bedeuten, dass die Forschungsergebnisse eher dem Schutz kommerzieller Interessen als dem unserer Gesundheit dienen.

Die Gefahren der Mobilfunktechnik werden im Allgemeinen heruntergespielt, und die meisten von uns glauben auch gern, dass die Nutzung von Smartphone und Smarthome ungefährlich ist. Denn sind wir einmal ehrlich: Wer bricht schon gern mit seinen liebgewonnenen Gewohnheiten?

Trotzdem gibt es auch immer mehr kritische und besorgte Stimmen und Studienergebnisse, die darauf hinweisen, dass die Strahlung im Radio- und Mikrowellen-Bereich, die von Smartphones, Tablets, DECT-Telefonen, WLAN und Sendemasten ausgeht, alles andere als ungefährlich ist. In zahlreichen wissenschaftlichen Studien konnte nachgewiesen werden, dass nicht thermische hochfrequente und niederfrequente elektromagnetische Felder Kanäle in der äußeren Membran von Zellen, die sogenannten spannungsgesteuerten Calciumkanäle, aktivieren. Dieser Mechanismus führt zu einem Überschuss an intrazellulärem Calcium, der zahlreiche negative Auswirkungen auf den Körper hat, die weit unterhalb der festgelegten Grenzwerte entstehen. Das liegt daran, dass die Spannungssensoren dieser Kanäle extrem empfindlich auf elektrische Reize reagieren. Und in der Tat sind die Sicherheitsstandards, die festlegen, welchen Belastungen die allgemeine Bevölkerung ausgesetzt werden darf, ungefähr 7,2-Millionen-mal zu hoch [27]!

Wie schaden uns elektromagnetische Felder?

Zu den möglichen Gesundheitsschäden durch elektromagnetische Felder gehören oxidativer Stress (der praktisch für alle chronischen Krankheiten eine zentrale Rolle spielt), zelluläre DNA-Schäden (was zu Krebs und zu Mutationen in den Keimbahnzellen und damit zu Mutationen in den nachfolgenden Generationen führen kann), Krebserkrankungen, Schäden an Nervensystem und Gehirn (Demenz, Alzheimer, ADHS, Autismus), neuropsychiatrische Wirkungen (wie Fatigue-Syndrom, Schlafstörungen, depressive Stimmung, Reizbarkeit),

Verminderung der Fruchtbarkeit bei Frauen und Männern, verschiedene hormonelle Veränderungen sowie der Zusammenbruch der Blut-Hirn-Schranke.

Der letzte Punkt ist besonders interessant in Bezug auf Autoimmunerkrankungen. Der Ganzheitsmediziner Dr. med. Karl-Heinz Braun von Gladiß erklärt hierzu: »Elektromagnetische Felder sind Türöffner für chemische Gifte ins Gehirn. Gepulste elektromagnetische Hochfrequenzfelder mindern die Barrierefunktion der Blut-Hirn-Schranke; sie erhöhen also die Durchlässigkeit für nervenschädigende Eiweißkörper in Nervenstrukturen hinein« [28]. Diese Auswirkung dürfte insbesondere für Menschen, die unter einem Leaky-Gut-Syndrom und somit unter einem erhöhten Einstrom unerwünschter Moleküle in den Blutkreislauf leiden, besonders folgenschwer sein.

Die biologischen Schäden werden mit der Einführung der 5G-Technologie noch zunehmen, und zwar nicht nur beim Menschen, sondern auch bei Tieren und Pflanzen. Dr. Varga vom Hygiene-Institut der Universität Heidelberg sagt dazu: »Wir haben Hühnereier in einem Brutschrank mit Mikrowellen der Stärke unterhalb unserer aktuellen deutschen Grenzwerte bestrahlt und damit ausnahmslos jedes Embryo getötet. Kein einziges Küken ist geschlüpft, keines hat die Strahlen überlebt« [29].

Die Politik zeigt sich aus wirtschaftlichen Gründen unbeeindruckt gegenüber den Warnungen von Ärzten und Wissenschaftlern und setzt dafür fahrlässig unsere Gesundheit und die unserer Kinder aufs Spiel. Für den Verkauf von Funklizenzen konnte die Bundesregierung 2019 gut 6,5 Milliarden Euro erzielen. Bis 2025 sollen mindestens 99 Prozent der Bevölkerung und 90 Prozent der Fläche Deutschlands mit 5G versorgt sein. Doch ist das wirklich der große Segen, der uns hier verkauft werden soll?

In seiner Warnschrift »5G als ernste globale Herausforderung« sagt Dr. Martin Pall, emeritierter Professor für Biochemie und Grundlagenforschung in der Medizin an der Washington State University: »Mehrere zehn Millionen 5G-Sender zu errichten, ohne auch nur einen einzigen Test zur biologischen Verträglichkeit durchzuführen, ist eine der dümmsten Ideen in der Geschichte der Welt« [30]. Er ist extrem besorgt und sagt voraus, dass es infolge von 5G zu großen Umweltkatastrophen kommen werde. Wie es scheint, sind wir alle Versuchskaninchen in einem gefährlichen Experiment, das alle Lebewesen bedroht. Wir leben in einer kranken Gesellschaft auf einem kranken Planeten und wundern uns, wenn unsere Kinder oder wir selbst krank werden. Wir haben vergessen, dass alles mit allem verbunden ist, dass wir nur ein Teil des Ganzen sind und dass der Schaden, den wir unserem Planeten zufügen, wieder auf uns selbst zurückfällt.

Wie können wir uns vor den Strahlen schützen?

Es gibt Einiges, das wir in unserem ganz persönlichen Umfeld und Verhalten ändern können, um uns und unsere Familien vor gesundheitsgefährdenden Strahlenemissionen zu schützen. Dazu gehört die Reduzierung der EMF-Exposition. Hierzu einige Tipps:

- Rüsten Sie Ihre WLAN-Verbindung in eine kabelgebundene Verbindung um. Falls dies nicht möglich ist, dann schalten Sie Ihre WLAN-Verbindung so oft wie möglich aus.
- Bedienen Sie Tablets oder Laptops niemals von Ihrem Schoß aus.
- Stellen Sie bei Ihrem Mobiltelefon so oft wie möglich den Flugmodus ein, obwohl Sie auch dann nicht komplett vor Funkstrahlung geschützt sind.
- Halten Sie Ihr Mobiltelefon beim Telefonieren niemals direkt an Ihren Kopf.
- Schalten Sie Ihr Mobiltelefon so oft wie möglich komplett aus und tragen Sie es niemals angeschaltet an Ihrem Körper.
- Embryos, Babys, Kinder und Jugendliche sind besonders strahlengefährdet. Mobiltelefone sind keine Spielzeuge!

5 Diät als Therapie bei entzündlichen Erkrankungen

Ich hoffe, es ist mir gelungen, Ihnen den Zusammenhang zwischen Ernährung und entzündlichen Darmerkrankungen näherzubringen. Die meisten chronischen Erkrankungen hängen mit einer unpassenden Ernährung und mit Lifestyle-Faktoren zusammen, die der Gesundheit nicht zuträglich sind.

Deshalb sagt Dr. Jeffrey Bland, einer der Pioniere der Functional Medicine: »Im Laufe Ihres Lebens werden es nicht die Ärzte, die Sie besucht, und nicht die Medikamente, Operationen oder anderen Therapien, die Sie erhalten haben, sein, die den tiefgreifendsten Einfluss auf Ihre Gesundheit, Vitalität und Leistungsfähigkeit haben. Den tiefgreifendsten Einfluss werden die gesamten Auswirkungen der Entscheidungen haben, die Sie bezüglich Ihrer Ernährungsweise und Ihres Lebensstils getroffen haben, und wie sich diese auf die Expression Ihrer Gene ausdrücken« [1].

Sehr viele Krankheiten könnten durch eine Ernährungsumstellung gelindert oder sogar geheilt werden. Dies wird jedoch nicht geschehen, solange Ärzte in diesem Bereich nicht entsprechend geschult sind und ihre Patienten deshalb nicht richtig oder schlichtweg falsch informieren und beraten.

Schulmediziner sind keine Ernährungsberater

Die wenigsten Ärzte können ihren Patienten Empfehlungen dazu geben, welche Nahrungsmittel sie von ihrem Speiseplan streichen sollten oder wie sie die Eigenschaften bestimmter Nahrungsmittel therapeutisch nutzen können. Als mein Sohn akut unter den Symptomen seiner Colitis ulcerosa litt, gab es keinen einzigen Arzt, der sich für seine Ernährung interessierte. Als ich selbst die Frage nach einem Zusammenhang zwischen seiner Ernährung und seinen Symptomen aufwarf, wurde mir von jedem der behandelnden Ärzte gesagt, diese Krankheit habe nichts mit Ernährung zu tun.

Inzwischen habe ich gelernt, dass wir mit dieser Erfahrung nicht allein sind. Das ist natürlich nicht nur ärgerlich, sondern auch erschreckend. Trotzdem möchte ich zur Verteidigung der Schulmediziner sagen, dass sie als Medizinstudenten gigantische Mengen an Stoff auswendig lernen müssen (und ich nehme den Hut ab vor ihrem Fleiß und ihrer Selbstdisziplin). Die Ernährung stellt jedoch leider ein Wissensgebiet dar, das während des Medizinstudiums nur eine sehr untergeordnete Rolle spielt.

Wer sich nicht nach dem Studium auf eigene Initiative und auf eigene Kosten in diesem Bereich weiterbildet, hat hier massive Lücken. So ist es auch nicht verwunderlich, dass die konventionelle Medizin zur Behandlung von Autoimmunerkrankungen außer Steroiden und anderen immunsuppressiven Medikamenten nicht viel zu bieten hat. Wie bereits erwähnt, haben diese Medikamente beträchtliche Nebenwirkungen und tragen nicht dazu bei, das eigentliche Entzündungsproblem zu lösen.

Zur Unkenntnis der Ärzte kommt hinzu, dass eine Ernährungsberatung sehr viel Zeit erfordert, und die ist in unserem profitorientierten Gesundheitssystem eng bemessen. Ein Rezept für Medikamente ist wesentlich schneller ausgestellt, als auf Augenhöhe mit dem Patienten nach anderen Lösungen zu suchen. Das Gesundheitswesen ist zu einem Wirtschaftszweig geworden, der sich nicht mehr wesentlich von anderen unterscheidet. Das Motto »Zeit ist Geld« gilt leider auch hier. Das bedeutet, dass nicht nur die Patienten, sondern auch die Ärzte auf der Strecke bleiben, die nicht selten selbst an Burnout erkranken.

Mir ist durchaus bewusst, dass auch Ärzte unter der Entwicklung im Gesundheitswesen leiden. Laut Erhebungen werden Patienten im Sieben-Minuten-Takt durch die Arztpraxen geschleust. Ob sich die Ärzte nicht mehr Zeit nehmen wollen oder können, kann ich nicht beurteilen. Fakt ist, dass sie auch nur ein Rädchen im Getriebe des Gesundheitssystems sind und dieses ein Teil unserer Gesellschaft ist. In diesem Rahmen müssen Ärzte und andere Therapeuten funktionieren.

Mediziner, die Privatversicherte behandeln, haben hier einen größeren Spielraum und bekommen ihre Leistungen auch deutlich höher vergütet. Sie nehmen sich mehr Zeit für Patientengespräche und erhalten so wahrscheinlich auch selbst eine größere Befriedigung durch ihre Arbeit. Zu der privilegierten Gruppe der Privatpatienten gehören etwa 11 Prozent der deutschen Bevölkerung (Stand 2020) [2].

Wenn Sie zu den restlichen 89 Prozent gehören – aber natürlich nicht nur dann – sind Sie gut damit beraten, sich selbst zu informieren und so viel Eigenverantwortung wie möglich für Ihre Gesundheit zu übernehmen. Glücklicherweise gibt es inzwischen sehr gute Literatur zu Gesundheitsthemen und auch fähige Ärzte, die im Internet kostenfrei wichtige Informationen zur Verfügung stellen.

Hintergrund: Falsche Ernährung macht krank

Die mangelnde Kenntnis im Bereich der Ernährung ist ein Schwachpunkt in der Standardmedizin, der von einigen ganzheitlichen Medizinern seit Jahrzehnten beklagt wird und an dessen Beseitigung meiner Meinung nach auch nicht gearbeitet wird. »Der Mensch wird krank, weil er sich falsch ernährt, weil er falsch lebt und weil ihn die toxische Gesamtsituation schädigt«, lautete das Credo von Dr. med. Max Otto Bruker (1909–2001), der in Deutschland als Ernährungspionier und Wegbereiter einer ursächlichen Heilbehandlung von Krankheiten gilt.

Ich möchte nicht unterschlagen, dass Bruker auch häufig als »Vollkornpapst« bezeichnet wurde. Noch mehr »gesundes Vollkorn« bringt uns aber, wie bereits dargelegt, bei Autoimmunerkrankungen nicht weiter, ganz im Gegenteil. Bruker bezog sich jedoch auch auf Getreide, das noch wesentlich ursprünglicher und weniger kontaminiert war, als dies in unserer jetzigen Zeit der Fall ist. Es wäre interessant, sich heute mit ihm über Ernährungsfragen zu unterhalten. Mir geht es in diesem Kapitel auch eher um seine prinzipielle Auffassung über die Rolle, die Ernährung in der Medizin spielen sollte.

Bruker begann in den 1920er Jahren in Deutschland zu praktizieren, als Krebs noch selten war und Leukämie bei einem Kind eine absolute Rarität darstellte. Nur 60 Jahre später konstatierte er: »Noch nie war der Gesundheitszustand der Menschen in den zivilisierten Völkern so schlecht wie heute« [1]. Was würde er wohl über die aktuellen Krankheitsstatistiken sagen?

Bruker machte sich zahlreiche Feinde in der Nahrungsmittelindustrie und vermutlich auch bei seinen Kollegen in der Medizin, die er nicht vor seiner Kritik verschonte. Die Schulmedizin kümmere sich nicht um die Frage, woher der »katastrophale Gesundheitsverfall« der »zivilisierten Völker« komme, dessen Ursachen er in den »Besonderheiten der Zivilisation« selbst begründet sah. Bruker warf der Schulmedizin vor, dass sie mit wachsendem apparativem und pharmakologischem Aufwand lediglich Symptome behandele. »Eine vorbeugende und ganzheitliche, Ernährung und Seelenzustand des Menschen umgreifende Sicht gerät den High-Tech-Medizinern dabei völlig aus dem Blick« [2], so Bruker.

Er kritisierte die mangelnde Fachkenntnis der Schulmediziner im Bereich Ernährungswissenschaft, die teilweise durch die »unheilvolle Spezialisierung« in der Medizin verursacht sei. Der Medizinstudent erlebe den Kranken im Studium aufgeteilt nach Fächern wie zum Beispiel Augen, Ohren, Unterleib, Bewegungsorgane oder Psyche. Einen Spezialisten, der für die ernährungsbedingten Zivilisationskrankheiten in den einzelnen Fachgebieten zuständig ist, gäbe es jedoch nicht, und auch die »echte Ursachenforschung« käme in der Ausbildung zu kurz [3]. Selbst oder gerade bei einer hohen Spezialisierung kämen Ärzte viel zu selten auf den Gedanken, dass in ihrem Fachgebiet auch Ernährungsfragen von Bedeutung sein könnten.

Bruker forderte deshalb, dass die Behandlung ernährungsbedingter Zivilisationskrankheiten zu einem eigenen Lehrfach werden müsse. »Angesichts des lawinenartigen Anwachsens dieser Krankheiten wäre dieses klinische Fachgebiet, das heute noch nicht existiert, das wichtigste und grundlegendste« [4], lautete seine Überzeugung. Mangelndes Wissen über Ernährungsfragen sei der Hauptgrund, weshalb in Klinik und Sprechstunde wenig Ernährungsaufklärung betrieben werde. Hinzu komme das mangelnde Interesse vieler seiner Kollegen an Ernährungsfragen. Auch sei die Besprechung von Ernährungsaspekten zeitraubender, als ein Rezept zu schreiben. Ärzte würden sich oftmals damit herausreden, dass sich die Patienten sowieso nicht an diätetische Ratschläge hielten.

Bruker war der Meinung, dass die Vernachlässigung diätetischer Fragen dem Ansehen des ärztlichen Standes enorm schade. Der Kranke könne zwar selten beurteilen, inwieweit die arzneilichen und anderen Behandlungsmaßnahmen richtig seien. Mangelnde Kenntnisse des Arztes in der diätetischen Beratung würden einem Patienten jedoch recht schnell auffallen und das Vertrauen in ihn gefährden. »Es dürfte nicht vorkommen, dass der Kranke, der sich mit Ernährungsfragen beschäftigt, richtigere und umfassendere Kenntnisse hat als der Arzt« [5], monierte er.

Auf den Vitalstoffgehalt kommt es an

Bruker war davon überzeugt, dass alle Zivilisationskrankheiten dieselbe Ursache haben: ein Mangel an verschiedenen Vitalstoffen. Darunter verstand er »biologische Wirkstoffe« wie Vitamine, Mineralstoffe, Spurenelemente, Fermente (Enzyme), ungesättigte Fettsäuren, Aromastoffe und Faserstoffe (Ballaststoffe). Bruker zufolge haben Nahrungsmittel, die naturbelassen sind, den größten Vitalstoffgehalt. Je größer das Ausmaß der fabrikatorischen Verarbeitung, desto größer sei der damit einhergehende Vitalstoffverlust. Auszugsmehle, Fabrikzuckerarten und chemisch aufbereitete Öle und Fette stünden auf der minderwertigsten Stufe im biologischen Wert der Nahrungsprodukte.

Da diese jedoch hauptsächlich konsumiert würden, käme ihnen als Krankheitsursache eine »überragende« Bedeutung zu. »Diese Tatsachen sind sowohl in der breiten Bevölkerung wie in wissenschaftlichen und leider auch in ärztlichen Kreisen weitgehend unbekannt. Es ist eine zwangsläufige Folge dieses fehlenden Wissens, dass alle möglichen Ursachen für diese Erkrankungen angegeben und angenommen werden, solange sie nicht als ernährungsbedingt erkannt sind« [6]. Leider treffe es auf den größten Teil ernährungsbedingter Zivilisationskrankheiten zu, dass man sie nicht als ernährungsbedingt erkenne und sie deshalb in die Kategorie »Krankheitsursache noch unbekannt« fielen.

Für Bruker stellten rund zwei Drittel aller herkömmlichen Krankheiten ernährungsbedingte Zivilisationskrankheiten dar, zu denen er auch die meisten Erkrankungen der Verdauungsorgane wie Dünn- und Dickdarmerkrankungen rechnete. Bruker maß der Vorbeugung von Krankheiten eine ganz zentrale Bedeutung zu. Umgekehrt stellte er fest: »Je mehr die Vorbeugung versäumt wurde und je später eine ursächliche Heilbehandlung einsetzt, umso mehr muss man sich bei der Behandlung einer zu weit fortgeschrittenen Erkrankung mit Linderung begnügen« [7].

Er wies ausdrücklich darauf hin, dass eine zu lange durchgeführte symptomatische Behandlung der Grund dafür sein könne, dass eine Erkrankung überhaupt erst in ein unheilbares Stadium komme. Für ihn lag die Krankheitsursache nicht in den einzelnen erkrankten Organen, sondern immer in den besonderen Lebensumständen des Patienten. Er setzte sich für eine ganzheitliche, den Menschen in seiner »Geist-Seele-Leib-Einheit« anerkennende Medizin ein. Für ihn bedeutete eine Diagnose, »dass wir den Kranken und sein Kranksein ganz durchschauen [...]. Die Krankheit muss aus der Vergangenheit und aus dem besonderen Leben des Kranken heraus verstehbar sein« [8]. Zitate wie diese zeigen, wie sehr sich unsere moderne Medizin von dieser Form einer – in meinen Augen weisen, humanen und dem Patienten zugewandten Medizin – entfernt hat.

Welche Diät ist die richtige?

»Gesundheit geschieht dort, wo wir leben. In unseren Küchen, in denen wir kochen und essen. Ich bin fest davon überzeugt, dass wir mit einer Gabel das mächtigste Werkzeug in der Hand haben, um unsere Gesundheit zu transformieren« [3], sagt Dr. Mark Hyman, Leiter des Cleveland Clinic Center for Functional Medicine, Vorsitzender des Institute for Functional Medicine und New-York-Times-Bestsellerautor.

In der funktionellen Medizin besteht ein bedeutender Teil der Behandlung von Autoimmunerkrankungen im Finden der richtigen Diät. Dabei ist es essenziell, den Darm zu heilen und das Mikrobiom zu stärken. Zu den verschiedenen Ernährungsstrategien gehören:

- die Standard-Paläo-Diät (Basic Paleo Diet),
- das Autoimmunprotokoll (Autoimmune Protocol, kurz AIP),
- die Diät nach dem Wahls Protocol,
- die Myers-Methode,
- das Transition Protocol,
- die stärkearme Diät (Low-Starch Diet, SCD, GAPS-Diät),
- die kohlenhydratarme oder ketogene Diät (Low-Carb oder Ketogenic Diet),
- die das Fasten nachahmende Diät (Fasting Mimicking Diet) [4].

Ich werde die Diäten kurz skizzieren. Auf die letzten beiden gehe ich nicht näher ein, weil sie laut Chris Kresser nicht für jeden Patienten geeignet sind und in manchen Fällen sogar schädlich sein können. Auch wenn bestimmte Patienten durchaus von diesen Diäten profitieren können, sollte man vielleicht nicht unbedingt ohne die Unterstützung eines kompetenten Therapeuten damit experimentieren.

Ein Vergleich der verschiedenen Autoimmun-Diäten zeigt, dass sie sich in großen Teilen überschneiden. Chris Kresser, Co-Direktor des California Center for Functional Medicine, zufolge, ist es am sinnvollsten, sich seine ganz individuelle Diät aus einer Kombination der verschiedenen Strategien zusammenzustellen. Der einzige Weg, die passende Diät zu finden, liegt seiner Meinung nach darin, zu experimentieren und sich selbst dabei zu beobachten. Jeder Mensch ist anders, und auch bei derselben Diagnose können Patienten ganz unterschiedlich auf die verschiedenen diätetischen Herangehensweisen reagieren.

Die Standard-Paläo-Diät

Diese Diät orientiert sich daran, wie sich unsere Vorfahren, die Sammler und Jäger, ernährt haben. Bei dieser »Steinzeitdiät« wird davon ausgegangen, dass wir uns in den letzten 10 000 Jahren biologisch nicht wesentlich verändert haben und diese Ernährungsweise am artgerechtesten für uns ist.

Es gibt auch heute noch indigene Stämme, die sich auf diese ursprüngliche Art und Weise ernähren, wie zum Beispiel der Hadza-Stamm in Tansania. Die Ernährung des Stammes besteht aus pflanzlicher Nahrung, Fisch und Fleisch. Das Essen ist reich an Nähr- und Ballaststoffen. Die meisten Kohlenhydrate stammen aus Gemüse und stärkereichen Pflanzen mit einem niedrigen glykämischen Index. Zucker wird in Form von Honig verzehrt. Die Hadza bewegen sich sehr viel – etwa zwischen acht und 16 Kilometern am Tag. Chronische Erkrankungen wie Bluthochdruck, Krebs, Fettleibigkeit und Diabetes kennen sie nicht. Die Kindersterblichkeit ist aufgrund von Infektionen hoch, aber die Überlebenden sind auch im hohen Alter noch frei von degenerativen Erkrankungen. Man könnte vermuten, dass dies an ihren »gesunden« Genen liegt. Forscher fanden jedoch heraus, dass auch Menschen ursprünglich lebender Gesellschaften sehr schnell krank werden, wenn sie in größere Städte ziehen und sich an den modernen westlichen Lebensstil anpassen [5].

Bei der Standard-Paläo-Diät werden Nahrungsmittel, die als hoch inflammatorisch gelten, eliminiert und durch sehr nährstoffreiche Lebensmittel ersetzt. Gestrichen sind verarbeitete Lebensmittel, Getreide, Hülsenfrüchte, Zucker, Milch und Milchprodukte (außer Butter und Ghee). Auf dem Speiseplan stehen dafür Gemüse, Fisch, Eier, Geflügel, rotes Fleisch, Innereien, Meeresfrüchte, Obst, Nüsse und Samen.

Diese Nahrungsmittel sollen nicht industriell verarbeitet und qualitativ so hochwertig wie möglich sein.

Das Autoimmunprotokoll (AIP)

Dr. Ballantyne definiert die AIP-Diät auf ihrer Webseite ThePaleoMom als eine Strategie, die das Immunsystem durch Diät und Lebensstil reguliert. Die in der Diät enthaltenen Nährstoffe harmonisieren aber auch den Hormonhaushalt, sorgen für eine gute Darmgesundheit und heilen Gewebeschäden. Die AIP-Diät versorgt den Körper mit Nahrung, die der Gesundheit förderlich ist, und meidet jene Nahrungsmittel, die der Gesundheit schaden. Bei ihrer Unterteilung in erlaubte und nicht erlaubte Lebensmittel hat Dr. Ballantyne eine sehr strenge Auswahl getroffen, die auf zahlreichen Studien basiert.

Folgende Lebensmittel und Substanzen sollen gemieden werden: Transfette, chemische Zusatzstoffe, künstliche Farb- und Aromastoffe, Maissirup mit hohem Fruchtzuckergehalt, Getreide (insbesondere Weizen, Gerste und Roggen), Pseudogetreidearten (wie Quinoa, Amarant oder Buchweizen), Hülsenfrüchte (insbesondere Soja, Erdnüsse, Kidneybohnen), Milchprodukte, verarbeitete und raffinierte Lebensmittel, raffinierter Zucker, Zuckerersatzstoffe (inklusive Stevia), raffinierte Pflanzenöle, Eier, Gemüse aus der Familie der Nachtschattengewächse (wie Auberginen, Paprika, Tomaten und Kartoffeln), Alkohol, Kaffee, Nüsse und Samen.

Einige der genannten Nahrungsmittel können unter bestimmten Bedingungen nach einer gewissen Zeit wieder eingeführt werden. Prinzipiell gilt es, die erlaubten Zutaten in der bestmöglichen Qualität zu verwenden und den Speiseplan so vielfältig wie möglich zu gestalten.

Dr. Ballantyne sagt, dass das Autoimmunprotokoll nicht als eine lebenslange Einschränkung der persönlichen Freiheit angesehen werden sollte, sondern vielmehr als ein Behandlungsrepertoire, das verschiedene Strategien enthält. Das AIP stellt eine ganzheitliche Therapie dar, die auch Lifestyle-Faktoren mit einbezieht.

Dr. Ballantyne betont, dass zwischen Lifestyle-Faktoren und dem Immunsystem ein direkter Zusammenhang besteht. Genügend erholsamer Schlaf, gutes Stressmanagement und das richtige Maß an körperlicher Aktivität stellen wichtige Modulatoren des Immunsystems dar. Sportliche Überanstrengung und chronischer Stress wirken sich negativ aus, da sie die Darmdurchlässigkeit erhöhen. Laut Dr. Ballantyne gibt es auch zunehmend Belege dafür, dass ein starkes Gefühl von Verbundenheit und Gemeinschaft sowie das Verbringen von Zeit in der Natur zu einem gesünderen Immunsystem beitragen.

Dr. Ballantyne erklärt, dass der Erfolg der Diät von der Art der Erkrankung abhängt, wie aggressiv diese ist und wie lange man sie bereits hat. Eine Ernährungsumstellung kann den Krankheitsprozess komplett umkehren, das Fortschreiten der Krankheit verlangsamen oder auch einfach die Lebensqualität eines Patienten verbessern.

Studienergebnisse zum Autoimmunprotokoll

Im Jahr 2016 wurde eine Studie durchgeführt [6], bei der 15 Patienten mit einer aktiven chronisch-entzündlichen Darmerkrankung (neun Patienten mit Morbus Crohn und sechs Patienten mit Colitis ulcerosa) ihre Ernährungsweise gemäß dem AIP umstellten. Die Studiendauer betrug insgesamt elf Wochen. Einer sechswöchigen Übergangszeit folgte eine fünfwöchige Beibehaltungsphase.

Die Patienten erhielten die Unterstützung von Gesundheits-Coaches, konnten ihre Erfahrungen über eine private Facebook-Gruppe untereinander austauschen und bekamen Literatur zur Paläo-Therapie (unter anderem Dr. Sarah Ballantynes Buch: The Paleo Approach), damit sie den theoretischen Hintergrund der Diät besser verstehen konnten. In der sechsten Woche der Studie konnte bei elf der 15 Teilnehmer (73 Prozent) eine klinische Remission (Abschwächung oder Freisein von Symptomen) erreicht werden. Diese Patienten blieben auch für die restliche Dauer der Studie in Remission. Über die gesamte Dauer der Studie erfuhren alle Teilnehmer eine quantifizierbare Verbesserung ihrer Krankheitsaktivität, auch jene, bei denen keine klinische Remission erreicht werden konnte.

Chris Kresser kommentiert diese Studie wie folgt: »Dieses Ergebnis ist erstaunlich und kann mit den meisten medikamentösen Therapien für CED konkurrieren. Hinzu kommt, dass die AIP-Diät die Wurzeln der Krankheiten behandelt und zu keiner der schlimmen Nebenwirkungen konventioneller Therapien führt« [7].

Dr. Ballantyne hebt hervor, dass es eine wachsende Zahl von Klinikern gibt – insbesondere Spezialisten im Bereich der funktionellen und der integrativen Medizin – die ihren Patienten das »Autoimmune Protocol« empfehlen. Dies führt zu einer Erweiterung der großen Menge anekdotischer Evidenz (Fallberichte, die auf persönlicher Beobachtung beruhen), die die Wirksamkeit des Autoimmunprotokolls belegt.

Laufende klinische Studien sollen dabei helfen, den positiven Einfluss auf die Krankheitsaktivität bei spezifischen Autoimmunerkrankungen im Rahmen einer kurzzeitigen Intervention mit dem AIP zu quantifizieren. Dr. Ballantyne zieht die folgende Bilanz: »Die Veröffentlichung einer steigenden Anzahl klinischer Studien führt dazu, dass die Ernährungsweise und der Lebensstil immer mehr in den Vordergrund rücken, und zwar nicht als komplementärer Ansatz, sondern als Primärtherapie« [8].

Diät nach dem Wahls Protocol

Diese Diät ist ebenfalls eine modifizierte Form der Paläo-Diät. Sie ist der AIP-Diät sehr ähnlich, erlaubt jedoch beispielsweise Gemüse aus der Familie der Nachtschattengewächse. Das Wahls Protocol wurde von Dr. Terry Wahls zusammengestellt, nachdem sie im Jahr 2000 eine MS-Diagnose erhalten hatte und ihr von konventionellen Medizinern mitgeteilt wurde, dass es keine Aussicht auf Heilung gäbe.

Da Dr. Wahls nicht für den Rest ihres Lebens von Medikamenten abhängig sein wollte, betrieb sie ihre eigenen Nachforschungen. Sie stellte eine Liste von Nährstoffen zusammen, die gemäß ihrer Recherchen zu einer optimalen mitochondrialen und neurologischen Gesundheit führen, und stellte ihre Ernährung entsprechend um. Sie änderte auch ihre Lebensgewohnheiten und konnte eine tiefgreifende Verbesserung ihrer Gesundheit erfahren. Nach drei Monaten konnte sie ihren Rollstuhl verlassen und wieder mit einem Stock gehen. Ein Jahr später konnte sie sogar wieder Fahrrad fahren.

Die Mitochondrien sind die Kraftwerke in unseren Zellen, die Kohlenhydrate und Fette in ATP (Adenosintriphosphat) umwandeln. Dies ist ein universeller Energieträger, den alle Zellen für ihre Arbeit benötigen. Eine Fehlfunktion der Mitochondrien, die sehr empfindlich auf Nährstoffdefizite reagieren, spielt bei einer Vielfalt chronischer Erkrankungen und auch bei verschiedenen Autoimmunerkrankungen eine Rolle.

Dr. Wahls Diät besteht zunächst einmal aus neun Tassen Gemüse und Obst täglich (eine Tasse entspricht etwa 250 Milliliter). Dazu gehören je drei Tassen grünes Blattgemüse (zum Beispiel Mangold, Grünkohl, Spinat, Blattsalat), drei Tassen schwefelhaltiges Gemüse (zum Beispiel Brokkoli, Blumenkohl, Kohl, Zwiebeln, Knoblauch, Spargel, Pilze) und drei Tassen bunte Gemüsesorten und bunte Früchte (zum Beispiel Rote Bete, Karotten, Beeren, Pfirsiche und Zitrusfrüchte).

Das Gemüse soll entweder roh gegessen werden oder nachdem es bei niedriger Temperatur gegart wurde. Das Obst und das Gemüse versorgen den Körper mit Vitaminen, Antioxidanzien und Flavonoiden. Auf dem Speiseplan stehen auch Fleisch von Weidetieren, Fisch aus Wildfang, gesunde Fette, Knochenbrühe, fermentierte Speisen, Innereien und Meeresalgen [9].

Die Myers-Methode

Eine weitere Abwandlung der Paläo-Diät stellt die Myers-Methode (The Myers Way®) dar, mit der die amerikanische Ärztin Dr. Amy Myers ihre eigene Autoimmunerkrankung wieder zum Guten wenden konnte. In ihrem Buch »Die Autoimmun-Lösung« (Originaltitel: »The Autoimmune Solution«) schildert sie die enttäuschenden Erfahrungen, die sie mit der konventionellen Medizin machte, als sie während ihres Medizinstudiums an der Schilddrüsenkrankheit Morbus Basedow erkrankte.

Sie kam zu der ernüchternden Erkenntnis, dass ihr die Schulmedizin außer Therapien mit tiefgreifenden Nebenwirkungen nichts zu bieten hatte. Sie fühlte sich im Stich gelassen von einer Medizin, über die sie folgendes, niederschmetterndes Urteil fällt: »Ich bin selbst Ärztin, daher möchte ich andere Ärzte oder gar ihre Standardbehandlungen nicht kritisieren, doch man muss der Wahrheit ins Gesicht sehen: Bei der Behandlung von Autoimmunerkrankungen hat die Schulmedizin kläglich versagt« [10].

Im Gegensatz zur konventionellen Medizin, die ihr während ihres Studiums vermittelt wurde, verfolgt Dr. Myers heute einen ganzheitlichen Ansatz, der auf der funktionellen Medizin beruht. Dr. Myers konnte mit ihrer Therapie bereits Tausende von Patienten erfolgreich behandeln. Die Myers-Methode ist ein 30-Tage-Selbsthilfeprogramm, das den Patienten hilft, die Grundursachen ihrer Autoimmunstörung eigenverantwortlich anzugehen und ihr Immunsystem wieder ins Gleichgewicht zu bringen. Nach 30 Tagen sei eine deutliche Besserung der Symptome erkennbar, und innerhalb weniger Monate seien die meisten Patienten symptomfrei, so Dr. Myers.

Sie will ihren Patienten jedoch keine unrealistischen Versprechen machen. Auch die Myers-Methode könne Autoimmunerkrankungen nicht heilen. »In der Medizin bedeutet Heilung, dass eine Krankheit definitiv besiegt ist; im Gegensatz dazu spricht man von einer Remission, wenn sie vorübergehend nachlässt, oder von einer Wende, wenn sie sich weiterhin im Körper befindet, aber keine Symptome zeigt« [11], erklärt sie. Da aber niemand Autoimmunerkrankungen heilen könne, böte die Myers-Methode immerhin die nächstbeste Option, nämlich Umschwung und Prävention [12], so Dr. Myers. Das Behandlungsziel liegt darin, dass die Patienten ihre Medikamente absetzen und wieder ein vitales und schmerzfreies Leben führen können.

Wie sieht die Myers-Methode konkret aus?

Dr. Myers geht davon aus, dass man nur ein gesundes Immunsystem haben kann, wenn man einen gesunden Darm hat. Deshalb empfiehlt sie eine Ernährungsumstellung auf »echte« Nahrungsmittel, den Einsatz geeigneter Nahrungsergänzungsmittel, den Verzehr von Nahrungsmitteln aus kontrolliert biologischem Anbau und das Meiden von Schwermetallen, Pestiziden, Weichmachern und anderen Umweltgiften.

Dr. Myers rät dazu, auf alle entzündungsfördernden und toxischen Lebensmittel zu verzichten. Die erste Gruppe beinhaltet Gluten, Milch und Milchprodukte, glutenfreie Getreidesorten, Hülsenfrüchte, Mais, Soja, Eier, Gemüsesorten aus der Gruppe der Nachtschattengewächse (Tomaten, Paprika, Auberginen, Kartoffeln), Zitrusfrüchte und Hefe. Dr. Myers betont, dass man mit einer Autoimmunerkrankung niemals Gluten und Milchprodukte essen sollte. Zur zweiten Gruppe gehören Zucker, Alkohol, Koffein, gentechnisch veränderte Nahrungsmittel, künstliche Süßstoffe, Lebensmittel-Zusatzstoffe, Konservierungsmittel, Farbstoffe, Maissirup mit hohem Fruchtzuckergehalt, industriell verarbeitete Lebensmittel, Junkfood, Fastfood, Transfette und gehärtete Fette.

Ein Vergleich mit Dr. Ballantynes Liste der unerlaubten Nahrungsmittel zeigt, dass beide Diäten im Prinzip deckungsgleich sind. Auch bei der Myers-Methode können nach mindestens 30 Tagen und nachdem der Darm geheilt ist, bestimmte Nahrungsmittel wieder eingeführt werden, wie zum Beispiel glutenfreie Getreidesorten und Hülsenfrüchte, wenn man herausfindet, dass man diese verträgt.

Dr. Myers legt Wert auf gesunde Fette als tragendes Element einer ausbalancierten Ernährungsweise, auch wenn uns jahrzehntelang eingetrichtert wurde, dass Fett per se ungesund sei. Gesunde Fette seien wichtig, um die Darmzellen zu reparieren, und helfen dabei, fettlösliche Vitamine wie A, D, K und E aufzunehmen. Außerdem schmecken gesunde Fette und machen satt. Zu den gesunden Ölen gehören Avocadoöl, Kokosfett, Olivenöl und tierische Fette. Schlechte Fette wie Transfette und industriell hergestellte Keimöle (Samenöle wie Canolaöl, Sojaöl und Maiskeimöl) müssen gemieden werden.

Das Transition Protocol

Dr. O'Bryan stellt in seinem Buch »The Autoimmune Fix« die von ihm entwickelte Diät vor, die er als paläoinspiriert bezeichnet. Er nennt sie »Transition Protocol«, weil sie die Betroffenen von einer schlechten zu einer guten Gesundheit wechseln lässt. Die Diät ist in drei Phasen aufgeteilt.

Phase 1

Phase 1 ist für drei Wochen angesetzt. Die Patienten verzichten vollständig auf Gluten, Milchprodukte und Zucker, jene Lebensmittel, die Dr. O'Bryan zufolge die größten inflammatorischen Wirkungen besitzen. Stattdessen steht eine »artgerechte« Ernährung auf dem Speiseplan mit Gemüse, Obst, Nüssen (diese drei ohne Einschränkung), Samen, Kräutern und Gewürzen sowie tierischen Nahrungsmitteln wie Fleisch, Fisch, Geflügel, Eier und gesunde Fette. Das Gemüse und das Obst sollten möglichst frisch sein und aus biologisch kontrolliertem Anbau stammen. Diese Nahrungsmittel können auch tiefgefroren gekauft werden, aber nicht als Konserve. In Phase 1 sind auch Reis und Mais erlaubt, es sei denn, man reagiert empfindlich darauf.

Dr. O'Bryan empfiehlt außerdem, täglich Nahrungsmittel mit antiinflammatorischen Eigenschaften in die Diät mit einfließen zu lassen. Als weitere Substanzen, die die Heilung eines Leaky Guts unterstützen, empfiehlt er Vitamin D, Glutamin, Fischöl (Omega-3-Fettsäuren), Probiotika (insbesondere Lactobacillus, Bifidobacterium und Bacillus subtilis), Zink-Carnosin und Kolostrum [13]. (Mehr dazu erfahren Sie im Kapitel »Nahrungsergänzungsmittel«, S. 199).

In den meisten Fällen zeigt sich nach drei Wochen eine Verbesserung des Wohlbefindens und die Patienten haben die Erfahrung gemacht, dass sie es durchaus schaffen können, bestimmte Nahrungsmittel aus ihrer Diät zu eliminieren. Dieses Erfolgserlebnis ist die Basis für Phase 2 der Diät (vierte bis sechste Woche), in der weitere Nahrungsmittel eliminiert werden.

Phase 2

Mit Phase 2 (vierte bis sechste Woche) beginnt eine vollständige, sehr strikte Autoimmun-Diät, die alle potenziellen Trigger ausschließt. Allerdings müssen die wenigsten Patienten dauerhaft auf all diese Nahrungsmittel verzichten.

Zusätzlich verboten sind: getrocknete Früchte, Obst und Gemüse aus Dosen, Gemüsesorten aus der Familie der Nachtschattengewächse, FODMAP-Früchte und -Gemüse (nur bei Beschwerden wie Blähungen, Gasbildung, Bauchschmerzen, Durchfall, in manchen Fällen auch Verstopfung), alle Sojaprodukte, alle Getreidesorten (auch Pseudogetreidearten), alle Nüsse und Samen, Eier und industriell verarbeitete Lebensmittel.

Erlaubt sind: Obst und Gemüse (außer FODMAPs, siehe Kasten), fermentiertes Gemüse, Pfeilwurz-Mehl, Kokosmehl, Fleisch, Geflügel, Fisch (nur wenn wenig quecksilberbelastet), Kokos-, Oliven- und Avocadoöl, Honig, Essig (jedoch kein Malzessig oder aromatisierter Essig), Kombucha, Tee, Kaffee (ungesüßt und ohne Milch), ungesüßte Kokosmilch, ungesüßte Fruchtsäfte (außer von FODMAPs) und Wasser.

Dr. O'Bryans klinischer Erfahrung zufolge fühlen sich über 80 Prozent seiner Autoimmun-Patienten allein durch das Weglassen der drei Haupttrigger Gluten, Zucker und Milchprodukte deutlich besser und bewegen sich auf der Autoimmunskala wieder in Richtung Gesundheit.

Für zehn Prozent der Patienten ist es notwendig, weitere Nahrungsmittelunverträglichkeiten ausfindig zu machen und die betreffenden Nahrungsmittel zu meiden. Dies ist der Zweck der zweiten Diät-Phase. Für die restlichen zehn Prozent ist es notwendig, eine extrem strenge, volle Autoimmun-Diät fortzusetzen.

Wenn nach Phase 2 immer noch keine deutliche Besserung der Symptome eingetreten ist, muss ein versteckter Auslöser, der nicht aus der Nahrung stammt, vorliegen. Mögliche Ursachen können eine Exposition gegenüber toxischem Schimmel sein, Pilzbefall (Candida albicans) oder Borreliose. In diesem Fall rät Dr. O'Bryan zur Konsultation eines ganzheitlich arbeitenden Therapeuten.

Was sind FODMAPs?

Zu den FODMAPs (fermentierbare Oligo-, Di-, Monosaccharide und Polyole) zählen zahlreiche Obst- und Gemüsesorten, bestimmte Samen, Nüsse und Trockenfrüchte. Einige Beispiele sind Äpfel, Avocados, Birnen, Kürbis, Blumenkohl, Knoblauch, Zwiebeln, Mandeln, Rosinen und Datteln.

FODMAPs gehören zu der Familie der Kohlenhydrate und führen bei zahlreichen Menschen zu Verdauungsproblemen, weil ihr Dünndarm sie nicht richtig aufnehmen kann. Stattdessen werden sie im Dickdarm von Darmbakterien fermentiert und es kommt zu Blähungen, einem aufgetriebenen Bauch und zu Beschwerden wie Durchfall oder Verstopfung (auch im Wechsel). Durch ihre wasserbindende Fähigkeit ziehen sie Wasser in das Darmlumen, was Blähungen und Bauchschmerzen verstärken kann. Beschwerden können insbesondere auftreten, wenn man viele FODMAPs verzehrt oder ein unausgewogenes Mikrobiom besitzt. Bereiten FODMAPs Verdauungsprobleme, sollten sie in Phase 2 der Diät weggelassen werden.

Phase 3

Wenn sich die Betroffenen nach der 6. Diätwoche wieder wesentlich besser und energiegeladener fühlen, dürfen sie stufenweise damit beginnen, Lebensmittel, die in Phase 2 eliminiert wurden, wieder einzuführen. Gluten, Milch und Zucker sind jedoch weiterhin ausgeschlossen.

Die Patienten sollten dabei geduldig vorgehen und nichts übereilen. Reaktionen auf Lebensmittel können mit einer Verzögerung von bis zu 72 Stunden auftreten. Möchte man zum Beispiel Gemüse aus der Familie der Nachtschattengewächse wieder einführen, isst man am ersten Tag zu einer Mahlzeit eine Tomate, am zweiten Tag je eine Tomate zu zwei Mahlzeiten und am dritten Tag je eine Tomate zu drei

Mahlzeiten. Hat man nach drei Tagen keine Anzeichen einer Sensitivität erkannt, ist es sehr wahrscheinlich, dass man Tomaten verträgt.

Im Anschluss kann eine andere Gemüsesorte aus der gleichen Familie auf dieselbe Weise wieder eingeführt werden. Allmählich kann man sich bei dieser Art der Eliminationsdiät immer mehr Nahrungsmittel zurückerobern. Mit Milchprodukten sollte man bis zum Schluss warten. Falls eine nachgewiesene Sensitivität für Gluten vorliegt, ist Gluten jedoch für immer gestrichen! (Lesen Sie dazu auch das Kapitel »Verdächtiger Nr. 1: Gluten (und Weizen)«, S. 27.)

Führen Sie Tagebuch

Es ist sinnvoll, Tagebuch über seine Experimente und deren Ergebnisse zu führen. Der Körper wird jetzt insgesamt empfindsamer reagieren und zu erkennen geben, was er verträgt und was nicht. Man sollte seine Botschaft nicht ignorieren, denn der eigentliche Sinn von Phase 2 der Diät liegt darin, selbst herauszufinden, was unserem Körper wirklich gut tut und was nicht. Zu den häufigsten Zeichen einer Sensitivität gehören Dr. O'Bryan zufolge eine Zunahme bzw. Abnahme in folgenden Bereichen: Verdauung und Darmtätigkeit, Gehirnfunktion und geistige Klarheit, Energiegeladenheit, Kopfschmerzen und Druck auf den Kopf, Gelenk- und Muskelschmerzen, Funktion der Nieren, der Blase und der Haut sowie eine verstopfte Nase und gereizte Bronchien [14].

Die SCD und die GAPS-Diät

Stärkearme Diäten sind der Standard-Paläo-Diät sehr ähnlich, aber sie eliminieren neben Getreide und Pseudogetreide auch bestimmte Hülsenfrüchte und stärkehaltige Gemüsesorten, zum Beispiel Kartoffeln, Süßkartoffeln, Pastinaken, Yucca, Pfeilwurz, Tapioka, Taro, Yamswurzeln und Kochbananen. Unter die Kategorie der stärkearmen Diät fallen die Spezielle Kohlenhydrat-Diät (Specific Carbohydrate Diet, kurz SCD) und die GAPS-Diät (GAPS steht für Gut and Psychology Syndrome, auf Deutsch: Darm-und-Psyche-Syndrom).

Chris Kresser stellt fest, dass sich die SCD und die GAPS-Diät bei zahlreichen Patienten sehr gut bewährt haben, um ihre Darmgesundheit und den Verlauf ihrer Autoimmunerkrankung positiv zu beeinflussen. Ich kann diese Einschätzung voll und ganz teilen, da diese beiden Diäten dazu beigetragen haben, dass mein Sohn seine Colitis ulcerosa wieder zum Guten wenden konnte. Ich werde Sie in den Kapiteln »Die Spezielle Kohlenhydrat-Diät« (S. 150) und »Die GAPS-Diät« (S. 174) noch sehr detailliert informieren.

Zunächst möchte ich jedoch unter Bezugnahme auf Chris Kresser erklären, warum beim Vorliegen einer Autoimmunerkrankung eine stärkearme Diät sehr sinnvoll sein kann. Prinzipiell ist Stärke durchaus gesund, und stärkehaltiges Gemüse kann die Ansiedlung freundlicher Darmbakterien unterstützen. Es gibt aber Menschen, denen Stärke Probleme bereitet, und diese sind möglicherweise mit einer stärkearmen Diät am besten beraten.

Chris Kresser glaubt, dass Patienten mit einer Autoimmunerkrankung, die die HLA-B27-Variante des HLA-B-Gens (Human Leukocyte Antigen-B-Gen) haben, besonders von einer stärkearmen Diät profitieren können. Menschen mit dieser Genvariante sind anfälliger für bestimmte Autoimmunerkrankungen wie zum Beispiel Morbus Bechterew, Morbus Crohn, Colitis ulcerosa, Psoriasis (Schuppenflechte), reaktive Arthritis und Uveitis. Wissenschaftler konnten nachweisen, dass bei Patienten mit Morbus Bechterew eine bestimmte Bakterienart, die Klebsiella-Bakterien, vermehrt im Darm vorkommt. Es lassen sich auch erhöhte Anti-Klebsiella-Antikörper im Blut der Patienten nachweisen.

Klebsiella-Bakterien tragen Sequenzen, die denen der HLA-B27-Genvariante sehr ähnlich sind. Forscher nehmen an, dass beim Vorliegen des Haplotyps HLA-B27 das Immunsystem über die molekulare Mimikry »versehentlich« eigene Körperzellen angreift. Dies könnte auch bei Patienten der Fall sein, die an einer der anderen oben genannten Autoimmunerkrankungen leiden. Klebsiella-Bakterien ernähren sich von Zucker. Da dieser aber normalerweise gar nicht den Dickdarm erreicht, weil er bereits vorher absorbiert wurde, kommt eigentlich nur

Stärke als Nahrung für diese Bakterienart in Frage. Stärke kann sehr wohl im Dickdarm landen und dort die Klebsiella-Bakterien nähren. Deshalb sollten Betroffene auf Stärke verzichten und stattdessen zellulosereiches Gemüse essen, da Klebsiella-Bakterien dieses nicht mögen. Darüber hinaus ist es wichtig, sich vielseitig zu ernähren, damit eine große Bakterienvielfalt im Darm entsteht. Diese hält Klebsiella-Bakterien und andere problematische Mikroben unter Kontrolle. Auch das Heilen eines Leaky Guts ist anzustreben, damit die Klebsiella-Bakterien beziehungsweise ihre Stoffwechselprodukte nicht in den Blutkreislauf gelangen können.

Chris Kresser empfiehlt Betroffenen, die sich bereits gemäß einer Paläo-Diät ernähren, einmal für drei bis vier Wochen stärkereiche Gemüsesorten zu eliminieren und stattdessen Gemüse wie Brokkoli, Blumenkohl oder Blattgemüse zu verzehren. Wenn nach dieser Zeit eine positive Veränderung feststellbar ist, profitiert man wahrscheinlich von einer stärkearmen Diät [15].

6 Keine industriell verarbeiteten Nahrungsmittel

Es lässt sich nicht bestreiten, dass unsere moderne Supermarkt-Nahrung unser Leben einfacher macht und eine große Zeitersparnis bedeutet. Immer mehr Menschen ernähren sich von Fertiggerichten, Fast Food oder Snacks aus der Hand. Unsere moderne Lebensweise wäre nicht denkbar, wenn wir mehr Zeit mit der Zubereitung unserer Mahlzeiten verbringen würden. Ohne Fertiggerichte oder Zutaten, aus denen sich schnell eine Mahlzeit herstellen lässt, wäre es nur schwer vorstellbar, dass in einer Familie beide Elternteile einen Vollzeitjob haben. Würde nur ein Elternteil arbeiten, während der andere sich überwiegend um die Essenszubereitung und eine gesunde Ernährung kümmert, fiele nicht nur das Familieneinkommen, sondern auch das Bruttosozialprodukt wesentlich geringer aus. Der Konsum ginge insgesamt zurück, denn für überflüssige Anschaffungen und mehrere Urlaube im Jahr wäre kein Geld vorhanden. Das ist nicht im Interesse von Industrie und Politik. Unsere moderne westliche Ernährung ist also ein ganz wichtiger Faktor für das Funktionieren unseres Wirtschaftssystems und unserer auf Konsum getrimmten Gesellschaft.

Krankheiten überfallen den Menschen nicht wie ein Blitz aus heiterem Himmel, sondern sie sind die Folgen fortgesetzter Fehler wider die Natur.

Hippokrates, 460–370 v. Chr.

Die meisten von uns verzehren industriell verarbeitete Lebensmittel, angefangen bei Zerealien, Brot und Nudeln bis hin zu Essenszubereitungen, die nur noch in die Mikrowelle geschoben werden müssen. Auch wenn dies sehr bequem ist und uns noch mehr Zeit gibt, um beispielsweise mit unseren Smartphones auf den sozialen Medien zu kommunizieren oder im Internet zu surfen, sollten wir uns eines bewusst machen: Für diese Zeit- und Arbeitsersparnis bezahlen wir teuer mit unserer Gesundheit.

Bei der Produktion industriell verarbeiteter Lebensmittel ist neben einer möglichst hohen Gewinnspanne die Haltbarkeit die wichtigste Erwägung. Wie gesund ein Nahrungsmittel für den Konsumenten ist, spielt nur eine untergeordnete oder gar keine Rolle. Die in diesen Nahrungsmitteln enthaltenen Chemikalien und Fremdstoffe überfordern das menschliche Immunsystem, weshalb sie auch aus sämtlichen Autoimmun-Diäten gestrichen sind.

Bei industriell verarbeiteten Nahrungsmitteln ist es oft schwer nachvollziehbar, welche Substanzen darin enthalten sind. Zucker, Milch und Gluten können sich hinter einer ganzen Liste von Namen verbergen und deshalb nicht als Inhaltsstoffe identifiziert werden. Selbst die Bezeichnung »glutenfrei« ist irreführend, denn sie bezieht sich laut Dr. O'Bryan nur auf das Nichtvorhandensein des sogenannten Alpha-Gliadins. Fakt ist jedoch, dass nur bei 50 Prozent der Zöliakie-Patienten Alpha-Gliadin-Antikörper im Blut nachweisbar sind. Die restlichen Patienten reagieren auf andere Gluten-Peptide, von denen es mehr als 62 gibt [1].

Leider wird bei einem Standard-Zöliakie-Bluttest in der Regel auch nur auf Alpha-Gliadin getestet. Das heißt, dass der Test bei 50 Prozent der Betroffenen zu falschen Aussagen hinsichtlich einer Glutenunverträglichkeit oder Glutensensitivität führen kann. Es ist also durchaus möglich, dass man auf Gluten reagiert, obwohl man von seinem Arzt bestätigt bekam, dass *keine* Glutensensitivität vorliegt. Und es kann auch passieren, dass man immer nur vermeintlich »glutenfreie« Produkte verzehrt, aber trotzdem auf darin enthaltene Glutenpeptide reagiert.

Es ist am sichersten, ganz auf industriell verarbeitete Nahrungsmittel zu verzichten und alles selbst zuzubereiten. Damit meine ich, dass man seine Nahrungsmittel so naturbelassen und frisch wie möglich kaufen sollte. Dadurch hat man eine wesentlich größere Kontrolle darüber, was man verzehrt, und das mühsame Studieren von Zutatenlisten entfällt. Darüber hinaus erspart man seinem Verdauungstrakt, seinem Immunsystem und seinem ganzen Organismus die Auseinandersetzung mit schädlichen oder toxischen Stoffen, von denen ich hier nur einige nennen möchte.

Emulgatoren

Emulgatoren sind zum Beispiel in Fertiggerichten, Eiscreme, Frischkäse, Mayonnaise und Schokolade enthalten. Prinzipiell sorgen sie dafür, dass sich Fette und Flüssigkeiten miteinander vermischen lassen und sich eine cremige, geschmeidige Emulsion ergibt. Sie fungieren auch als Verdickungsmittel und Stabilisatoren und verbergen sich hinter den E-Nummern 430 bis 499 oder Bezeichnungen wie Xanthangummi, Guarkernmehl, Cellulosegummi oder Karrageen.

Emulgatoren sind nicht nur vom chemischen, sondern auch vom physikalischen Standpunkt aus problematisch, da sich ihre oberflächenaktive Wirkung auch auf die Grenzflächen der Körperzellen auswirken kann. Bei der Entartung der gesunden Zelle zur Krebszelle spielt neben Störungen der inneren Zellatmung auch die Störung der Grenzflächenverhältnisse eine Rolle.

Forscher fanden heraus, dass Emulgatoren die bakterielle Artenvielfalt des Mikrobioms reduzieren und die Vermehrung proinflammatorischer und pathogener Spezies fördern [2]. Sie werden auch für eine Schädigung der Darmschleimhaut verantwortlich gemacht. Diese ist von einer schleimigen Fettschicht, der sogenannten Mukusschicht, überzogen, an der wasserlösliche Schadstoffe abgleiten. Wahrscheinlich lösen mit der Nahrung aufgenommene Emulgatoren aus der Mukusschicht der Darmschleimhaut Fett heraus und dünnen die Schleimhaut dadurch aus [3]. Dies macht sie für entzündliche Prozesse empfänglich, schädigt die Darmbarriere und erlaubt es Bakterien, diese zu überwinden [4].

Xanthangummi wirkt stark abführend und kann zu Blähungen und Durchfall führen. Unter Laborbedingungen fördert er das Wachstum von Pilzen und Bakterien. (Diese Substanz ist übrigens auch in dem Colitis-Medikament »Salofalk«-Rektalschaum von Dr. Falk enthalten.

Mein Sohn bekam nach der Anwendung des Medikaments immer kurz darauf Durchfall.)

Cellulosegummi ist dafür bekannt, im Tierversuch zu einer massiven bakteriellen Überbesiedlung des Dünndarms, zu einer Schädigung der Darmschleimhaut und zu Entzündungen zu führen. Da dies Kennzeichen von Morbus Crohn sind, steht die Substanz im Verdacht, maßgeblich an den steigenden Zahlen von CED beteiligt zu sein [5].

Guarkernmehl (E 412) fördert die Aufnahme größerer Partikel durch die Darmwand [6]. Im Tierversuch konnte nachgewiesen werden, dass es die intestinale Permeabilität erhöht (Leaky Gut) [7]. Es konnte auch gezeigt werden, dass diese Substanz im Dünndarm zu einem vermehrten Wachstum eines toxischen Stammes des Darmbakteriums E. coli führen kann [8].

Karrageen (E 407) führte im Tierversuch zu colitisartigen Darmentzündungen und Geschwüren [9]. Beim Tiermodell wird Karrageen zum Herbeiführen von Krebstumoren benutzt [10].

Tenside

Auch Tenside in Geschirrspülmitteln haben eine fettlösende Wirkung und Rückstände davon haben im Darm dieselbe schädliche Wirkung wie Emulgatoren [11]. Im Tierversuch konnte nachgewiesen werden, dass sich die Fälle entzündlicher Darmerkrankungen bei einem dafür empfindlichen Mäusetyp verdoppelten, wenn man ihnen zu den Geschirrspülmittel-Rückständen im Trinkwasser auch noch Emulgatoren gab. Aber auch bei robusten Mäusen konnte diese Kombination zu leichten Darmentzündungen, Gewichtszunahme, einem Anstieg des Körperfetts und erhöhten Blutzuckerwerten führen [12]. Deshalb ist es ratsam, nicht nur Emulgatoren zu meiden, sondern beim Abspülen mit der Hand das Geschirr immer noch einmal mit klarem Wasser nachzuspülen.

Sulfite

Weitere wichtige Darmschädlinge im Essen sind Sulfite (E 220 bis 228), die für über 60 Lebensmittelgruppen zugelassen sind. Diese schwefelhaltigen Stoffe befinden sich in zahlreichen konservierten Nahrungsmitteln wie in Fertigsuppen (Natriumdisulfit, E 223) oder Trockenfrüchten (Schwefeldioxid, E 220). »Diese Zusatzstoffe führen dazu, dass sich bestimmte aggressive Bakterien munter vermehren, die den Darm angreifen – und sogar bei Ölbohrfirmen gefürchtet sind, weil sie die Pipelines auffressen« [13], schreibt Hans-Ulrich Grimm in seinem sehr aufrüttelnden Buch »Die Ernährungslüge«. Sogenannte Desulfovibrio-Bakterien, die sich von Schwefel und Schwefelverbindungen ernähren, werden bei fast allen Colitis-ulcerosa-Patienten in höheren Konzentrationen im Darm gefunden. Manche Forscher vermuten daher, dass der Verzehr schwefelhaltiger Stoffe in konservierten Lebensmitteln ursächlich im Zusammenhang mit Colitis ulcerosa stehen könnte [14].

Glutamat

Auch der Geschmacksverstärker Glutamat hat schädliche Auswirkungen auf den Darm und kann im Übermaß zu Durchfall, Magenkrämpfen, einem Reizdarmsyndrom, Blutungen, Übelkeit und Erbrechen führen [15]. (Da klingt es schon merkwürdig, wenn ein Arzt einem Patienten mit Colitis ulcerosa oder Morbus Crohn erzählt, seine Erkrankung beruhe auf Gen-Pech und habe mit der Ernährung nichts zu tun.) Glutamat ist ein Nervenzellengift und hat auch eine gehirnschädigende Wirkung [16].

Zitronensäure

Künstlich erzeugte Zitronensäure ist einer der wichtigsten Zusatzstoffe der Nahrungsmittel-Industrie. Dieser Stoff wird aktiv im Gehirn aufgenommen und trägt seinerseits zu einer Aufnahme des Alzheimer-Förderers Aluminium in das Gehirn bei. Aluminium befindet sich in Lebensmittelfarbstoffen oder sorgt beispielsweise in Form von Aluminiumsalz dafür, dass sich Käse-Scheiben besser trennen lassen. Zitronensäure in Dosengetränken wie Fanta oder Eistee sorgt dafür, dass das durch die Flüssigkeiten aus den Dosen gelöste Aluminium in das Gehirn gelangen kann. Auch Glutamat und Aspartam dienen Aluminium als Transporthilfen zur Überwindung der Blut-Hirn-Schranke und lassen es so in das Gehirn gelangen [17].

Nanopartikel

Auch von Nanopartikeln in der Nahrung gehen Gefahren aus. Diese synthetischen Komponenten werden Nahrungsmitteln als Farbverstärker oder Trennmittel hinzugefügt. Sie können aber auch aus Verpackungsmaterialien in die Nahrung gelangen. Studien zufolge können diese Partikel die Darmschleimhaut stören, was es Mikroben erleichtert, aus dem Darmlumen über die Darmwand in die Blutbahn zu gelangen und Entzündungen hervorzurufen. Nanopartikel können auch selbst zu Entzündungen führen und die Darmschranke durchdringen. Dies hat höhere Konzentrationen von Nanopartikeln im Blut der Betroffenen zur Folge. Zutatenlisten müssen Nanopartikel nicht angeben. Deshalb ist es am besten, so wenig abgepackte Nahrung wie möglich zu verzehren [18].

Vernünftige Ernährung zahlt sich aus

Dies sind nur einige der Belastungen, denen unzählige Menschen ihre Körper täglich aussetzen, im blinden Vertrauen in Lebensmittelindustrie und Politik. Hinzu kommt, dass die wirklich wichtigen Nahrungsbestandteile wie Vitamine und gesunde Fette in der modernen Supermarkt-Kost fehlen, weil sie nicht lange haltbar sind. Wir haben unsere Körper langsam an die riesige Menge von Schadstoffen gewöhnt. Heutzutage bekommen jedoch auch immer mehr junge Menschen schwere Krankheiten, die früher erst im hohen Alter auftraten. Häufig kommen Babys bereits mit einem stark belasteten Körper zur Welt.

Es ist erstaunlich, wie viel der menschliche Körper kompensieren kann. Doch irgendwann läuft das Fass über und wir werden krank; der eine früher, der andere später. Umgekehrt zeigen sich Körper und Geist jedoch sehr dankbar, wenn wir weniger schlechte Lebensmittel in uns hineinstopfen. Wenn wir uns vernünftig ernähren und unseren Körper mit Respekt, Liebe und Dankbarkeit behandeln, aktivieren wir unsere Selbstheilungskräfte und können ein wahres Wunder erleben.

7 Chronischer Stress

Neben der Ernährung spielt Stress eine ganz massive Rolle bei der Entstehung von Autoimmunerkrankungen und chronisch-entzündlichen Darmerkrankungen. Der ungarische Endokrinologe Hans Selye (1907–1982) erkannte als erster Forscher, dass exzessiver Stress zu körperlichen Manifestationen wie Krankheit führen kann. Gemäß seiner Definition ist Stress alles, was das sympathische Nervensystem aktiviert, egal ob die Ursachen chemischer, physischer oder emotionaler Natur sind. Stress ist eine Reaktion des zentralen Nervensystems, die im Wesentlichen über das vegetative Nervensystem (Sympathikus) und den endokrinologischen Weg (»Stressachse«) vermittelt wird. (Endokrinologie ist die Lehre von den Hormonen und dem Stoffwechsel.)

Wenn man bereits unter einer Autoimmunerkrankung leidet, kann zu viel Stress schon ausreichen, um einen erneuten Schub auszulösen. Chronischer Stress hat eine immense Auswirkung auf die Leistungsfähigkeit unseres Immunsystems und führt zu dessen Fehlregulation und Toleranzverlust.

Stress beeinträchtigt auch die normale Funktion des Verdauungstraktes und ist für die Entstehung von Verdauungsbeschwerden bis hin zu schwerwiegenden Erkrankungen wie Morbus Crohn und Colitis ulcerosa zumindest mit verantwortlich. Deshalb sollten sich Betroffene über die Rolle, die Stress bei ihrer Erkrankung spielt, bewusst sein und alles dafür tun, ein stressfreieres und entspannteres Leben zu führen.

Die beste Ernährung nützt nichts, wenn wir dauerhaft gestresst sind, denn Stress übersetzt sich genauso ins Körperliche wie unsere Nahrung. Wenn Sie an einer chronisch-entzündlichen Darmerkrankung leiden, lassen Sie sich nicht von der Behauptung einschüchtern, Ihre Erkrankung sei Ihr Schicksal und nicht heilbar. Dies verursacht in Ihrem Unbewussten eine negative Programmierung, die Ihnen mehr schadet als nützt, Ihrer Heilung nicht zuträglich ist und außerdem nicht stimmt.

Was ist Stress?

Wir alle kennen Stress und nehmen den Begriff häufig in den Mund. Die meisten Menschen assoziieren damit Hetze, Druck, Frustration oder ein Gefühl der Überforderung und daraus resultierende Erschöpfungszustände. Auf einer tieferen Ebene hat Stress sehr viel mit Kontrollverlust, Ohnmacht und Hilflosigkeit zu tun.

Prinzipiell kann jede äußere Situation eine Stressreaktion in uns hervorrufen und damit zu einem Stressfaktor werden. Ob wir einen Umweltreiz als stressvoll empfinden und wie sehr uns etwas stresst, ist individuell sehr unterschiedlich und abhängig von verschiedenen Faktoren. Unsere persönliche Einstellung, Wahrnehmung und Erwartungshaltung können ebenso eine Rolle dabei spielen wie vererbte Faktoren oder unsere Tagesform.

Da die Stresserfahrung so subjektiv ist, existiert auch keine einheitliche Stressdefinition. Stressoren können physikalischer Natur (zum Beispiel Einwirkung von Hitze, Kälte oder Lärm) oder körperlich bedingt sein (zum Beispiel durch Krankheit und Schmerzen). In unserer heutigen Gesellschaft sind überwiegend psychosoziale Ursachen für Stress verantwortlich, zum Beispiel überzogene Ansprüche an uns selbst und andere, Unzufriedenheit, Zukunftsängste, Sorgen, Leistungs- und Termindruck, toxische Beziehungen, Mobbing, Multitasking, Trennungen oder Tod in der Familie, Isolation oder Dauererreichbarkeit durch Digitalisierung. Auch ungesunde Ernährung, Bewegungsmangel und fehlende oder unzureichende Erholungsphasen können eine Stressreaktion hervorrufen.

Innerlicher Stress

Stress oder das Gefühl einer Bedrohung können auch aus unserem Inneren kommen. Nicht verarbeitete Kindheitstraumen, zu denen auch sogenannte Minitraumen gehören, können zu chronischen Stressfaktoren werden, die sich auf die Gesundheit und das Wohlbefinden im Erwachsenenalter auswirken. Minitraumen aus der Kindheit, wie sich wiederholende Enttäuschungen oder Kränkungen, führen zu negativen Glaubenssätzen, die sich auf unser Selbstbild, unseren Selbstwert und unser Lebensgefühl auswirken. Meistens sind wir uns dieser Glaubenssätze noch nicht einmal bewusst, weil sie ein Teil von uns geworden sind und scheinbar zu uns gehören. Sie entsprechen jedoch nicht wirklich dem, was wir in unserem Kern sind.

Aus Glaubensmustern, mit denen wir uns selbst sabotieren, können sich Blockaden entwickeln, die den ungehinderten Fluss unserer Lebensenergie behindern und unserer Gesundheit schaden. Unbewusste oder »verschwommene« Erinnerungen an Situationen, in denen wir uns als Kind be- oder verurteilt, nicht akzeptiert oder nicht geliebt fühlten und auf die wir mit erhöhter Alarmbereitschaft und Angst reagierten, können auch im Erwachsenenalter in einer ähnlichen Situation wieder ausgelöst werden. Oftmals wissen wir nicht einmal, warum uns eine Situation so viel Stress bereitet, aber unsere Wahrnehmung ist von früheren, als bedrohlich empfundenen Erlebnissen eingefärbt.

Wir müssen mit sehr viel Mitgefühl das Kind in uns heilen und uns bewusst machen, dass unsere Angstreaktion damals vielleicht begründet war, aber heute nicht mehr notwendig ist, weil wir nicht mehr das kleine, verletzliche Kind von früher sind. Es kann zum Beispiel der Fall sein, dass wir aus Angst, nicht geliebt zu werden und nichts wert zu sein, einen übertriebenen Ehrgeiz und Perfektionismus entwickelt haben. Diese Überlebensstrategie kann uns jedoch im Erwachsenenalter zum Verhängnis werden, wenn sich daraus eine überzogene Erwartungshaltung an uns selbst und andere entwickelt und wir uns ständig selbst überfordern.

Auf Glaubenssätze, die nicht mit unserer Gesundheit kongruent sind, reagiert unser Körper-Geist-Seele-System mit Krankheit. Diese kann uns zu einer Korrektur unserer Überzeugungen und unserer Wahrnehmung zwingen und uns den Weg in die richtige Richtung weisen, wenn wir uns darauf einlassen.

Positiver und negativer Stress

Wenn man über Stress spricht, muss man zwischen akutem und langfristigem (chronischem) Stress unterscheiden. Fachleute differenzieren auch zwischen sogenanntem »Eustress« und »Distress«.

Eustress wird als positiver Stress wahrgenommen. Dies trifft auf kurzfristige Anspannungsereignisse und Herausforderungen zu, von denen man weiß, dass man sie bewältigen kann. Eustress mobilisiert zusätzliche Kräfte und macht uns leistungsfähiger, optimistisch, glücklich und stark. Er kann zum Beispiel Sportler zu Höchstleistungen anspornen. Wichtig ist jedoch, dass er sich mit Entspannung abwechselt. Zu intensives Training ohne ausreichende Pausen dazwischen kann in chronischen Stress umschlagen.

Distress hingegen führt zu Überlastung und Erschöpfung und entsteht durch langfristige, wiederkehrende Anforderungen und Situationen, die wir als negativ empfinden. Kennzeichnend ist auch, dass notwendige Entspannungsphasen fehlen. Die Betroffenen fühlen sich hilflos, handlungsunfähig, gehemmt und blockiert. Sie sind ängstlich, gereizt und erschöpft und nicht mehr in der Lage, ihre Probleme rational zu lösen. Die Grenzen zwischen Eustress und Distress sind fließend. Positiver Stress kann sich in Distress umwandeln und schädlich werden, wenn er zu lange anhält.

Die Kampf-oder-Flucht-Reaktion

Auf Stress reagiert unser Organismus mit einem Flucht- oder Kampfreflex. Der Körper wird in Alarmbereitschaft versetzt und es kommt zu einer Kaskade biochemischer Reaktionen. Die daraus resultierende Ausschüttung von Stresshormonen wie Cortisol und Adrenalin dient der Freisetzung von Energiereserven. Unsere Atem- und Pulsfrequenz werden gesteigert, unsere Muskeln spannen sich an, die Gerinnungsfähigkeit des Blutes steigt. Körperfunktionen, die aktuell nicht überlebensnotwendig sind, werden gedrosselt. Evolutionär gesehen, diente unseren Vorfahren aus Urzeiten diese Reaktion dazu, den oft zitierten Säbelzahntiger entweder zu erlegen oder vor ihm zu fliehen.

Wird einer Bedrohung tatsächlich durch Kampf oder Flucht begegnet, kann die im Körper bereitgestellte Energie abgeführt werden. Der Organismus und die Organe können sich erholen und finden in den Entspannungszustand zurück. Mit intensivem Stress kann unser Körper sehr gut umgehen, solange er von kurzer Dauer ist und nicht allzu häufig vorkommt. Wenn die Gefahr überstanden ist, kehrt der Hormonspiegel wieder in den Normalzustand zurück.

Der Stress, den die meisten von uns heute erleben, spielt sich größtenteils auf mentaler und emotionaler Ebene ab. Die Kampf-oder-Flucht-Reaktion wird aber genauso ausgelöst, als käme ein Säbelzahntiger um die Ecke. Wir kämpfen jedoch nicht und laufen auch nicht weg, sondern sitzen vielleicht in unserem Auto im Stau oder bei der Arbeit vor dem Computerbildschirm. Aufgrund unseres Lebensstils wird die bereitgestellte Stressenergie nicht in eine körperliche Aktivität umgesetzt; Stresshormone bauen sich nur langsam ab und richten Schaden im Körper an. Der Flucht- oder Kampfmodus wurde für Ausnahmefälle geschaffen und dient unserem Überleben in einer lebensbedrohlichen Notsituation. Wenn die Alarmbereitschaft zum Normalzustand wird, überfordert sie unsere Kompensationsmechanismen und schadet unserer Gesundheit.

»Stressbezogene Krankheiten entstehen in erster Linie aus dem Grund, dass wir so häufig ein System aktivieren, das sich entwickelt hat, um auf akute physiologische Notsituationen zu reagieren. Bei uns ist es jedoch über Monate hinweg angeschaltet, weil wir uns über Hypotheken, Beziehungen und Beförderungen Sorgen machen« [1], so der amerikanische Neuroendokrinologe Robert Sapolsky.

Wie kommt es zu chronischem Stress?

Bei chronischem Stress werden wir ständig Stresssituationen ausgesetzt, und dies längerfristig. Solcher Dauerstress kann sich in unser Leben einschleichen, ohne dass wir uns dessen wirklich bewusst sind. Einzelne, eher geringfügige Stressoren können sich über den Tag aufaddieren und in ihrer Summe zu viel werden. Chronischer Stress kann aber auch entstehen, wenn wir uns in einer Lebenssituation befinden, die uns hoffnungslos erscheint und über die wir wenig oder keine Kontrolle zu haben scheinen.

Obwohl chronischer Stress auch darüber definiert wird, wie lange er andauert, gelten als die größten chronischen Stressoren uns auferzwungene Veränderungen bezüglich unserer eigenen Identität oder unserer sozialen Rollen (zum Beispiel, wenn wir plötzlich die Rolle eines pflegenden Angehörigen übernehmen müssen, unsere Rolle als Arbeitnehmer verlieren oder zum Flüchtling werden) [2].

Chronischer Stress macht krank, verkürzt unser Leben und zerstört unsere Lebensfreude. Laut WHO sind mehr als 80 Prozent aller Krankheiten auf Stress zurückzuführen. Wahrscheinlich ist chronischer Stress in der einen oder anderen Weise bei allen Erkrankungen beteiligt, denn er stört unseren Seelenfrieden, wirft unser Immunsystem aus dem Gleichgewicht und wirkt sich negativ auf unseren Verdauungstrakt und unser Mikrobiom aus.

Warum ist chronischer Stress so gefährlich?

Wenn wir Gefahr wahrnehmen, sendet der Hippocampus (einer der ältesten Hirnteile, der zum limbischen System gehört und viel mit dem Erinnerungsvermögen, dem emotionalen Leben und der Verallgemeinerung von Angst zu tun hat [3]) ein Signal an den sogenannten Hypothalamus, der unmittelbar über dem Stammhirn lokalisiert ist. Dieser reagiert mit der Freisetzung von Corticotropin-Releasing-Hormon (CRH), das die Hirnanhangdrüse (Hypophyse) dazu anregt, adrenocorticotropes Hormon (ACTH) und Endorphine auszuschütten.

Über den Blutstrom erreicht ACTH die Nebennieren und regt diese zur Bildung und Ausschüttung von Cortisol und Katecholaminen (Adrenalin und Noradrenalin) an. Man nennt diesen komplexen endokrinologischen Regelkreis Hypothalamus-Hypophysen-Nebennierenrinden-(HPA)-Achse, HHN-Achse oder auch ganz einfach Stressachse.

Was bewirkt Cortisol?

Cortisol ist ein Steroidhormon und sozusagen der Anführer unter den Stresshormonen. Am bekanntesten ist Cortisol für seine maßgebliche Rolle bei der Kampf-oder-Flucht-Reaktion. Es ist jedoch an zahlreichen essenziellen Funktionen des Körpers beteiligt und leistet einen wichtigen Beitrag zur Regulierung von Stoffwechsel, Entzündungen und Biorhythmus.

Während einer Kampf-oder-Flucht-Reaktion unterdrückt Cortisol Prozesse, die in dieser Situation nicht überlebensnotwendig sind, zum Beispiel das Verdauungssystem, das Fortpflanzungssystem, das Wachstum sowie das Immunsystem.

Cortisol beeinflusst auch Gehirnregionen, die die Stimmung, Motivation und Angst beeinflussen. Wesentlich ist auch, dass Cortisol in einem gesunden Organismus über eine negative Rückkopplung dafür sorgt, dass die Kampf-oder-Flucht-Reaktion und die damit verbundene Ausschüttung von Hormonen wieder gehemmt werden. Solange der Cortisolspiegel nicht chronisch erhöht ist, gefährden diese Auswirkungen von Cortisol die Gesundheit nicht.

Chronischer Stress hingegen geht mit einer Cortisol-Fehlregulation einher, bei der dauerhaft mehr Cortisol freigesetzt wird als normal ist. Dies führt zu einer sogenannten Glukokortikoid-Rezeptor-Resistenz. Der Körper ist dann weniger aufnahmebereit für Cortisol (ähnlich wie bei der Insulinresistenz für das Insulin), wodurch der Cortisolspiegel ständig erhöht ist. In diesem Fall werden die oben beschriebenen Auswirkungen von Cortisol zu einem schwerwiegenden Gesundheitsrisiko.

Folgen von chronischem Stress

Wer unter chronischem Stress leidet, ist empfänglicher für Herzgefäß-Erkrankungen, das metabolische Syndrom, Osteoporose, Infektionen und Krebs. Eine beeinträchtigte HPA-Achse und Cortisol-Resistenz erhöhen das Risiko für Autoimmunerkrankungen wie Morbus Crohn, Colitis ulcerosa, Multiple Sklerose oder rheumatoide Arthritis.

Auch psychische Erkrankungen wie Depression oder Angststörungen können die Folge sein, wenn das Stresssystem nicht mehr abgeschaltet wird und die Amygdala, der Sitz unserer Emotionen, unter dem ständigen Einfluss von Stresshormonen steht. Der Hippocampus, ein Teil des Gehirns, in dem sich unser Verstand befindet, stellt ein Gegengewicht zur Amygdala (wegen ihrer Form auch Mandelkern genannt) dar. Stehen diese beiden Pole miteinander im Gleichgewicht, wird Stress nicht zum Problem.

Wir sind dazu in der Lage, mit unserem Verstand Ängste zu bändigen. Wenn wir uns durch unsere Art zu denken jedoch ständig Gefahren ausmalen, die gar nicht drohen, können wir uns dadurch auch selbst Stress produzieren. Deshalb ist es wichtig, unsere Gedanken zu beobachten und schädliche Denkmuster zu identifizieren. Das Ausgesetztsein gegenüber chronischem Stress kann sogar zu irreversiblen Veränderungen bestimmter Gehirnareale führen, was durch eine Magnetresonanztomografie nachgewiesen werden kann.

Auswirkungen von Stress auf die Verdauung

Das Gehirn und der Darm kommunizieren ständig miteinander und benutzen dafür verschiedene Wege. Die Informationen können über das Nervensystem mittels neuronaler Signale ausgetauscht werden. Der Informationsaustausch findet aber auch über Hormone sowie chemische und immunologische Signale statt. Dieses komplexe Kommunikationssystem wird als Darm-Hirn-Achse bezeichnet.

Die Informationen fließen vom Gehirn zum Darm und in umgekehrter Richtung, wobei etwa 90 Prozent der übermittelten Signale vom Darm zum Gehirn und nur etwa zehn Prozent in der umgekehrten Richtung übermittelt werden. Die Signale an das Gehirn regulieren beispielsweise unsere Reaktion auf Stress, die Hormonproduktion des Gehirns, die Aktivierung des Gehirn-Immunsystems, das Wachstum neuer Gehirnzellen und die Lernfähigkeit dieser neuen Zellen.

Der gesamte Verdauungstrakt ist mit einem extensiven Netzwerk von Nervenzellen ausgestattet, das man als enterales Nervensystem bezeichnet. Die Wechselwirkung zwischen dem zentralen Nervensystem (»Kopf-Hirn«) und dem enteralen Nervensystem (»Darm-Hirn«) spielt eine bedeutende Rolle in der Regulierung der normalen Darmfunktionen, zu denen die Sekretion (Bildung und Freisetzung von Säure und anderen Verdauungsenzymen), die gastrointestinale Motorik und die Freisetzung verschiedener Neuropeptide (neuronale Signalmoleküle) und Hormone gehören.

Die Rolle der Stressachse

Die Stress- oder HPA-Achse ist einer der Wege, über den das Gehirn und der Darm miteinander kommunizieren. Es ist schon lange bekannt, dass Angst und Ärger die Darmphysiologie sehr stark beeinflussen. Die Verbindung zwischen Stress und gastrointestinalen Beschwerden wie Verdauungsstörungen, Durchfall und Bauchschmerzen kennen die meisten Menschen aus eigener Erfahrung.

Diese Symptome beruhen auf den vielfältigen Auswirkungen von Stresssignalen auf den Verdauungstrakt, zu denen Veränderungen der Darmmotilität (Bewegungsvermögen), eine verstärkte Wahrnehmung der Vorgänge im Bauchraum und Veränderungen der gastrointestinalen Sekretion gehören. Stress hemmt auch die Durchblutung und Regenerationsfähigkeit der Darmschleimhaut. Sehr folgenschwer ist ein chronisch erhöhter Cortisolspiegel auch deshalb, weil er das Abklingen von Entzündungen behindert, das Gleichgewicht des intestinalen Mikrobioms schädigt und die Darmpermeabilität erhöht.

Cortisol wirkt sich direkt auf die Durchlässigkeit der Darmbarriere aus, indem es die Tight Junctions öffnet. Mehr dazu finden Sie im Kapitel »Tight Junctions« (S. 46). Ein »löchriger« Darm oder Leaky Gut gilt inzwischen als ein notwendiger Faktor für die Entstehung einer Autoimmunerkrankung. Wer davon betroffen ist, kann umgekehrt davon ausgehen, dass sein Cortisolspiegel erhöht und seine Sensitivität gegenüber Cortisol nicht normal ist (»Glukokortikoid-Rezeptor-Resistenz«).

Ein Arzt kann den Cortisolspiegel über den Tagesverlauf testen. Es gibt aber auch zahlreiche Hinweise, an denen man selbst feststellen kann, ob eine Fehlregulation von Cortisol vorliegt. Beispiele dafür sind, dass man sich gestresst, angstvoll oder deprimiert fühlt oder bereits von kleinen Hindernissen aus der Bahn geworfen wird; dass man Probleme mit dem Einschlafen, Durchschlafen oder Aus-dem-Bett-Kommen hat oder häufig unter Kopfschmerzen leidet. Auch nicht abklingende Entzündungen, schlecht heilende Verletzungen oder eine große Empfänglichkeit für Erkältungen können die Folge von chronischem Stress sein. Manche Personen setzen auch vermehrt Bauchfett an.

Während Cortisol-Resistenz zu einer erhöhten Entzündungsaktivität und einer größeren Empfänglichkeit gegenüber Infektionen führen kann, können Entzündungen und Infektionen auch eine Cortisol-Resistenz hervorrufen. Dr. Ballantyne weist darauf hin, dass Kortikosteroide (antiinflammatorische Medikamente wie Prednison) eine Glukokortikoid-Rezeptor-Resistenz verstärken, einen Leaky Gut fördern und den normalen Heilungsprozess behindern können [4].

Stress gilt auch als Risikofaktor für das Auslösen und die Verschlimmerung chronisch-entzündlicher Darmerkrankungen. Stress kann de novo Colitis auslösen oder zu einer Verstärkung der Symptome beitragen. Diese Verbindung wird zwar nicht von allen Studien bestätigt. Es konnten jedoch überzeugende Belege dafür geliefert werden, dass Stress zu einer Verschärfung entzündlicher Darmerkrankungen führen kann. Die genauen Mechanismen für dieses Phänomen werden noch nicht vollständig verstanden, aber Stress führt zu einer erhöhten Expression proinflammatorischer Zytokine in der Dickdarmschleimhaut [5].

Es konnte auch nachgewiesen werden, dass Stress eine starke Auswirkung auf die Darmflora hat. Bedingt durch die erhöhte Darmpermeabilität kann es zu einer gesteigerten Haftfähigkeit und Translokation, der Migration von Bakterien aus dem Darmlumen über die Darmwand in die Blutbahn, kommen. Dies kann ein wichtiger Faktor sein, der zur Aktivierung des Immunsystems beiträgt und zu einer Verschlimmerung oder überhaupt zu einem Ausbruch einer akuten Colitis führt [6]. Dieser Effekt kann durch bestimmte Probiotika entschärft werden.

Auswirkungen von Stress auf das Immunsystem

Chronischer Stress ist auch deshalb so ungesund, weil er sich ganz massiv auf unser Immunsystem auswirkt. Forscher sind noch weit davon entfernt, das Immunsystem in seiner ganzen Komplexität zu verstehen. Lange Zeit wurde angenommen, dass das Immunsystem autonom arbeitet. Heute ist jedoch bekannt, dass es sich keineswegs »autistisch« in unserem Körper bewegt [7], sondern auf die Signale anderer Systeme wie des endokrinologischen Systems und des Nervensystems reagiert. Reagieren diese beiden Systeme auf Umweltfaktoren, führt dies immer auch zu Reaktionen des Immunsystems.

Immunzellen und Zellen des Nervensystems haben ähnliche Rezeptoren und benutzen sehr nah miteinander verwandte Botenstoffe, die sie kreuzweise als Informationsträger einsetzen. So wurden Neurotransmitter (Übertragungsstoffe des Nervensystems) wie Adrenalin, Noradrenalin, Dopamin oder Serotonin auch in immunkompetenten Zellen gefunden.

Ein chronisch erhöhter Cortisolspiegel und eine Cortisol-Resistenz schädigen das Immunsystem und führen dazu, dass es an Flexibilität verliert, aus dem Gleichgewicht gerät und weniger effektiv arbeitet. Wie das Immunsystem auf chronischen Stress reagiert, wird auch von der genetischen Ausstattung eines Menschen mitbestimmt.

Chronischer Stress ist mit Auswirkungen assoziiert, die entweder mit einer verminderten Immunität (Infektionen und neoplastische Erkrankungen) oder mit einer exzessiven immunologischen Aktivität (Allergien und Autoimmunerkrankungen) in Verbindung stehen. Stresshormone wie Cortisol wirken sich in unterschiedlicher Weise auf die Bildung von Zytokinen (Botenstoffe des Immunsystems, die entweder proinflammatorische oder antiinflammatorische Signale übermitteln können) aus.

TH1-Zytokine, die die zelluläre Immunität aktivieren und einen Schutz gegen Infektionen und einige neoplastische Erkrankungen bieten, können durch Stresshormone unterdrückt werden. Demgegenüber können vermehrt TH2-Zytokine produziert werden, die die humorale Immunität aktivieren und die Entstehung von Allergien und zahlreichen Autoimmunerkrankungen fördern [8].

Innerhalb der Wechselwirkung zwischen Stress und dem Immunsystem ist auch unser Darmmikrobiom eine wichtige Komponente. Unsere Mikroorganismen bedienen sich unterschiedlicher Mechanismen, um zu kommunizieren. Sie können direkt mit Zellen der Schleimhaut interagieren, Signale an Immunzellen übermitteln oder auch mit neuronalen Endungen in Kontakt treten.

Es gibt zahlreiche Beweise für die beeindruckende Wechselwirkung (cross-talk) zwischen Stress, Immunsystem und Darmbakterien. Diese Wechselwirkung spielt auch eine bedeutende Rolle in der Modulation der Stressantwort des Darms und bei der Entwicklung verschiedener Darmerkrankungen.

Forschungen legen nahe, dass Bakterien direkt auf stressbezogene Signale des Wirts reagieren. Es konnte nachgewiesen werden, dass sogenannte Katecholamine (zu denen die Stresshormone Adrenalin und Noradrenalin gehören) die Zusammensetzung der Darmflora modifizieren und das Wachstum, die Motilität und die Virulenz von pathogenen und symbiotischen Bakterien verändern können. Es konnte beispielsweise festgestellt werden, dass Noradrenalin die Virulenz (krank machende Wirkung) einiger Bakterien wie E. coli oder C. jejuni erhöht.

Zytokine und Entzündungen

Stress führt auch zu veränderten Konzentrationen von Neurotransmittern und proinflammatorischen Zytokinen. Auch von diesen nimmt man an, dass sie direkten oder indirekten Einfluss auf die Mikroorganismen haben. Die Darmbakterien wiederum beeinflussen die Motilität, die Durchlässigkeit und die Schmerzempfindlichkeit des Darms.

Die Zytokin-Expression ermöglicht es Forschern, die Verbindung zwischen Stress, immunologischen Veränderungen und Krankheiten zu untersuchen. Chronischer Stress kann eine anhaltende Sekretion von

Cortisol hervorrufen, auf die weiße Blutzellen dadurch reagieren, dass sie ihre Cortisol-Rezeptoren herunterregulieren. Diese Abwärtsregulierung reduziert wiederum die Aufnahmefähigkeit der Zellen gegenüber antiinflammatorischen Signalen und erlaubt eine Entfaltung von zytokinvermittelten inflammatorischen Prozessen.

Stress könnte daher Krankheiten Vorschub leisten, die exzessive, nicht spezifische Entzündungsprozesse involvieren [9]. Zu dieser heterogenen Gruppe von Erkrankungen zählen auch Colitis ulcerosa und Morbus Crohn. Dr. Ballantyne sagt über stressbedingte Krankheitsschübe bei Autoimmunerkrankungen: »Sie können alles andere richtig machen, aber wenn eine stressvolle Situation entsteht, kann Ihre Autoimmunerkrankung einzig aus dem Grund aufflackern, dass Ihr Cortisolspiegel zu stark ansteigt und Ihre Immunzellen cortisol-resistent werden« [10].

Wenn im Darm oder auch in anderen Bereichen des Körpers Entzündungen bestehen und Zytokine in großen Mengen produziert werden, bleiben diese nicht vor Ort, sondern wandern über den Blutstrom durch den ganzen Körper. Die Entzündungsaktivität kann dadurch systemisch (den ganzen Körper betreffend) werden.

Im Falle eines Leaky-Gut-Syndroms oder von Autoimmunerkrankungen werden große Mengen proinflammatorischer Zytokine gebildet. Sie können auch das Gehirn erreichen und dort die Blut-Hirn-Schranke passieren. Im Gehirn aktivieren sie sogenannte Mikroglia-Zellen und es kommt jetzt auch dort zu Entzündungsprozessen. Mit der Zunahme von Entzündungssignalen aus dem Darm steigt die Entzündungsaktivität im Gehirn. Die Folge sind Stress, Depression oder Angstzustände. Deshalb sind Menschen mit Autoimmunerkrankungen auch häufig von Depression betroffen. Die Entzündungsaktivität im Gehirn behindert wiederum die Heilungsprozesse im Darm, weil sie die Vagusnerv-Aktivierung vermindert (S. 113). Es entsteht ein Teufelskreis, der aber durchbrochen werden kann, wie Sie am Ende dieses Kapitels sehen werden.

Hintergrund: Bauch-Hirn und Kopf-Hirn

Im Darm befinden sich 100 Millionen Nervenzellen. Das ist die zweitgrößte Ansammlung von Zellen dieser Art nach dem Gehirn, das 100 Milliarden solcher Zellen besitzt. Man spricht deshalb auch vom Bauch-Hirn (oder auch enterischen Nervensystem, kurz ENS). Evolutionär gesehen ist das Kopf-Hirn ein Ableger des Bauch-Hirns, das es schon sehr viel länger gibt. Der Darm stellt eines unserer ältesten Organe dar. Einfache Lebewesen wie Regenwürmer haben gar kein Kopf-Hirn und verlassen sich ausschließlich auf ihr Bauch-Hirn.

In der menschlichen Embryonalentwicklung bildet sich der Darm als erstes Organ aus. Das Nervensystem des Darms entwickelt sich beim Embryo aus demselben Gewebe wie das Nervensystem im Kopf. Dabei wird ein Teil der Nervenzellen vom Kopf eingeschlossen, ein anderer wandert in den Bauch. Beide Gehirne sind sehr ähnlich aufgebaut und über den Vagusnerv und das Rückenmark miteinander verbunden. Manche Forscher vergleichen sie mit siamesischen Zwillingen.

Da sie aus demselben Gewebe hervorgehen, sind die enterischen (griechisch »enteron« bedeutet Darm) Nervenzellen denen des Gehirns sehr ähnlich. Auch die Wirkstoffe und Bindungsstellen für Botenstoffe sind identisch. Im Darm werden zahlreiche Hormone und andere Botenstoffe produziert. Die Darmschleimhaut bildet beispielsweise 90 Prozent des Glückhormons Serotonin.

Kommunikation zwischen Darm und Hirn

Das Bauch-Hirn ist intelligent, arbeitet jedoch nicht ganz unabhängig von der Zentrale im Kopf. Beide Hirne kommunizieren über den Vagusnerv miteinander. Dazu benutzen sie zahlreiche Botenstoffe und elektrische Impulse. Als weitere Informationskanäle dienen das Rückenmark und der Blutkreislauf.

Das enterische Nervensystem kommuniziert auch mit dem Immunsystem, von dem zwischen 70 und 80 Prozent im Verdauungstrakt lokalisiert sind. Auch dieses ist wiederum mit dem Gehirn vernetzt. Überhaupt stellt unser Körper ein riesiges Netzwerk miteinander kommunizierender Systeme dar.

Das Gehirn weiß immer darüber Bescheid, was im Darm los ist. Aus dem Darm gelangen ständig Informationen in das sogenannte limbische System des Gehirns, das unter anderem für unsere Gefühle zuständig ist. Signale aus dem Darm beeinflussen unsere Stimmungslage, Stressanfälligkeit, Emotionen, kognitiven Prozesse, unseren Appetit und unser Immunsystem. Die Nerven des Bauch-Hirns registrieren, welche Bakterien sich im Darminneren befinden und ob eine Gefahr von diesen ausgeht.

Die Darmbakterien setzen Substanzen frei, von denen viele Signal- und Botenstoffe sind, die auch das Kopf-Hirn erreichen, und beeinflussen so unsere Emotionen und unser Wohlbefinden. Bei Versuchen an Mäusen konnte nachgewiesen werden, dass sich durch eine Veränderung der Darmflora auch ihr Verhalten änderte. Durch die Gabe bestimmter Probiotika setzten die Tiere wesentlich weniger Stresshormone frei und verhielten sich weniger ängstlich. Ängstliche Mäuse wurden auch mutiger, wenn man Darmbakterien von mutigen Artgenossen in ihren Darm transplantierte [1].

Das sensible Nervensystem unseres Bauch-Hirns registriert aber auch, welche Emotionen wir haben, und kann sogar Erfahrungen speichern. Bedrückende Emotionen, insbesondere Angst, führen zu einer enormen Stressbelastung und stehen in Verbindung mit Magen-Darm-Beschwerden. Stress kann zur Bildung von Geschwüren im Magen-Darm-Trakt, zu Darmentzündungen generell und zu Symptomen einer geschwürigen Dickdarmentzündung führen.

Vagusnerv – Datenautobahn zwischen Darm und Gehirn

Das intelligente Darm-Hirn kann weitestgehend unabhängig vom Kopf-Hirn arbeiten. Trotzdem wissen beide Hirne immer, was gerade beim anderen los ist. Für diese Kommunikation ist der sogenannte Vagusnerv wesentlich, der eine direkte Verbindung zwischen Kopf-Hirn und Bauch-Hirn darstellt. Er ist wie eine Standleitung, auf der Signale aus beiden Richtungen hin und her geschickt werden. Der Vagusnerv ist an der Regulierung fast aller inneren Organe beteiligt. Er ist der Hauptnerv des Parasympathikus, reguliert die Funktionen für »Ruhe und Verdauung« und ist wesentlich für die Herbeiführung eines Entspannungszustandes.

Wenn wir gestresst sind, unter Ängsten und Depression leiden oder starke negative Emotionen haben, vermindert dies die Aktivierung des Vagusnervs. Dies wirkt sich massiv auf die Funktionsfähigkeit des Verdauungstrakts aus. (Deshalb sollte man auch nicht essen, wenn man gestresst oder verärgert ist.) Der Magen bildet weniger Magensäure, die Bauchspeicheldrüse reduziert die Bildung von Verdauungsenzymen, die Gallenblase arbeitet weniger effektiv, die Darmmotilität wird herabgesetzt, die Durchblutung des Verdauungstraktes ist vermindert und die Funktion des intestinalen Immunsystems beeinträchtigt.

Bei chronischem Stress ist die Aktivierung des Vagusnervs permanent herabgesetzt. Zahlreiche Verdauungsfunktionen werden dadurch ständig beeinträchtigt, was zur Entstehung von Reizdarmsyndrom, Nahrungsmittelallergien, Magengeschwüren, gastroösophagealer Refluxkrankheit (Sodbrennen und saures Aufstoßen), Dünndarmfehlbesiedlung (SIBO), Leaky-Gut-Syndrom und chronischer Entzündungsaktivität führen kann. Hinzu kommen bei chronischem Stress noch die Folgen einer Cortisol-Fehlregulation. Es ist daher nicht verwunderlich, dass zahlreiche Menschen mit Depression auch unter Verstopfung oder Reizdarmsyndrom leiden und umgekehrt.

Die Kommunikation über den Vagusnerv findet mittels verschiedener Botenstoffe (Neurotransmitter) statt, die sowohl im zentralen Nervensystem (ZNS) als auch im enteralen Nervensystem (ENS) produziert und verstanden werden. Deshalb können sich Gehirn und Darm auch wechselseitig beeinflussen. Bis vor einigen Jahren glaubten Forscher, dass die Nebennieren dafür zuständig sind, wie unser Körper auf Stress reagiert. »Heute wissen wir, dass das Mikrobiom der zentrale Computer ist, der die Mikrobiom-Darm-Hirn-Achse (*MGB*, microbiota-gut-brain axis) dirigiert« [2], so Dr. O'Bryan.

Darmbakterien beeinflussen auch unsere Emotionen

Das Mikrobiom in unserem Darm spielt bei der Bildung von chemischen Botenstoffen eine zentrale Rolle. Darmbakterien produzieren hormonähnliche Substanzen und kurzkettige Fettsäuren, die über das Rückenmark und den Blutstrom an das Kopf-Hirn geschickt werden. Dort instruieren sie den Hypothalamus – das wichtigste Steuerzentrum des vegetativen Nervensystems –, wie er auf den wahrgenommenen Stress reagieren soll. Darmbakterien beeinflussen auch unsere Schmerzwahrnehmung und unsere Emotionen. Darmbakterien, die mit dem Kopf-Hirn »sprechen« und unsere Emotionen modulieren, bezeichnet man als »Psychobiom«.

Das »Glückshormon« Serotonin beispielsweise wird überwiegend im Darm produziert. Der Serotoninspiegel trägt maßgeblich zu unserem seelischen Wohlbefinden bei. Ein wichtiger Baustein für dieses Hormon, die Aminosäure Triptophan, wird von darmfreundlichen Bifidobakterien gebildet. Dies bedeutet, dass die Bifidobakterien-Population der Darmflora für unser seelisches Wohl mit verantwortlich ist. Ein anderes Beispiel sind Laktobazillen. Sie können dazu beitragen, dass der Spiegel von Stresshormonen wie Cortisol im Darm gesenkt wird.

Die Substanzen, die von bestimmten Keimen gebildet werden, können unsere Psyche auch negativ beeinflussen. Durch probiotische Nahrungsmittel oder Nahrungsergänzungsmittel können wir positiven Einfluss auf das Mikrobiom und die Informationen, die an das Gehirn gesendet werden, nehmen. Eine vermehrte Aufnahme von Omega-3-Fettsäuren (insbesondere DHA und EPA) unterstützt eine Normalisierung der Neurotransmitter-Produktion und -Funktion und hilft dabei, das Darmmikrobiom zu normalisieren [3]. Und ein ausbalanciertes Mikrobiom sorgt dafür, dass unsere Stressresistenz zunimmt.

Stress abbauen, Wohlbefinden fördern

Stress macht nicht nur krank, sondern behindert auch die Heilung, wenn man bereits eine Krankheit hat. Selbstheilung ist nur möglich, wenn wir entspannt sind. Deshalb ist es so wichtig, die Stressreaktion durch eine Entspannungsreaktion zu ersetzen. Im Folgenden finden Sie eine Sammlung von Gedanken und Tipps für einen bewussteren und konstruktiveren Umgang mit Stressoren.

Dem US-amerikanischen Theologen Reinhold Niebuhr (1882–1971) ist es mit seinem oft zitierten Gelassenheitsgebet sehr gut gelungen, die grundlegenden Komponenten für ein stressfreieres Leben auf den Punkt zu bringen: »Gott, gib mir die Gelassenheit, Dinge hinzunehmen, die ich nicht ändern kann; den Mut, Dinge zu ändern, die ich ändern kann; und die Weisheit, das eine vom anderen zu unterscheiden.«

Stressfaktoren erkennen und meiden: Der erste Schritt zum Abbau von chronischem Stress besteht darin, dauerhafte Stressfaktoren zu identifizieren. Dann sollten Sie darüber nachdenken, welche Beteiligung Ihr eigenes Verhalten und Ihre innere Einstellung an der Stressentstehung haben. Manche Stressoren können umgangen werden. Wenn Sie große Menschenansammlungen, zum Beispiel in Geschäften, als stressig empfinden, gehen Sie so oft wie möglich außerhalb der Stoßzeiten einkaufen.

Zeitmanagement und Priorisierungen: Ein gutes Zeitmanagement und die Fähigkeit, Wichtiges von Unwichtigem zu trennen, sind erlernbar. Man kann sich zum Beispiel einfach weniger vornehmen, statt sich ständig zu überfordern. Auch ein Zuviel an Freizeitaktivitäten kann zu Stress führen. Permanentes Multitasking ist ebenfalls ein Stressor, da es den Druck verstärkt und die Ergebnisse oftmals unbefriedigend sind. Tun Sie stattdessen lieber weniger und führen Sie diese Tätigkeiten bewusst aus. Das hilft Ihnen dabei, in einen Flow zu kommen. Wenn dies eintritt, fällt Ihnen alles leichter, selbst die Erfüllung ungeliebter Pflichten.

Beziehungen: Auch zwischenmenschliche Beziehungen können oftmals zu erheblichen Stressfaktoren werden. Bringen Sie den Mut auf, Konflikte mit anderen Menschen aktiv anzugehen und das Gespräch zu suchen, öfter Nein zu sagen oder ungesunde Beziehungen abzubrechen. Pflegen Sie stattdessen Kontakte mit Personen, die Ihnen guttun und bei denen Sie sich aussprechen können, ohne gleich beurteilt zu werden. Wenn solche Personen fehlen, schreiben Sie Ihre Gedanken auf. Das hilft Ihnen dabei, Distanz zu gewinnen. Grübelspiralen werden unterbrochen und verlieren an Macht.

Selbsthilfegruppen: Wenn Sie unter gesundheitlichen Problemen leiden, kann es hilfreich sein, einer Selbsthilfegruppe beizutreten. Hier erhalten Sie Unterstützung und Ratschläge von Personen, die sich in einer ähnlichen Situation befinden. Dies trägt dazu bei, dass Sie sich weniger hilflos und ohnmächtig fühlen. Sie können auch anderen Betroffenen helfen, was wiederum zu Ihrem eigenen Wohlbefinden beiträgt. Isolieren Sie sich nicht selbst, denn Einsamkeit kann auch zu einem Stressfaktor werden. Wenn Sie Rückzug brauchen, weil sie sich verletzlich fühlen, ist dies aber völlig in Ordnung.

Innere Einstellung: Bei Stressfaktoren, die nicht zu umgehen sind, sollten Sie darüber nachdenken, ob Sie Ihre innere Einstellung dazu ändern können. Der Kopf ist maßgeblich an Stressreaktionen beteiligt. Wenn Sie zum Beispiel vor einer roten Ampel stehen, dann sehen Sie dies als eine willkommene Auszeit an, statt nervös zu werden.

Schnelle Hilfe gegen Stress

In akuten Stresssituationen helfen oft schon Kleinigkeiten, um runterzukommen:

- Legen Sie eine kleine Pause ein, atmen Sie mehrmals bewusst ein und aus.
- Lenken Sie Ihre Aufmerksamkeit auf etwas komplett anderes, schauen Sie zum Beispiel achtsam aus dem Fenster.
- Manchmal tut es auch gut, sich kontrolliert abzureagieren. Stampfen Sie mit dem Fuß auf oder fluchen Sie.
- Innere Hochspannung lässt sich ebenfalls gut abbauen, indem Sie sich einmal richtig ausschütteln; Tiere tun dies ganz selbstverständlich.

Realistische Zielsetzungen: Vielleicht sollten Sie auch Ihre Ansprüche an sich selbst und an andere etwas herunterschrauben. Wenn Sie sich Ziele setzen, sollten diese realistisch sein und der Weg dorthin sollte in kleinere, leichter erreichbare Teilziele aufgeteilt werden. Auch positive Selbstgespräche helfen dabei, Stress abzubauen. Sprechen Sie sich selbst dabei ruhig mit ihrem Vornamen an. Das hilft Ihnen dabei, mit sich selbst wie mit Ihrer besten Freundin/Ihrem besten Freund zu sprechen.

Kein Perfektionismus: Akzeptieren Sie sich selbst und erfreuen Sie sich Ihrer Einzigartigkeit. Seien Sie gut zu sich und vermeiden Sie negative Selbstbewertungen und Vergleiche mit anderen. Sagen Sie sich stattdessen, dass Sie nicht immer perfekt sein müssen, nicht immer gleich das Schlimmste zu befürchten brauchen oder dass Hindernisse zum Leben dazugehören. Bewerten Sie Hindernisse von außen nicht als Ihre eigene Unfähigkeit und nehmen Sie keine Opferhaltung ein. Lassen Sie sich nicht von Misserfolgen herunterziehen. Bleiben Sie positiv. Begreifen Sie Schwierigkeiten als eine Chance für Ihr inneres Wachstum. Versuchen Sie, Ihr Leben leichter und mit etwas Humor zu nehmen. Begegnen Sie Ihrem Leben mit Optimismus, Zuversicht und Vertrauen. Versuchen Sie, im Jetzt zu leben, anstatt Vergangenem hinterherzutrauern oder sich über Dinge zu ärgern, die Sie nicht mehr ändern können. Und ängstigen Sie sich nicht vor der Zukunft.

Positive Grundeinstellung: Tun Sie Dinge, die Ihnen Freude bereiten. Bringen Sie Ihre kreative Seite zum Ausdruck, lachen, singen und tanzen Sie. Wenn Sie etwas Freudvolles erleben, saugen Sie es in sich auf und würdigen Sie es. Schauen Sie auf das, was Sie haben, und nicht auf das, was Ihnen fehlt. Seien Sie dankbar. Dankbare Menschen sind glücklicher, und glückliche, zufriedene Menschen sind entspannter und weniger stressanfällig. Studien bestätigen, dass die Lebenserwartung von glücklichen Menschen sehr viel höher ist als die von unglücklichen. Dies mag daran liegen, dass der Körper weniger oft Stressreaktionen verkraften muss und das Immunsystem deshalb besser funktioniert.

Harmonie im Alltag: Führen Sie Ihr Leben so, dass Sie sich ausgeglichen und harmonisch fühlen. Versuchen Sie, Ihr Inneres mit dem Äußeren in Einklang zu bringen und sich dem Fluss des Lebens nicht zu widersetzen. Versuchen Sie, authentisch zu leben und Ihre Masken abzulegen. Gönnen Sie sich ausreichend Schlaf und Zeit für Stille und Frieden. Verbringen Sie so viel Zeit wie möglich in der Natur. Reduzieren Sie elektronische Ablenkungen und legen Sie digitale Auszeiten ein, damit Ihr Gehirn nicht ständig neuen Reizen ausgesetzt ist.

Sport und Bewegung: Bewegen Sie sich so oft wie möglich an der frischen Luft; versuchen Sie, täglich mindestens eine halbe Stunde zügig zu gehen. Moderate sportliche Betätigungen helfen dabei, Stresshormone und angestaute Energie abzubauen und sich ausgeglichener zu fühlen. Bewegung trägt auch zu einer besseren Durchblutung des Gehirns bei und beschleunigt das Abklingen von Entzündungsprozessen im Gehirn.

Gelassenheit: Lernen Sie, zermürbende Gedanken zu neutralisieren und das Gedankenkarussell anzuhalten, indem Sie Ihre Gedanken beobachten und sie nur als Gedanken sehen. Üben Sie sich in Gelassenheit, denn diese stellt den Gegenpol zu Stressanfälligkeit dar. Nutzen Sie Entspannungsmethoden wie Atemübungen, Meditation, Yoga, Qigong, autogenes Training oder progressive Muskelentspannung.

Essen in Ruhe und mit Zeit: Und nun kehre ich wieder zur Verbindung zwischen Stress und der Verdauung zurück, die bereits mit der Nahrungsaufnahme beginnt. Legen Sie beim Essen Ihr Telefon weg. Essen Sie nicht im Gehen. Setzen Sie sich hin und nehmen Sie eine aufrechte Haltung ein. Versuchen Sie, regelmäßige Essenszeiten einzuhalten, denn der Körper liebt seine Ordnung. Sorgen Sie dafür, dass bei den Mahlzeiten eine angenehme Atmosphäre herrscht und Sie zur Ruhe kommen. Wenn Sie gestresst oder verärgert sind, warten Sie lieber ein paar Minuten, bevor Sie Ihre Mahlzeit einnehmen. Sie essen sonst Ihre Gefühle gewissermaßen mit. Essen Sie langsam, bewusst und mit Wertschätzung. Denken Sie auch daran, dass Sie Ihre Nahrung als Ihre Medizin verstehen. Wenn Sie möchten, zünden Sie sich eine Kerze an. Wenn Sie dafür offen sind, können Sie auch ein Tischgebet sprechen. Dieses Ritual hilft Ihnen dabei, innerlich zur Ruhe zu kommen und Abstand zur Hektik des Alltags zu gewinnen.

Ich habe drei Segenssprüche unterschiedlicher Herkunft für Sie übersetzt, die ich sehr schön finde:

Möge die Nahrung, die wir essen, die inneren Verbindungen zwischen dem Universum und uns, der Erde und uns und allen anderen Lebewesen und uns bewusst machen, denn jeder Bissen enthält in sich selbst das Leben von Sonne und Erde. Mögen wir durch diese wertvollen Bissen die Bedeutung und den Wert des Lebens erkennen. (Buddhistischer Segensspruch)

Gesegnet seien die Erde, die diese Nahrung hervorbringt; die Sonne, die sie gedeihen lässt; der Wind, der ihren Samen weiterträgt; der Regen, der ihren Durst stillt und die Hände, die dabei geholfen haben, sie anzubauen und auf unseren Tisch zu bringen, um unseren Geist, unseren Körper und unsere Seele zu nähren. Gesegnet seien unsere Freunde, unsere Familien und unsere Lieben. (Unitarischer Segensspruch)

Wir bedanken uns bei dem Mais und seinen Geschwistern den Bohnen und Kürbissen, die uns Leben geben. Wir bedanken uns bei den Büschen und Bäumen, die uns Früchte liefern. Wir bedanken uns bei dem Großen Geist, der alles Gute in sich vereint und der alle Dinge zum Wohl seiner Kinder lenkt. (Irokesischer Segensspruch)

Finden Sie weitere Segenssprüche oder Tischgebete im Internet und schreiben Sie diese auf die Rückseite von hübschen Postkarten. Stellen Sie Ihre Sammlung auf den Esstisch. (Ich habe dafür aus Holzklötzchen einen Ständer gebastelt.) Wenn Sie im Kreis der Familie essen, kann immer jemand anderes das Vorlesen eines Gebets oder Segensspruchs übernehmen. Dies ist ein schönes Ritual, um sich auf die gemeinsame Mahlzeit einzustimmen.

Hintergrund: Früher heilbar – heute unheilbar?

Etwa ein Jahr nach Lucas Diagnose – es ging ihm zu diesem Zeitpunkt schon wieder richtig gut – fiel mir im Haus meiner Mutter ein dickes Buch mit hellblauem Einband und geprägtem, goldenem Titel in die Hände, das ich noch aus Kindheitstagen kannte. Es handelte sich um den medizinischen Ratgeber »Wisse – Erkenne – Handle« aus den 1950er Jahren von Prof. Dr. med. Wilhelm Heupke, damals Chefarzt einer Frankfurter Klinik. Wenn es einem von uns nicht gut ging, hat meine Mutter immer zuerst nach diesem fast 1 000 Seiten umfassenden Buch gegriffen und sich dort Rat geholt.

Ich war neugierig, wie dieser namhafte Professor damals »chronisch« definierte und was er über Colitis ulcerosa zu sagen hatte. Ich wurde fündig und las mit einem Gefühl von Befriedigung: »Chronisch: sich langsam entwickelnd, langsam verlaufend, lang andauernd; aber nicht unheilbar!« An einer anderen Stelle schreibt er: »Das Wort chronisch, das in der Medizin so häufig angewandt wird, heißt im Deutschen ›lang dauernd‹ und nicht ›unheilbar‹, wie viele Kranke glauben. Der Arzt kann bei längerer Behandlung sehr viele chronische Entzündungen zur Heilung bringen und fast alle in einem solchen Maß bessern, dass der Kranke keine oder nur sehr geringe Beschwerden spürt. Der Arzt ist auf die Mithilfe des Kranken angewiesen. Die hat wiederum zur Voraussetzung, dass der Kranke die Zusammenhänge kennt und versteht. Dann wird er die erforderlichen Maßnahmen mit dem notwendigen Verständnis durchführen« [1].

Zur Colitis schreibt er, dass »die chronische Entzündung des Dickdarms (Kolitis)« immer durch »bakterielle Schädigung« entstehe, oft im Anschluss an einen heftigen akuten Darmkatharr. Abschließend stellte er fest: »Bei ungünstiger Behandlung hat die Krankheit jahrelange Dauer« [2].

Prinzipiell fiel mir beim Durchblättern des Ratgebers auf, wie weit gefächert das medizinische Wissen dieses Arztes war. Er kannte sich nicht nur mit der Schulmedizin aus, sondern auch mit der Homöopathie, mit Naturheilmethoden, Pflanzenheilverfahren und der Diätlehre und setzte diese Behandlungsmethoden gleichberechtigt ein. An erster Stelle stand immer, die Krankheit schnell, sicher und ohne allzu große Belastung für den Kranken zu heilen.

Früher hatten Schulmediziner auch die Ernährung im Blick

Die Ernährung des kranken Menschen stellt für ihn eine der wichtigsten Behandlungsmethoden dar. Diätetische Maßnahmen würden in hohem Maße in den Zellhaushalt und den Stoffwechsel eingreifen und hätten deshalb weitreichende Folgen [3], erklärt er. Erstaunt war ich über seine Aussage, dass die Diätbehandlung in der Schulmedizin sehr ausgiebig verwandt werde. Er selbst erteile den Unterricht auf diesem Gebiet an der Frankfurter Universität. Dies ist 60 bis 70 Jahre her. Wie kann es sein, dass die Ernährungslehre heute überhaupt keine Rolle mehr im Medizinstudium spielt? Wer hat dafür gesorgt, dass diese wichtige Behandlungsmethode verdrängt wurde, und welche Interessen stehen dahinter? Wer profitiert wohl am meisten davon?

Ist es nicht interessant, dass Ärzte in der Mitte des letzten Jahrhunderts Colitis ulcerosa noch erfolgreich diätetisch behandelten (wie auch Dr. Sidney V. Haas, mit der SCD), dass die Ursachen nicht als unbekannt galten und die Krankheit nicht als unheilbar angesehen wurde, während Patienten heute Medikamente verschrieben bekommen, mit denen chronisch-entzündliche Darmerkrankungen zwar behandelbar, aber *nicht* heilbar sind? Vielleicht sind diese

Erkrankungen auch tatsächlich nicht heilbar; nämlich dann, wenn sich die Therapie auf die Gabe von Medikamenten beschränkt, die lediglich Symptome verdecken und die eigentlichen Wurzeln unbehandelt lassen. Wen wundert es da, wenn die Betroffenen immer kränker statt gesund werden?

Stellen Sie sich einmal vor, Sie bringen Ihr Auto in die Werkstatt, weil Ihnen schon länger das Aufleuchten eines Kontrolllämpchens aufgefallen ist. Beim Abholen des Fahrzeugs teilt Ihnen der Kfz-Mechaniker mit, das Lämpchen leuchte jetzt nicht mehr auf. Sie steigen in Ihr Fahrzeug und Ihnen fällt auf, dass er das Lämpchen einfach herausgeschraubt hat. Sie wären wahrscheinlich völlig entrüstet darüber, dass jemand so etwas machen kann. Ärzte tun dies täglich, wenn Sie mit Medikamenten die Alarmsignale und Hilfeschreie des Körper-Geist-Seele-Systems zum Schweigen bringen, anstatt sich um die Krankheitsursachen, die körperlicher und seelischer Natur sein können, zu kümmern.

8 Medizinische Leitlinien und die Pharmaindustrie

»Colitis ulcerosa: Rolle der Ernährung überschätzt« – so lautete die Überschrift eines Artikels im Deutschen Ärzteblatt, der in Deutschland von Allgemeinmedizinern und Internisten am meisten gelesenen Fachzeitschrift, vom 17. Juli 2018 [1]. Der Beitrag bezog sich auf die Veröffentlichung der aktualisierten S3-Leitlinie Colitis ulcerosa (Stand: Mai 2018) der Deutschen Gesellschaft für Gastroenterologie, Verdauungs- und Stoffwechselkrankheiten (DGVS).

Wahrscheinlich sind Sie – nach allem, was Sie in den letzten Kapiteln gelesen haben – zu der Überzeugung gelangt, dass man die Rolle der Ernährung bei Autoimmunerkrankungen und besonders bei chronisch-entzündlichen Darmerkrankungen gar nicht hoch genug einschätzen kann. Vielleicht geht es Ihnen auch wie mir und Ihr gesunder Menschenverstand hat Ihnen schon immer gesagt, dass die Ernährung (die Auswahl der Lebensmittel und/oder die Art und Weise, wie diese produziert und weiterverarbeitet wurden) eine ganz entscheidende Rolle bei der Entwicklung und folglich auch bei der Behandlung einer Colitis ulcerosa spielen muss. Möglicherweise haben Sie auch bereits die Erfahrung gemacht, dass die meisten Schulmediziner dies völlig anders sehen und darauf beharren, die Rolle der Ernährung sei in diesem Zusammenhang bedeutungslos. Obwohl es immer mehr Studien gibt, die das Gegenteil beweisen, hält sich dieser falsche Glaubenssatz ganz beharrlich und wird von einer Aussage wie der obigen noch mehr gefestigt. Das ist sehr bedenklich, und natürlich stelle ich mir die Frage, wem das dient – dem Wohl der Patienten sicherlich nicht.

In dem oben erwähnten Artikel des Deutschen Ärzteblatts wird einleitend gesagt, dass sich die aktualisierte Leitlinie insbesondere den erhöhten Infektionsrisiken von CU-Patienten und Ernährungsaspekten widme. Eine zentrale Erkenntnis der Leitlinie sei, dass man die Rolle der Ernährung im Zusammenhang mit der Erkrankung viele Jahre überschätzt habe. Laut der S3-Leitlinie gäbe es »keine wissenschaftlich belegte Ernährungsform, die das Risiko für die Entstehung einer CU-Erkrankung reduziert – abgesehen vom Stillen.« Es sei also anzunehmen, dass eine Prävention über die Ernährung nicht stattfinden könne. Bei einer bereits bestehenden CU käme der Ernährung jedoch eine große Bedeutung zu, denn Patienten litten aufgrund der wiederkehrenden Durchfälle und ihrer geschädigten Darmschleimhaut häufig unter einer Mangelernährung. Insbesondere Kinder litten häufig unter Proteinverlusten und einer zu geringen Versorgung mit Mikronährstoffen (zum Beispiel Eisen, Vitamin D, Folsäure, Zink). »Die Versorgung mit Nährstoffen sollte daher regelmäßig überprüft und fehlende Nährstoffe als Tablette oder Infusion zugeführt werden« [2], empfehle die Leitlinie.

Ich hatte eigentlich gehofft, tatsächlich etwas über Ernährung – über Essen – zu erfahren und nicht über noch mehr Tabletten. Nachdem ich den Artikel gelesen hatte, überprüfte ich, ob die 199 Seiten umfassende S3-Leitlinie tatsächlich keine weiteren Informationen und Hilfestellungen zur Ernährung von CU-Patienten zu bieten hat. Immerhin wird in der Einführung der Leitlinie betont, das Thema »Ernährung« solle »gezielt aufgearbeitet werden«. Das ist meiner Meinung nach leider nicht geschehen. Stattdessen ist dort zu lesen: »Eine spezielle Diät oder Ernährungstherapie zur Remissionserhaltung sollte nicht empfohlen werden (Expertenkonsens, Empfehlung, starker Konsens)« [3].

Warum wird Ernährung unterschätzt?

Wie lässt es sich erklären, dass die sogenannten Experten den vielleicht wichtigsten Therapiebaustein »Ernährung« komplett ignorieren? Ich habe bei meinem Sohn gesehen, was die richtige Diät (in seinem Fall die SCD und die GAPS-Diät) zum richtigen Zeitpunkt bewirken kann. Deshalb würde ich mir wünschen, dass Diäten wie die SCD, die GAPS-Diät oder auch das »Autoimmune Protocol« ganz selbstverständlich von Medizinern als Therapieoptionen genannt werden und dass Patienten, die sich für diese Option entscheiden, auch die Unterstützung von Ernährungstherapeuten erhalten.

Eine nicht zu realisierende Utopie? Auf der einen Seite befürchte ich, diese Frage mit Ja beantworten zu müssen, denn der Verwirklichung dieses Ziels stehen große Hindernisse im Weg. Wie Sie bereits erfahren haben, macht die Ernährungswissenschaft nur einen sehr geringen Teil des Medizinstudiums aus. Es ist also durchaus denkbar, dass die Ernährung nicht unbedingt zur Expertise von Spezialisten gehört, die eine medizinische Leitlinie erarbeiten. Möglicherweise ist ihr Fokus in allererster Linie auf die medikamentöse Behandlung von Symptomen gerichtet, auch wenn diese an Effektivität zu wünschen übrig lässt und zudem mit sehr drastischen »Neben-«Wirkungen (die für manche Patienten die Hauptwirkungen sind) einhergehen kann.

Für mich war eine lebenslange Therapie mit Medikamenten niemals eine Option, die ich mir für meinen Sohn hätte vorstellen können. Wie soll ein kranker Mensch gesund werden, wenn man seinen Körper auch noch mit Medikamenten bombardiert, die selbst einen Gesunden krank machen würden? Ich frage mich, ob Medikamente wie Immunsuppressiva, die das Risiko für Krebserkrankungen erhöhen, überhaupt zu verantworten sind. Es kostete mich viel Überwindung, in der CU-Leitlinie zu recherchieren. Der letzte Krankheitsschub meines Sohnes lag bereits weit über zwei Jahre zurück. Das Lesen über die Krankheitssymptome und mögliche Komplikationen weckte sehr finstere Erinnerungen an eine Zeit, an die ich nicht gern zurückdenke.

Obwohl ich genau weiß, dass wir den für meinen Sohn einzig richtigen Weg eingeschlagen haben, machte mich die Lektüre der Leitlinien unsicher und ängstlich. Plötzlich bekam ich doch wieder Zweifel daran, ob wir die Verantwortung für seine Gesundheit wirklich selbst übernehmen können, ob ich nicht überheblich bin und ihn vielleicht sogar gefährde. Und das, obwohl ich die phantastischen Ergebnisse seiner Ernährungsweise täglich vor mir sehe! Zum Glück hielt dieser Zustand nicht lange an. Hätte ich die Leitlinie jedoch direkt nach der Diagnose meines Sohnes gelesen, weiß ich nicht, ob ich dann den Mut aufgebracht hätte, ihn selbst mit der SCD zu behandeln und mit ihm gemeinsam unseren eigenen Weg zu gehen.

Beim Lesen der Leitlinie begann ich mich auch zu fragen, ob die Experten und ich eigentlich über dieselbe Krankheit sprechen. Ein bisschen sehe ich die Colitis wie ein zu zähmendes wildes Pferd. Man kann versuchen, diesem mit Gewalt den Willen zu brechen, man kann aber auch mit Bedacht, Geduld und sehr viel Einfühlungsvermögen vorgehen, in der Manier eines Pferdeflüsterers sozusagen. Natürlich weiß ich, dass die meisten Ärzte eine Aussage wie diese als ziemlich naiv und unwissenschaftlich abtun würden, aber das stört mich nicht. Wir haben unseren Heilerfolg, und den kann uns niemand nehmen. Trotzdem spürte ich auch die geballte Macht, die von dem sogenannten »Expertenkonsens« einer medizinischen Leitlinie ausgehen kann. Ich bin davon überzeugt, dass sich dieser Macht auch Ärzte nur schwer entziehen können, und so begann ich mich dafür zu interessieren, welche Rolle Leitlinien im medizinischen Alltag spielen und wer eigentlich dahintersteht.

Medizinische Leitlinien – Hilfe und Gefahr

Die Aufgabe medizinischer Leitlinien ist es, aktuelle medizinische Evidenz zusammenzufassen und daraus Empfehlungen für die Diagnostik und Therapie bestimmter Krankheiten abzuleiten. Es wird erwartet, dass Leitlinien aktuell und in der Praxis anwendbar sind. Die Empfehlungen einer Leitlinie können sich zum »medizinischen Standard« entwickeln. Ursprünglich waren Leitlinien als eine Hilfe für Ärzte gedacht, die es ihnen erleichtern sollte, auf der Basis des aktuellen Erkenntnisstandes eine angemessene Behandlung zu finden. Obwohl sie keine Richtlinien sind, scheinen Ärzte sehr häufig das Gefühl zu haben, dass medizinische Leitlinien unbedingt einzuhalten sind und Abweichungen sanktioniert werden. Leitlinien sind ein mächtiges Instrument, denn sie werden immer wieder zitiert und können so zu einem Dogma werden. Sie werden von Spezialisten erstellt, die zwar über exzellentes Fachwissen verfügen, aber dadurch auch gefährdet sind, den Blick für das Ganze zu verlieren und voreingenommen zu sein.

Der Präventivmediziner und Spezialist für Mitochondriale Medizin und Autoimmunerkrankungen Dr. med. Dipl. Biol. Bernd Löffler steht einer Medizin, die übermäßig leitlinienorientiert ist, sehr kritisch gegenüber. Er sagt, dass in der Schulmedizin alles ausgegrenzt werde, was nicht in irgendeiner Leitlinie stehe, und dass Ärztekammern versuchen, kritischen Ärzten einen Maulkorb umzuhängen. »Wir haben heute eine leitlinien- – nicht nur orientierte, sondern wenn Sie in eine Universitätsklinik gehen – verpflichtete Medizin. Das heißt, alles was auf dieser Leitlinie draufsteht, wird gemacht, alles was auf dieser Leitlinie nicht draufsteht, wird bekämpft und nicht wahrgenommen. Und das ist aus meiner Sicht ein absolut untragbarer Zustand, weil es halt mit Evidenz, mit Erkenntnis, nichts zu tun hat« [4].

Löfflers Aussagen zufolge stehen insbesondere an den Universitätskliniken Professoren unter enormem Druck, sich genau an die Leitlinien zu halten, weil es ihnen sonst passieren könne, dass sie ihre Stellung verlieren. Er kritisiert auch die Art und Weise, wie Leitlinien zustande kommen. Es müssten verschiedene Interessen abgeglichen werden, vor allem finanzielle Interessen und die Interessen der pharmazeutischen Industrie, was das Ganze zu einem hochkomplexen politischen Prozess werden lasse. Bis eine Leitlinie dann fertig sei, sei sie eigentlich schon nicht mehr aktuell [5].

Interessenkonflikte bei Leitlinien-Autoren

Ärztinnen und Ärzte brauchen Leitlinien, aber diese dürfen nicht von den kommerziellen Motiven der Pharma- und Medizinprodukteindustrie beeinflusst werden. Es existieren jedoch oft Verflechtungen zwischen Industrie und ärztlichen Leitlinien-Autoren, beispielsweise durch Beraterverträge, Vortragshonorare und industriefinanzierte Studien.

Die Internetseite Leitlinienwatch überprüft Leitlinien auf dieses Kriterium hin. Nur 29 der bislang 166 bewerteten Leitlinien erhielten die Bewertung »gut«, was bedeutet, dass Interessenkonflikte fehlen oder stark reduziert sind. Auch der Umgang mit vorhandenen Interessenkonflikten geht in die Bewertung ein. Von Leitlinien-Autoren wird beispielsweise erwartet, dass sie sich bei Abstimmungen enthalten, wenn sie Verbindungen zur Pharmaindustrie und damit Interessenkonflikte haben. Die meisten der überprüften Leitlinien sind jedoch gelb oder rot markiert. Bei diesen warnt das Transparenzportal vor Interessenkonflikten.

»Vor allem die Fachgesellschaften, die sehr viel mit der Pharmaindustrie kooperieren und wo viele hochpreisige Medikamente verkauft werden, Rheumatologie, Diabetologie, Onkologie und auch mein Fach, die Neurologie und die Kardiologie, die gehören dazu, wo sie kaum noch einen Experten finden, der auf der Führungsebene der Fachgesellschaft oder tonangebender Wissenschaftler ist, ohne dass der gleichzeitig bei einer oder mehreren Pharmafirmen als Berater unter Vertrag ist« [6], erklärt Thomas Lempert, einer der Autoren von Leitlinienwatch und Chefarzt der Neurologie an der Schlossparkklinik Berlin.

Leitlinienwatch evaluierte auch 13 Leitlinien, die unter der Federführung der Deutschen Gesellschaft für Gastroenterologie, Verdauungs- und Stoffwechselkrankheiten (DGVS) entstanden sind. Nur eine davon erhielt die Beurteilung »gut«, die restlichen lagen darunter. Für die aktualisierte S3-Leitlinie CU liegt noch keine Bewertung vor. Die Vorgängerleitlinie erhielt jedoch nur 4 von 18 möglichen Punkten, da eine »unzureichende Regulierung von Interessenkonflikten« vorlag. (Auch die von der Deutschen Gesellschaft für Ernährungsmedizin veröffentlichten Leitlinien wurden von Leitlinienwatch evaluiert. Alle Leitlinien sind rot markiert, was »Reformbedarf« bedeutet.)

Nicht nur die Leitlinien-Autoren, sondern auch die DGVS selbst ist sehr eng mit der Arzneimittel- und Medizinprodukte-Industrie verbunden. Da sie eine Vielzahl von Projekten und Veranstaltungen realisiere, freue sie sich über die Unterstützung von wichtigen Partnern aus der Industrie, so die Fachgesellschaft. Zu ihren fördernden Mitgliedern gehören zahlreiche Firmen aus der Pharmaindustrie, die im Bereich der Gastroenterologie ihren Schwerpunkt haben, darunter hochprofitable und mächtige multinationale Unternehmen.

Der globale Markt für die Behandlung von Colitis ulcerosa und Morbus Crohn ist für die Pharmaindustrie äußerst lukrativ, insbesondere deshalb, weil diese Erkrankungen für die meisten Patienten ein »lebenslänglich« bedeuten und die Zahl der Patienten weltweit zunimmt. Wurde der globale Markt für das Jahr 2018 noch auf 15,5 Milliarden US-Dollar geschätzt, soll er laut dem Marktforschungsunternehmen Transparency Market Research (TMR) bis 2027 mit einer durchschnittlichen jährlichen Wachstumsrate von sechs Prozent auf 27 Milliarden US-Dollar anwachsen [7].

Fraglich ist, ob eine medizinische Fachgesellschaft, die von der »Gesundheitswirtschaft« mitfinanziert wird, industrieunabhängig agieren kann. Interessenkonflikte scheinen vorprogrammiert. Pharmaunternehmen können so nicht nur auf Forschung, Fachzeitschriften, Ärzte und Patientenorganisationen Einfluss nehmen, sondern auch auf die Formulierung von Behandlungsleitlinien.

Finanzierung von Studien

Es ist sehr bedauerlich, dass es so wenige Studien gibt, die Ernährungstherapien oder auch pflanzliche Heilmittel zur Behandlung von CED erforschen. Es werden immer weniger staatliche Forschungsgelder zur Verfügung gestellt, um die immer mehr Forscher konkurrieren. Eine unabhängige Forschung zum Wohle der Patienten ist im Prinzip nicht mehr möglich. Die meisten Studien sind industriefinanziert. Einfache Studien kosten ab 50 000 Euro; es gibt aber auch Studien, die über 100 Millionen Euro verschlingen. Mit einer Diät lässt sich von der Pharmaindustrie kein Geld verdienen und so ist auch ihre Erforschung kein profitversprechendes Unternehmen. Und für Substanzen, wie sie in der Natur vorkommen, kann man keine Patente anmelden. Wer sollte also eine entsprechende Forschung finanzieren?

Für medizinische Studien gibt es den sogenannten »Goldstandard«, die randomisierte (per Zufallsverteilung ausgewählte Teilnehmer), placebokontrollierte, doppelblinde Studie (weder der Arzt noch der Patient wissen, wer das Arzneimittel und wer das Placebo erhält) mit einer möglichst großen Teilnehmerzahl. Im Prinzip kann nur die Pharmaindustrie Gelder für solche Studien aufbringen, was jedoch keineswegs garantiert, dass die Ergebnisse vertrauenswürdig und nicht manipuliert sind.

Selbstverständlich sollte der Standard für medizinische Studien so hoch wie möglich sein, um die Sicherheit der Patienten zu gewährleisten. Es darf aber nicht sein, dass kleinere Studien, die diesen Standard nicht erfüllen, von der »evidenzbasierten Medizin« gar nicht erst wahrgenommen und Fallgeschichten oder sogenannte »Anekdoten« häufig nur belächelt werden. Wenn man Studien mit wenigen Teilnehmern ignoriert, weil man ihnen vorwerfen kann, dass die Qualität der Evidenz dadurch sehr niedrig ist, kann man im Namen der »evidenzbasierten Medizin« auch sehr leicht Ausgrenzung betreiben.

Damit wissenschaftliche Studien von der Fachwelt registriert werden, müssen sie in medizinischen Fachzeitschriften mit hohem Prestigewert veröffentlicht werden. Diese sind jedoch dadurch in Verruf geraten, ihre Unabhängigkeit an die Pharmaindustrie verkauft zu haben. Dies ermögliche es der Pharmaindustrie, Einfluss darauf zu nehmen, welche Inhalte dort veröffentlicht werden und die Meinung sowie das Verschreibungsverhalten von Ärzten zu steuern [8]. Fachartikel, die in angesehenen medizinischen Fachblättern wie dem New England Journal of Medicine, Lancet, Jama oder dem British Medical Journal erscheinen, werden immer wieder zitiert, erhalten so einen ganz besonderen Status und werden sozusagen als die Wahrheit angesehen.

Wirtschaftliche Interessen der Pharmaindustrie

Die Pharmaindustrie hat verschiedene Möglichkeiten entwickelt, um ihre Wirtschaftsinteressen durchzusetzen. Das Repertoire, mit dem sie versucht, die Ärzteschaft positiv zu beeinflussen, reicht von Fortbildungsangeboten, die in Wirklichkeit Marketing-Veranstaltungen mit Verköstigung sind, über Geschenke und finanzielle Zuwendungen. Die meisten Ärzte scheinen nichts dabei zu finden, sich auf diese Weise in ihren Entscheidungen beeinflussen zu lassen.

Einige Pharmaunternehmen schrecken auch nicht davor zurück, Medikamente zu vermarkten, obwohl ihnen bekannt ist, dass sie lebensgefährdende Nebenwirkungen haben können. Die Pharmaindustrie rechtfertigt hohe Preise für Medikamente gern damit, dass sie immense Summen in die Forschung investiere; alles natürlich zum Wohle der Menschheit. Tatsächlich fließen riesige Beträge in das Marketing und die geschickt vertuschten Korruptionspraktiken der Unternehmen. Auch Geldstrafen wegen Bestechung und Betrug verschlingen mitunter sehr hohe Summen, die sich jedoch durch die hohen Gewinne in diesem Industriezweig sehr schnell wieder ausgleichen lassen und sich nicht auf das Geschäftsgebaren der Unternehmen auswirken.

Positive Veränderungen

Zurück zu meiner Utopie, denn es gibt auch Entwicklungen, die mir Hoffnung auf positive Veränderungen geben. Dazu gehören Initiativen von Ärzten, die es sich zum Ziel gesetzt haben, den Einfluss der Pharmaindustrie auf das Gesundheitswesen transparenter zu machen und zu reduzieren. So zum Beispiel MEZIS (»Mein Essen zahl' ich selbst«), ein Zusammenschluss von Ärzten, die sich darum bemühen, dass Werbeveranstaltungen der Pharmaindustrie nicht als Fortbildungsveranstaltungen verkauft werden können. Es ist nämlich eine gesetzliche Anforderung, dass ärztliche Fortbildungen frei von wirtschaftlichen Interessen sind. Nur wird dies, laut MEZIS, bei 80 Prozent der Veranstaltungen nicht eingehalten.

Ein weiterer Lichtblick ist für mich das wachsende Interesse von Medizinern an der Speziellen Kohlenhydrat-Diät (SCD) in den USA. Dort wurden in den letzten Jahren einige Studien durchgeführt, die das Potenzial diätetischer Interventionen (insbesondere der SCD) für die Behandlung chronisch-entzündlicher Darmerkrankungen erforschen. Derzeit laufen gleich zwei wichtige Studien (DINE-CD-Studie, PRODUCE-Studie), auf die ich im folgenden Kapitel noch näher eingehen werde. Die DINE-Studie (Zeitraum: September 2017 bis Juli 2021) wird von der amerikanischen Crohn's and Colitis Foundation (CCFA, Morbus-Crohn-und-Colitis-Stiftung) und dem Patient-Centered Outcomes Research Institute (PCORI), einer staatlich geförderten gemeinnützigen Organisation, mit einem Budget von 2,5 Millionen US-Dollar finanziert. Die Studie untersucht, inwieweit die SCD und eine Ernährungsweise im Stil der mediterranen Diät zu einer Remission und zur Reduzierung der Symptome bei Morbus Crohn beitragen können. Dies ist sehr bemerkenswert, denn noch 2012 lautete die offizielle Position der Stiftung: »Es gibt keine Hinweise darauf, dass eine bestimmte Nahrung oder Diät chronisch-entzündliche Darmerkrankungen verursacht, verhindert oder kuriert« [9].

Die Schulmedizin hielt stur an diesem Glaubenssatz fest und tut es zum Großteil immer noch – obwohl schon seit Jahrzehnten etliche Patienten ihre Colitis ulcerosa oder ihren Morbus Crohn erfolgreich mit der SCD behandelt hatten. Solche Fallbeispiele werden jedoch von den meisten Schulmedizinern als »Anekdoten« abgetan, die jeglicher wissenschaftlichen Evidenz entbehrten. Jetzt ist der Druck von Patienten, die wissen wollen, welche Ernährungsweise sicher und therapeutisch wirksam für sie ist, und von Ärzten, die ihren Patienten evidenzbasierte Ernährungsempfehlungen geben möchten, zu groß geworden. Auf die Notwendigkeit, mehr Forschung in diesem Bereich zu betreiben, wird endlich reagiert.

In den USA wird es sicherlich nicht mehr lange dauern, bis die SCD ihren festen Platz in der klinischen Behandlung von CED findet, entweder als sichere und nebenwirkungsfreie Alternative zur medikamentösen Therapie oder als Begleittherapie. In der Tat wird die SCD wegweisend bereits in einer führenden Kinderklinik, dem Seattle Children's Hospital, als standardisierte Behandlungsmethode angeboten. Es ist also zu hoffen, dass der Paradigmenwechsel in den USA auch einen Einfluss auf die schulmedizinische CED-Therapie in Deutschland haben wird. Bis dahin ist es leider immer noch einem glücklichen Zufall überlassen, dass Patienten auf die SCD stoßen und selbst mit der Diät experimentieren.

9 SCD – Hilfe für Betroffene

»Meine Forschung zur Speziellen Kohlenhydrat-Diät (SCD) bei CED hat gezeigt, dass Patienten mit aktivem Morbus Crohn oder aktiver Colitis ulcerosa mit Diät als einziger Intervention eine klinische und biochemische Remission erreichen können«, so Prof. Dr. David Suskind, Leiter der Abteilung für pädiatrische Gastroenterologie am Seattle Children's Hospital [1].

Im Internet kann man zahlreiche Fallbeispiele von CED-Patienten finden, deren Leben sich durch die SCD zum Besseren gewendet hat. Immer wieder bestätigen Betroffene, dass sie durch die Umstellung ihrer Ernährungsweise eine Besserung von Symptomen und einen Rückgang der Krankheitsaktivität erreichen und auch erhalten konnten [2].

2004 führte die amerikanische Ärztin Dr. Raquel Nieves eine Online-Befragung durch, an der 51 CED-Patienten teilnahmen. 84 Prozent der Teilnehmer berichteten, dass sie mithilfe der SCD eine symptomatische Remission erreicht haben. 61 Prozent der Betroffenen bestätigten, dass sie keine Medikamente mehr benötigen. Auch wenn diese Erfolgsquote erstaunlich hoch ist und weit über der von Medikamenten bei CED liegt, lag ein Manko der Befragung darin, dass die Patientenberichte nicht ärztlich überprüft werden konnten.

Dr. Nieves, die diese Ergebnisse in einer medizinischen Studie [3] veröffentlichte, ist Kinderärztin und Morbus-Crohn-Betroffene. Als sie in ihrer Jugend erkrankte, wog sie nur noch 37 Kilogramm. Ihre Medikamente halfen kaum, verursachten jedoch schwere Nebenwirkungen. Während ihres Medizinstudiums stieß sie auf das Buch von Elaine Gottschall »Breaking the Vicious Cycle« (Deutscher Titel: Diät bei Morbus Crohn und Colitis ulcerosa: Endlich Chancen durch reizarme Ernährung. So hilft die »Spezielle Kohlenhydrat-Diät«) und lernte dadurch die SCD kennen. »Die Diät gab mir mein Leben wieder zurück. Ihre Wirksamkeit überstieg alle meine Erwartungen. Innerhalb eines

Monats ging es mir deutlich besser. Nach einigen Monaten konnte ich alle Medikamente absetzen« [4], erinnert sie sich.

Ihr Arzt reagierte sehr negativ darauf, dass sie ihre Gesundheit auf diese Weise selbst in die Hand genommen hatte. Er behauptete, die Diät habe nicht zur Verbesserung ihrer Symptome beigetragen. Es würde sich lediglich um eine spontane Remission handeln und die Symptome würden ohne Medikamente wieder zurückkehren. Da Dr. Nieves zum damaligen Zeitpunkt selbst Medizin studierte, war sie erschüttert darüber, dass ihre Kollegen nicht an eine diätetische Therapie glaubten und diese noch nicht einmal in Betracht zogen. »Als Ärztin verstehe ich immer noch nicht, was an einer alternativen Therapie wie einer gesunden Diät so bedrohlich ist. Trotz dieses Trends haben einige Ärzte angefangen, die Bedeutung der SCD zu verstehen, und erforschen sie, auch wenn es schwierig ist, finanzielle Unterstützung zu bekommen« [5], stellt sie fest.

SCD – schon lange bekannt

In den USA ist die SCD schon seit einem Jahrhundert bekannt. Dr. Sidney V. Haas setzte die Spezielle Kohlenhydrat-Diät bereits in den 1920er Jahren zur Behandlung von Patienten mit Zöliakie ein. 1951 veröffentlichte er in seinem Buch »Management of Celiac Disease« (Die Behandlung von Zöliakie) einen Prototyp der SCD. Obwohl die Diät weltweit erfolgreich angewandt wurde, geriet sie im Lauf der Zeit in Vergessenheit. Mit der Veröffentlichung ihres Buches »Food and the Gut Reaction« (der Titel der Erstausgabe des oben genannten Buches) im Jahr 1987 konnte Elaine Gottschall der SCD wieder zu neuer Popularität verhelfen. Mithilfe dieser Diät war es Dr. Haas gelungen, Gottschalls Tochter von ihrer schweren Colitis ulcerosa und vermeintlichen Autismus-Symptomen zu heilen.

Dr. Nieves hat die große Hoffnung, dass die SCD künftig bei der Behandlung von CED mit an erster Stelle stehen wird. »Wenn die Forschung zeigt, dass sie effektiv ist, sollte sie als Behandlungsoption angeboten werden, entweder alleine oder in Verbindung mit Medikamenten« [6], sagt sie. Sie wünscht sich, dass die SCD bald eine ähnliche Rolle bei der Behandlung von CED spielen möge wie beispielsweise die diätetischen Interventionen bei der Diabetes-Therapie.

SCD contra Medikamente

Die SCD ist eine Eliminationsdiät, die bezüglich der erlaubten Kohlenhydrate sehr spezifisch ist. (Ich werde die Diät im Kapitel »Die Spezielle Kohlenhydrat-Diät« (S. 150) noch wesentlich detaillierter beschreiben.) Durch den Ausschluss von Zweifach- und Mehrfachzuckern (Stärke) sollen die Vermehrung schädlicher Darmbakterien unterdrückt und die Wiederherstellung eines gesunden Mikrobioms gefördert werden.

Eine mikrobiologische Fehlbesiedlung des Darms als Ursache für Leaky Gut und Entzündungsprozesse wird heutzutage als ganz entscheidender Faktor für die Entstehung von CED gesehen. Dr. Haas und Elaine Gottschall waren ihrer Zeit weit voraus, denn die SCD setzt an der Modulation des fäkalen (dem Stuhl zugehörigen) Mikrobioms, dem Wiederherstellen einer integren Darmschleimhaut und den damit einhergehenden antiinflammatorischen Effekten an. Im Gegensatz zu Medikamenten behandelt die SCD Darmerkrankungen an der Wurzel ihrer Entstehung.

Bei der Behandlung chronisch-entzündlicher Darmerkrankungen steht der Einsatz von Medikamenten noch immer an allererster Stelle. Die Medikamente sind jedoch teuer, verursachen erhebliche Nebenwirkungen und sind oftmals noch nicht einmal effektiv. Die Palette reicht von milderen Aminosalicylaten (5-ASA-Präparate) über Kortikosteroide, Thiopurine und Immunsuppressiva bis hin zu Biologika.

Patienten reagieren sehr unterschiedlich auf diese Medikamente und ihre Wirkung nimmt im Lauf der Zeit häufig ab. Nur bei 30 bis 50 Prozent der Patienten führen die Medikamente eine Remission herbei oder können diese erhalten [7]. Wenn Patienten nicht in Remission bleiben und sich der Krankheitsprozess verschlimmert, können operative Eingriffe notwendig werden, die einschneidende physiologische Folgen haben können. Insbesondere, weil auch immer mehr Kinder und Jugendliche an CED erkranken, wäre es wünschenswert, wenn Ärzte eine Alternative zu lebenslangen medikamentösen Therapien anbieten könnten. Deshalb fordern immer mehr Patienten und auch Ärzte die verstärkte Erforschung der Rolle, die die Ernährungsweise bei der Behandlung von CED spielen kann.

Die SCD wurde im Zusammenhang mit chronisch-entzündlichen Darmerkrankungen am meisten erforscht. Trotzdem liegen noch immer relativ wenige Studien zu dieser Diät vor. Auf der Webseite ClinicalTrials, einer Datenbank, auf der über 329 000 Studien aus 209 Ländern registriert sind, konnte ich Mitte 2020 nur zehn Studien zur SCD finden. Das Hauptziel der Forschung ist es zu bewerten, ob die SCD – oder auch andere Diäten – eine sichere und effektive Option darstellen, um eine Remission bei Patienten mit CED herbeizuführen und zu erhalten.

Ein Experte, dessen Name im Zusammenhang mit der aktuellen SCD-Forschung immer wieder genannt wird, ist Prof. Dr. David Suskind, Leiter der Abteilung für pädiatrische Gastroenterologie am Seattle Children's Hospital. Informationen zur Forschung von Prof. Dr. Suskind finden Sie im Internet auf der Seite »NIMBAL«. NIMBAL steht für »Nutrition in Immune Balance«, d. h. die Rolle, die Ernährung für ein ausbalanciertes Immunsystem spielt.

Für Dr. Suskind ist die extreme Zunahme der Patienten mit CED in den USA ein Hinweis dafür, dass Umweltfaktoren eine ganz enorme Rolle bei der Entstehung chronisch-entzündlicher Darmerkrankungen spielen müssen. Er weist darauf hin, dass die Zahl der Erwachsenen, die darunter leiden, von zwei Millionen im Jahr 1999 auf drei Millionen im Jahr 2015 gestiegen ist. Einer britischen Studie zufolge, soll in Großbritannien in der Zeit von 2000 bis 2017 der Zuwachs von Patienten mit Colitis ulcerosa bei 55 Prozent und für Patienten mit

Morbus Crohn sogar bei 83 Prozent gelegen haben. Experten prognostizieren, dass diese Zahlen bis 2025 um ein weiteres Viertel ansteigen werden [9]. Obwohl ihre Entstehung noch nicht restlos geklärt ist, wird angenommen, dass es sich bei diesen Darmerkrankungen um eine immunologische Fehlregulation handelt, bei der das Immunsystem als Reaktion auf das fäkale Mikrobiom den Darm angreift, so Suskind.

»Trotz des Einflusses, den die Umwelt hat, stellt unser gegenwärtiges CED-Paradigma die immunologische Seite des CED-Paradigmas in den Vordergrund und misst dem fäkalen Mikrobiom oder der Barrierefunktion der Darmschleimhaut eine geringere Bedeutung zu« [9], sagt Suskind. Er stellt fest, dass der primäre Fokus bei der Therapie von CED noch immer auf der Unterdrückung des Immunsystems liege. »Während diese Therapien effektiv sein können, funktionieren sie jedoch nicht bei jedem Patienten und können mit signifikanten Nebenwirkungen und Kosten verbunden sein« [10], erklärt er. Deshalb beschäftigt sich seine Forschung damit, wie sich die fäkale Mikrobiota-Transplantation (FMT, auch »Stuhltransplantation«) und ernährungstherapeutische Maßnahmen auf das fäkale Mikrobiom und auf chronisch-entzündliche Darmerkrankungen auswirken [11].

Studien zur SCD

Lassen Sie uns nun einige Studien anschauen, die zeigen, dass die SCD eine effektive, nebenwirkungsfreie Alternative für die Behandlung von CED darstellt und den Einsatz von Medikamenten überflüssig machen oder reduzieren kann. Wenn Sie die Studien jetzt nicht interessieren, lesen Sie beim Kapitel »Die Spezielle Kohlenhydrat-Diät (SCD)«, S. 150 weiter.

Studie: Wirkt die SCD auch ohne Medikamente?

Suskind und sein Team führten über einen Zeitraum von zwölf Wochen eine prospektive Studie [12] durch. Diese hatte das Ziel, die Wirksamkeit der SCD als alleinige therapeutische Intervention zu bewerten. An der Studie nahmen zwölf Kinder und Jugendliche im Alter von zehn bis 17 Jahren mit Colitis ulcerosa oder Morbus Crohn teil. Sie hatten eine milde bis moderate Krankheitsaktivität. Die Ergebnisse wurden im Dezember 2016 online im Journal of Clinical Gastroenterology publiziert. Zwei Patienten brachen die Studie ab, weil es ihnen nicht gelang, die Diät aufrechtzuerhalten. Zwei Wochen nach Studienbeginn befanden sich fünf der zwölf Patienten in klinischer Remission. (Der Begriff »klinisch« steht für klinische Zeichen, die direkt erkennbar sind. Um von einer »biochemischen« Remission sprechen zu können, sind zusätzliche Laboruntersuchungen notwendig.) In der achten Woche befanden sich acht der verbliebenen elf Patienten in Remission. In der zwölften Woche befanden sich acht der verbliebenen zehn Patienten in Remission. Bei zwei Patienten zeigte die Diät keine Wirkung.

Insgesamt konnte eine signifikante Abnahme der Krankheitsaktivität und der Inflammationsmarker nachgewiesen werden. Die Forscher hatten vor Beginn der Diät und nach Ablauf der Studie Stuhlproben der Patienten untersucht und konnten signifikante Veränderungen in der mikrobiellen Zusammensetzung der Proben feststellen. Dr. Suskind zog folgendes Fazit: »Seit Jahrzehnten oder noch länger haben Mediziner behauptet, dass die Diät keine Rolle spiele und keinen Einfluss auf die Krankheit habe. Jetzt wissen wir, dass sie einen Einfluss hat, und zwar einen gewaltigen. Sie wirkt und jetzt haben wir den Beweis dafür« [13]. Diese Studie demonstriert, dass die SCD als alleinige therapeutische Maßnahme wirksam sein kann.

Studie: Hält die Wirksamkeit der SCD an?

2016 untersuchten Burgis und Kollegen von der Stanford University in einer retrospektiven Studie [14] die Wirksamkeit der SCD bei der Remissionserhaltung von elf Kindern mit Morbus Crohn, die sich ein Jahr lang gemäß der SCD ernährt hatten. Ein Teil der Patienten befolgte nur die Diät, während andere zusätzlich Antibiotika oder andere Medikamente erhielten. Nach Einführung der Diät konnte bei den Patienten eine signifikante Verbesserung der Hämatokrit- und Albuminwerte nachgewiesen werden. Der BSG(Blutsenkungsgeschwindigkeits)-Wert, der Auskunft über die Entzündungsaktivität im Körper gibt, verbesserte sich bei allen Patienten; bei 90 Prozent der Kinder kam es zu einer Gewichtszunahme und die meisten von ihnen sind auch gewachsen.

Nach knapp acht Monaten begann die zweite Studienphase, in der die Diät etwas gelockert wurde. Der Grad der Lockerung war individuell verschieden und reichte von einer nicht erlaubten Zutat oder Mahlzeit täglich bis zu einer unerlaubten Mahlzeit in zweiwöchigen Abständen. Die meisten Verbesserungen, die bei der strikten Befolgung der SCD erreicht worden waren, blieben auch bei der gelockerten Diät erhalten. Die Forscher stellten jedoch eine kleine Abnahme der Perzentilwerte beim Körpergewicht fest.

Die Autoren der Studie kamen zu folgendem Fazit: Die strikte Befolgung der SCD führte zu einer Verbesserung der Laborwerte und zur Aufrechterhaltung der Wachstumsparameter bei Kindern mit Morbus Crohn. Diese Studie hatte zwar nur elf Teilnehmer, aber es war die erste, die sich mit einer Lockerung der SCD beschäftigte.

Studie: Warum wird die SCD gewählt?

2016 wurde am Seattle Children's Hospital eine retrospektive Studie [15] durchgeführt, an der 26 Patienten mit CU und aktiver CED teilnahmen, die sich gemäß der SCD ernährten. Die Patienten wurden nach ihrer Motivation für die Anwendung der SCD gefragt. 17 von 26 Patienten (65 Prozent) wollten Medikamente vermeiden, neun der 26 Patienten (34 Prozent) befolgten die Diät wegen der unzureichenden Wirksamkeit oder wegen der Nebenwirkungen ihrer Medikamente.

Für einige der Patienten stellte die SCD die primäre Behandlungsmethode dar, während andere Patienten gleichzeitig auch Medikamente einnahmen. Bei zwölf der Patienten konnte eine Verbesserung der klinischen Marker und der Entzündungsmarker festgestellt werden. Von den 15 Patienten, die Medikamente einnahmen, konnten zwei ihre Medikamente absetzen und ausschließlich mit der SCD eine Remission aufrechterhalten.

Studie: Wie effektiv ist die SCD?

In einer Fallserie aus dem Jahr 2015 [16] – veröffentlicht im amerikanischen Journal of the Academy of Nutrition and Dietetics – wird über 50 Patienten mit CED berichtet, die mithilfe der SCD eine Remission erreicht und aufrechterhalten hatten. Im Durchschnitt hatten sich die Patienten 35,4 Monate gemäß der SCD ernährt. Die CED-Diagnose und die Remission wurden von Ärzten dokumentiert.

Von 22 Patienten, die vorher Medikamente nahmen, hatten 16 ihre Steroide abgesetzt, drei ihre Tumornekrosefaktor(TNF)-Inhibitoren und fünf ihr Mercaptopurin. Die Patienten bewerteten selbst, wie genau sie die Diät befolgten. Die Einhaltung reichte von 71 bis 100 Prozent mit einem Durchschnitt von 95 Prozent. Die Patienten hatten sich für die SCD entschieden, weil sie Angst vor den langfristigen Folgen der Nebenwirkungen ihrer Medikamente hatten (82 Prozent); die Medikamente ineffektiv waren (64 Prozent); sie glaubten, die SCD sei effektiver als Medikamente (64 Prozent); sie unerwünschte Nebenwirkungen der Medikamente feststellten (56 Prozent).

Die meisten Patienten hatten ungefähr einen Monat nach Einführung der SCD eine Verbesserung ihrer Symptome beobachtet. 33 Patienten (66 Prozent) berichteten über eine komplette Beseitigung ihrer Symptome. Dies war jedoch erst nach durchschnittlich 9,9 Monaten der Fall. Die SCD wurde im Durchschnitt als 91,3 Prozent effektiv bei der Kontrolle akuter Krankheitsschübe und als 92,1 Prozent effektiv in der Remissionserhaltung bewertet. Dies ist die bisher größte Studie ihrer Art und die Ergebnisse legen nahe, dass die SCD zur Behandlung von CED wirksam ist.

Fallbericht: SCD statt Medikamente

Ein Bericht von Khandalavala and Nirmalraj [17] beschreibt den Fall einer 73-jährigen asiatischen Ärztin mit CU, bei der konventionelle pharmakologische Therapien nicht anschlugen. Nachdem die Patientin die SCD drei Monate lang befolgt hatte, stellte sie symptomatische Verbesserungen fest. Eine zwei Jahre später durchgeführte Darmspiegelung zeigte eine komplette Remission ihrer CU. Nahm die Betroffene versehentlich Speisen zu sich, die von der SCD ausgeschlossen sind, verursachten diese akute Schübe der Symptome.

Studien an Kindern: SCD und Morbus Crohn

Cohen und Kollegen führten eine prospektive Studie [18] mit zehn Patienten durch, die mit der SCD behandelt wurden. Bei den Patienten handelte es sich um zehn Kinder mit aktivem Morbus Crohn, von denen neun die Studie beendeten. Die Forscher stellten bei 80 Prozent der Patienten klinische Verbesserungen des Gesundheitsstatus fest. 60 Prozent der Kinder erreichten innerhalb von zwölf Wochen eine Remission. Sechs von sieben Patienten, die die Diät ein ganzes Jahr befolgten, erreichten eine klinische Remission. Es gibt keine Daten dazu, wie strikt die Diät eingehalten wurde.

Suskind und Kollegen am Seattle Children's Hospital untersuchten die Krankenakten von sieben pädiatrischen Patienten mit mildem, moderatem und starkem Morbus Crohn, die mit der SCD behandelt wurden [19]. Die Forscher schlossen Patienten, die Immunsuppressiva erhielten, von der Studie aus. Alle Betroffenen erfuhren innerhalb von drei Monaten eine Beseitigung ihrer Symptome. Außerdem wuchsen die Kinder und nahmen auch zu. Die Forscher beobachteten eine Normalisierung der Laborparameter wie C-reaktives Protein (CRP), Hämoglobin, Albumin und fäkales Calprotectin.

Dasselbe Team führte eine Internet-Befragung [20] durch, auf die 417 Patienten mit Morbus Crohn, Colitis ulcerosa und unbestimmter Colitis im Kindes- und Erwachsenenalter antworteten. Die Mehrheit der Patienten berichtete, dass sie eine klinische Remission erreicht hatten, während sie sich gemäß der SCD ernährten. 33 Prozent der Patienten hatten zwei Monate nach Einführung der Diät eine klinische Remission erreicht. Bei 42 Prozent der Patienten war dies nach sechs oder zwölf Monaten der Fall.

Studie zur entzündungshemmenden CED-Diät

Im Jahr 2014 führten Olendzki und Kollegen an der University of Massachusetts eine Studie [21] mit der IBD Anti-inflammatory Diet (IBD-AID, entzündungshemmende CED-Diät), einer modifizierten Version der SCD, durch. Diese Diät beinhaltet magere Proteine, Obst, Gemüse und Hülsenfrüchte, aber auch Nahrungsmittel, die in der SCD verboten sind, wie präbiotische Ballaststoffe, Chia- und Leinsamen, Kefir, Joghurt und andere probiotische Speisen.

Die Forscher boten die Diät Patienten an, die arzneimittelresistent waren oder bei denen Medikamente nicht zum gewünschten Erfolg führten. Von 40 Patienten, denen die Diät angeboten wurde, lehnten 13 sie ab, standen 24 ihr positiv gegenüber und drei mit gemischten Gefühlen. Vollständige Daten waren nur für elf Patienten, die die Diät befolgten, verfügbar. Von diesen erfuhren 100 Prozent eine symptomatische Verbesserung und konnten die Menge ihrer Medikamente reduzieren.

Studie: Die SCD wirkt besser als Medikamente

Eine Studie aus dem Jahr 2004 [22] untersuchte zwei Fallbeispiele. Eine Patientin mit Colitis ulcerosa litt unter Krankheitsschüben, obwohl sie mit 5-ASA-Medikamenten behandelt wurde. Auch während des Ausschleichens von Steroiden hatte sie Krankheitsschübe. Nachdem sie sich gemäß der SCD ernährte, konnte sie innerhalb von zwei Wochen eine symptomatische Verbesserung feststellen. Eine Darmspiegelung, die ein Jahr später durchgeführt wurde, bestätigte eine Remission der Krankheit.

Der zweite Fall war eine 24-jährige Morbus-Crohn-Patientin, die nicht auf eine 5-ASA-Therapie ansprach und einen Schub hatte, während sie mit dem Kortisonpräparat Prednison behandelt wurde. Nachdem sie mit der SCD begonnen hatte, stellte sie innerhalb einer Woche eine symptomatische Verbesserung fest. Einen Monat nach Beginn der Diät konnte sie ihre Steroid-Therapie ausschleichen. Drei Jahre später befand sie sich noch immer in Remission und benötigte keinerlei Medikamente.

Studie: erst enterale Ernährung, dann SCD

In den USA sind Medikamente normalerweise die Erstlinienbehandlung für CED. Bei Kindern mit Morbus Crohn wird jedoch häufig auch versucht, durch eine enterale Ernährungstherapie (EEN, exclusive enteral nutrition) oder durch den Verzehr einer ernährungsphysiologisch vollständigen Flüssigdiät für eine Dauer von sechs bis acht Wochen eine Remission herbeizuführen. Studien belegen, dass bei 80 Prozent der Kinder EEN zur Herbeiführung einer Remission erfolgreich ist.

Es gibt keine Studien, die die Wirksamkeit von EEN und SCD direkt vergleichen, aber eine Studie aus dem Jahr 2017 [23] untersuchte beide Strategien. Ein 15-jähriger Patient mit Morbus Crohn, der fortwährend erhöhte Entzündungsmarker hatte, erhielt eine EEN für die Dauer von acht Wochen. Entzündungsmarker wie fäkales Calprotectin sowie die Sedimentationsrate nahmen zwar ab, waren aber noch immer erhöht. Danach begann er mit der SCD, worauf seine Entzündungsmarker abnahmen. Zwei Monate nach Einführung der SCD konnte er seine Medikamente absetzen, und nach sechs Monaten konnte er seine Diät lockern, während seine Entzündungsmarker stabil blieben.

Warum wirkt die SCD so gut?

Forschungsergebnisse bestätigen, dass die SCD bei der Behandlung von CED effektiv ist. Forscher und Mediziner sind jedoch auch daran interessiert, warum sie funktioniert. Sicherlich spielen dabei zahlreiche Faktoren eine Rolle, aber ein wichtiger Mechanismus liegt in der Modifizierung des Mikrobioms durch die ganz spezifische Ernährung.

Chronisch-entzündliche Darmerkrankungen entstehen, wenn das Immunsystem das Mikrobiom angreift. Es ist noch nicht ausreichend geklärt, warum es dies bei einigen Menschen tut und bei anderen nicht. Die Forschung konnte jedoch zeigen, dass bestimmte Bakterienarten mit größerer Wahrscheinlichkeit CED auslösen als andere. Die SCD führt dazu, dass Bakterien, die mit CED assoziiert sind, die Nahrung entzogen wird, während andere Bakterienpopulationen zunehmen.

In einer kleinen Pilotstudie [24] wurden Stuhlproben von Patienten mit Morbus Crohn und einer gesunden Kontrollgruppe untersucht. Es wurde verglichen, zu welchen mikrobiellen Veränderungen es bei Teilnehmern kam, die die SCD befolgten und bei Teilnehmern, die sich gemäß einer ballaststoffarmen Diät (low-residue diet) ernährten. Im Vergleich zu der gesunden Kontrollgruppe lag bei den Morbus-Crohn-Patienten vor ihrer Ernährungsumstellung eine geringere mikrobielle Vielfalt vor. Ihr Darm war auch von anderen Bakterienarten besiedelt. Während sich die Patienten gemäß der SCD ernährten, nahm ihre Bakterienvielfalt signifikant zu, was auf eine generelle Verbesserung ihrer Gesundheit schließen lässt. Demgegenüber hatte die ballaststoffarme Diät eine Abnahme der mikrobiellen Genexpression zur Folge.

Studie: SCD oder mediterrane Diät?

Die bereits erwähnte, zwölfwöchige DINE-CD-Studie (S. 131) [25] ist die erste nationale, randomisierte Studie, die die Wirksamkeit von zwei verschiedenen Diäten im Erreichen einer Remission bei Morbus-Crohn-Patienten miteinander vergleicht. Mit 194 Teilnehmern findet sie parallel an 32 US-amerikanischen Standorten statt. Von den Patienten werden Blut- und Stuhlproben vor Studienbeginn, sechs Wochen später und am Ende der zwölf Wochen genommen. Patienten, die Medikamente einnehmen, behalten diese bei. Die Patienten füllen täglich einen Fragebogen bezüglich ihrer Symptome aus. Die Studienteilnehmer ernähren sich zwölf Wochen lang entweder gemäß der SCD oder einer Diät im Stil der mediterranen Diät.

Die mediterrane Diät ist ballaststoffreich und reich an Obst, Gemüse, Vollkorn, Hülsenfrüchten, Nüssen, Samen und gesunden Fetten, die aus Olivenöl und von Omega-3-reichen Fischsorten stammen. Geflügel wird nur in moderaten Mengen verzehrt; rotes Fleisch, Milchprodukte und verarbeitete Nahrungsmittel sind nur in geringen Mengen erlaubt.

Forscher konnten zeigen, dass diese Diät das Risiko für Herzerkrankungen herabsetzt und den Cholesterinwert verringert. Sie setzt auch das Vorkommen von Krebs, Parkinson und Alzheimer herab. Deshalb gilt die mediterrane Diät allgemein als gesund. Beide Diäten sind »sauber«, das heißt, Gerichte werden aus frischen Biozutaten zubereitet und beinhalten keine industriell verarbeiteten Lebensmittel und darin enthaltene Zusatzstoffe.

Geleitet wird die Studie von Dr. James Lewis, stellvertretender Leiter des Inflammatory Bowel Disease Program (CED-Programm) an der University of Pennsylvania's Perelman School of Medicine. Dr. Lewis erklärt, dass es zwar eine Fülle anekdotischer Fallbeispiele und unkontrollierter Studien gäbe, die die Wirksamkeit der SCD nahelegen. Die DINE-CD-Studie sei jedoch die erste Studie, die eine Vergleichsgruppe einbezieht. Durch diese Studie soll erforscht werden, ob Patienten mit einer milden bis moderaten Morbus-Crohn-Erkrankung von einer der beiden Diäten mehr profitieren als von der anderen.

»Eine der Hypothesen darüber, wie diese verschiedenen vollwertigen Diäten wirken, ist, dass die Speisen aus frischen Zutaten, ohne Zusatzstoffe, mit Bioprodukten usw. zubereitet werden. Die andere ist, dass es bestimmte Bestandteile gibt, die von der Diät ausgeschlossen sind«, erklärt Dr. Lewis. »Wir wissen nicht, ob man diese zusätzlichen Bestandteile wirklich ausschließen muss, oder [ob] es ausreicht, wenn die Diät aus reinen, frischen Zutaten usw. besteht. Letztendlich sollte uns [die Studie] dabei helfen, eine Antwort auf diese Frage zu finden, denn sie vergleicht, mit welcher der beiden Diäten es den Patienten besser geht« [26].

Dr. Lewis erhofft sich von der Studie eine wissenschaftlich fundierte Antwort auf die Frage von Patienten, was sie essen sollen. Und auch Ärzte sollen in Zukunft nicht mehr ratlos zugeben müssen, dass sie es nicht wissen. Darüber hinaus soll die Studie auch mehr Aufschluss darüber geben, wie sich das Mikrobiom durch eine Ernährungsumstellung verändert.

Diät statt Immunsuppressiva

Dr. Lewis stellt fest, dass die genetische Prädisposition beim Entstehen von Morbus Crohn nur einen Anteil von 30 bis 40 Prozent ausmacht. Diese Tatsache lässt sehr viel Raum für die Auswirkung von Umweltfaktoren. Die Diät sei ein Faktor, den man sehr leicht ändern könne, so Dr. Lewis. »Unsere gegenwärtigen Überlegungen sind, dass die Entzündungen im Darm auf einer übermäßig starken Immunantwort gegenüber den Mikroben, die unseren Darm besiedeln, beruhen« [27], erklärt er. Eine diätetische Behandlungsmethode kann das Mikrobiom verändern und damit auch die Art und Weise, wie diese Mikroben mit dem Immunsystem interagieren.

Dr. Lewis steht dem Einsatz von Medikamenten, die das Immunsystem unterdrücken, kritisch gegenüber. Denn Immunsuppressiva setzen die Leistungsfähigkeit von genau jenem Teil unseres Körpers herab, der dazu da ist, Infektionen und Krebs zu bekämpfen. »Es wäre großartig, eine Behandlungsstrategie zu haben, die nicht so sehr davon abhängt, das Immunsystem zu unterdrücken«, sagt er. »Und ich hoffe, es stellt sich heraus, dass die Ernährungsweise ein Teil dieser Strategie sein kann« [28].

Studie: Wie wirkt sich die SCD aus?

Die sogenannte PRODUCE-Studie [29] (Personalized Research on Diet in Ulcerative Colitis and Crohn's Disease, Personalisierte Erforschung von Diät bei Colitis ulcerosa und Morbus Crohn) wurde an zwölf führenden US-amerikanischen Kliniken parallel durchgeführt (Studienzeitraum: April 2018 bis Dezember 2020). Es handelte sich um eine randomisierte Studie mit 54 Teilnehmern im Alter von sieben bis 18 Jahren, die vom Children's Hospital Medical Center, Cincinnati, gesponsert wurde. Auch für diese Studie hat das bereits erwähnte Patient-Centered Outcomes Research Institute (PCORI) eine Summe von 2,5 Millionen US-Dollar bereitgestellt.

Diese Studie erforscht, wie sich die Spezielle Kohlenhydrat-Diät bei CED-Patienten auf ihre Symptome und die Entzündungsaktivität auswirkt. Die Ergebnisse werden mit denen einer modifizierten SCD verglichen, die auch einige Zutaten beinhaltet, die die strikte SCD ausschließt, wie Bio-Reis, Hafer, Süßkartoffeln, Ahornsirup und Kakao. Gluten, Maisprodukte, Milchprodukte (außer Hartkäse und SCD-Joghurt, der selbst zubereitet und mindestens 24 Stunden fermentiert wird), Süßungsmittel (außer Honig) sowie verarbeitete Nahrungsmittel sind jedoch auch von dieser Diät ausgeschlossen.

Die Teilnehmer wechselten in achtwöchigen Intervallen zwischen beiden Diäten über einen Gesamtzeitraum von 34 Monaten. Sämtliche Patientendaten werden zusammengefasst, um mehr über die Wirksamkeit einer Diät bei CED zu erfahren. Ich bin sehr auf die Ergebnisse dieser Studie gespannt, weil sie Betroffenen, die sich gemäß der SCD ernähren, vielleicht etwas mehr Spielraum geben werden.

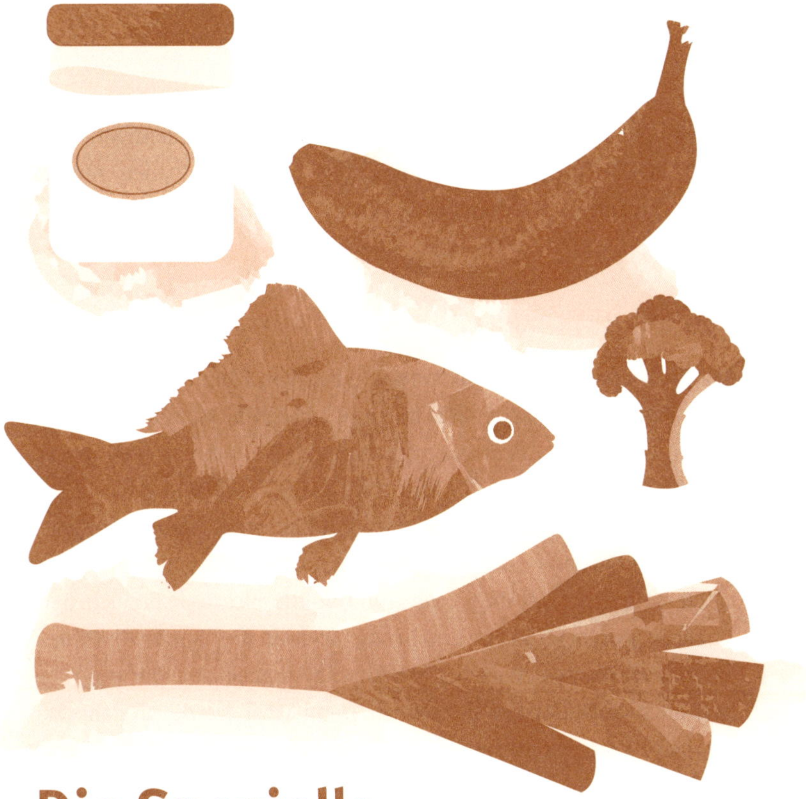

Die Spezielle Kohlenhydrat-Diät und die GAPS-Diät

Die GAPS-Diät basiert auf der SCD. Beide machen vorrangig ein gestörtes Mikrobiom für die entzündlichen Darmerkrankungen verantwortlich und zielen auf dessen Korrektur ab. Die Erfolge, die man mit den Diäten erzielen kann, sind erstaunlich.

10 Die Spezielle Kohlenhydrat-Diät (SCD)

Elaine Gottschall gelang es, mit der Speziellen Kohlenhydrat-Diät (SCD) ihre Tochter Judy von ihrer Colitis ulcerosa zu heilen. Auf den folgenden Seiten erfahren Sie das Wichtigste über diese Diät.

Das Buch »Breaking the Vicious Cycle«

Die Ernährungswissenschaftlerin und Biologin Elaine Gottschall widmete der Erforschung der SCD mehrere Jahre ihrer wissenschaftlichen Arbeit und veröffentlichte ihre Ergebnisse 1994 in ihrem Buch »Breaking the Vicious Cycle«. Dort stellte sie die SCD vor und erklärte ihre Wirkungsweise. Das Buch wurde in mindestens sieben Sprachen übersetzt, darunter auch ins Deutsche, wo es 2001 im TRIAS Verlag unter dem Titel »Morbus Crohn und Colitis ulcerosa: Endlich neue Chancen durch reizarme Ernährung. So hilft die ›Spezielle Kohlenhydrat-Diät‹« erschienen ist. Die deutsche Ausgabe ist leider vergriffen und eine Neuauflage nicht möglich. Demnächst werde ich daher zusätzlich zu diesem Buch noch ein Kochbuch zur SCD im TRIAS Verlag veröffentlichen.

Als ich die kanadische Originalausgabe von Elaine Gottschalls Buch zum ersten Mal aufschlug und das darin enthaltene Vorwort las, schöpfte ich daraus neue Hoffnung. Verfasst wurde es von dem ganzheitlichen amerikanischen Mediziner Dr. med. Ronald L. Hoffman, dessen Begeisterung für die SCD auch noch heute, 26 Jahre später, ungebrochen ist. Sein Vorwort war in der deutschen Ausgabe nie enthalten, und ich möchte es in groben Zügen hier für Sie zusammenfassen.

Dr. Hoffman zufolge sollte das Buch zu den grundlegenden Ressourcen eines jeden Gastroenterologen gehören, denn der klinische Wert der SCD stehe völlig außer Frage. Er habe bei Morbus-Crohn-, Colitis-ulcerosa- und Reizdarm-Patienten beeindruckende Ergebnisse mit der

SCD erzielt. Auch Patienten mit Muskelschmerzen, steifen Gelenken und selbst mit voll ausgeprägter Arthritis, chronischen Hautausschlägen oder generalisierter Müdigkeit hätten durch die Diät eine Linderung ihrer Symptome erfahren. Möglicherweise liege dies an der Reduzierung der Vergiftungserscheinungen im Darm, die durch die SCD erreicht werde.

Trotzdem schätzte er die Chancen einer weitreichenden Akzeptanz von diätetischen Therapien wie der SCD als sehr gering ein und begründete dies so: »Während viele meiner innovativen, ernährungsorientierten Kollegen »Food and the Gut Reaction« [Titel der Erstausgabe von Gottschalls Buch 1987] nutzbringend einsetzen und ihre Patienten mit diesem Ansatz vertraut machen, ist es bedauerlich, dass die meisten Gastroenterologen noch nicht einmal neugierig sind. Sie erkennen die Rolle, die die Ernährungsweise spielt, so gut wie gar nicht an« [1].

Dies sei selbst dann noch der Fall, wenn alle Versuche, die Symptome medikamentös zu behandeln, fehlgeschlagen wären. Immer mehr Patienten kämen jedoch zu der Erkenntnis, dass sie sich von einer völligen Medikamentenabhängigkeit sowie von einer symptomorientierten medizinischen Versorgung lösen müssten. Viele von ihnen hätten einen jahrelangen Leidensweg – verbunden mit wirtschaftlichen Einbußen und mentalem Stress – hinter sich und seien nun bereit, eine vollwertige Ernährungsweise, die auf medizinischer Forschung beruhe und sinnvoll sei, auszuprobieren. »Die Art und Weise, wie ›Food and the Gut Reaction‹ von den Patienten aufgenommen wurde, hat das Zeug zu einer wahren Basisbewegung. Massenhaft wollen Patienten diese Diät ausprobieren und viele machen die Erfahrung, dass sie ihnen hilft« [2], erklärt Dr. Hoffman. Der Lohn für Elaine Gottschalls selbstlosen Einsatz zum Wohl der Patienten läge in dem sicheren Wissen, dass sie das Leben Tausender Patienten mit Darmbeschwerden zum Guten gewendet habe.

SCD ist einen Versuch wert!

Elaine Gottschall berichtet in ihrem Buch auch über die Heilungserfolge mit der SCD bei ihrer Tochter. 1958 suchte sie den renommierten Kinderarzt Dr. Sidney V. Haas mit der damals achtjährigen Judy auf, bei der drei Jahre zuvor eine unheilbare Colitis ulcerosa diagnostiziert worden war. Die Gottschalls hatten bereits 14 Ärzte konsultiert, aber trotz der Verabreichung von Kortison und Sulfonamiden hatte sich Judys Zustand dermaßen verschlechtert, dass eine operative Entfernung ihres Dickdarms zwingend erschien. Dr. Haas verordnete die von ihm entwickelte SCD, und zwei Jahre später hatte das Mädchen keine Symptome mehr, war aufgeblüht und voller Energie. Nach einigen weiteren Jahren kehrte Judy wieder zu einer »normalen« Ernährungsweise zurück und blieb fortan gesund.

Gemäß dem schulmedizinischen Dogma ist eine »Heilung« chronisch-entzündlicher Darmerkrankungen durch eine Ernährungsumstellung nicht möglich. Aber wem nützt dieses Pochen auf eine Lehrmeinung? Den Patienten ganz sicherlich nicht. Warum können Ärzte Patienten, die unter entzündlichen Darmerkrankungen leiden, die SCD nicht einfach als *eine* Option anbieten? Warum begegnen Ärzte einer echten Chance, wie sie die SCD bietet, nicht mit mehr Offenheit und ermutigen ihre Patienten nicht dazu, sie wahrzunehmen? Selbst wenn ein Arzt nicht vorhersagen kann, ob die Diät bei einem Patienten hilft, ist es nicht zumindest einen Versuch wert? Vor allem, wenn in einem sehr ungünstigen Verlauf der Krankheit die Entfernung des Dickdarms und ein künstlicher Darmausgang drohen können? Die Betroffenen haben doch wirklich nichts zu verlieren, ganz im Gegenteil. Gottschalls Tochter wurde durch die SCD ein gesundes Leben zurückgegeben, und sicherlich wäre für sie ein Leben ohne Dickdarm sehr anders und weniger glücklich verlaufen.

Meiner Meinung nach darf ein Arzt niemals behaupten, eine Heilung sei unmöglich. Es ist vielmehr seine Aufgabe, den Glauben eines Patienten an eine Heilung zu unterstützen und seine Selbstheilungskräfte dadurch zu mobilisieren. Denn niemand – auch kein Arzt – weiß, wie sich eine Krankheit bei einem bestimmten Patienten entwickeln wird. Selbst bei Krebserkrankungen kann es zu Spontanremissionen kommen, die sich kein Arzt erklären kann.

Ärzte beziehen sich häufig auf »typische« Krankheitsverläufe. Ich frage mich, wie man einen »typischen« Krankheitsverlauf überhaupt beobachten will, wenn Medikamente Krankheitssymptome maskieren und die Selbstheilungskräfte des Körpers unterbinden, wie dies bei Patienten mit Colitis ulcerosa oder Morbus Crohn in der Regel der Fall ist.

Der anthroposophische Facharzt für Innere Medizin Prof. Dr. Volker Fintelmann stellte in einem Artikel mit dem Titel »Wir hören nur mit dem Herzen gut« fest: »Jede Krankheit begegnet mir durch jeden Patienten wieder neu« [3]. Ist es also prinzipiell überhaupt möglich, von einem »typischen« Krankheitsverlauf zu sprechen, wo doch jeder Patient individuell ganz verschieden ist?

Mit der SCD den Teufelskreis durchbrechen

Elaine Gottschall, die die biochemische und biologische Basis der SCD jahrelange erforscht hat, war davon überzeugt, dass eine unzureichende Verdauung und Malabsorption von Kohlenhydraten die Hauptursachen verschiedener intestinaler Erkrankungen darstellen. In ihrem Buch »Breaking the Vicious Cycle« erklärte sie, wie die SCD eine aus der gesunden Balance geratene Darmflora wieder ins Gleichgewicht bringen kann. Mit dem Buch gelang es ihr, dieser in Vergessenheit geratenen diätetischen Therapie wieder zu neuer Popularität zu verhelfen. Sie widmete es Dr. Haas, der ihr als Erster vermittelte, wie wichtig ein Verständnis der Wirkung von Nahrung auf den Körper ist.

Gottschall empfahl die SCD etlichen Patienten, die an Colitis ulcerosa, Morbus Crohn, Zöliakie, Divertikulitis und verschiedenen Arten chronischer Durchfallerkrankungen litten. Durch die spezifische Ernährungsweise konnten Tausende Patienten wieder ihre Gesundheit erlangen. Bei Babys und Kleinkindern, die neben Darmsymptomen auch an neurologischen Problemen wie Autismus oder Hyperaktivität litten, machte Gottschall die Erfahrung, dass sich auch diese durch die Ernährungsumstellung verbesserten oder ganz verschwanden.

Gottschall zufolge gibt es schon seit Jahrhunderten extrem unangenehme und an den Kräften zehrende Darmerkrankungen. Die Ernährungsweise sei dabei immer als ein wichtiger Faktor angesehen worden, sowohl zur Bestimmung der Krankheitsursache als auch für die Therapie. Der englische Kinderarzt Dr. Samuel Gee stellte 1888 fest, Darmkrankheiten könnten – wenn überhaupt – nur durch diätetische Maßnahmen geheilt werden. Milch und sehr stärkehaltige Lebensmittel wie Reis, Mais, Kartoffeln oder Getreide seien bei Darmproblemen die am wenigsten geeigneten Nahrungsmittel. Von ihm stammte der Satz: »Alles, was der Patient zu sich nimmt und nicht verdauen kann, schadet ihm.« Hiermit wies er bereits darauf hin, dass ungeeignete Speisen für den Patienten nicht nur schlecht sind, sondern einen pathologischen Zustand im Darm verursachen.

Gesunde Darmflora gegen schädliche Mikroben

Es ist ein Irrtum zu glauben, dass unverdaute und infolgedessen nicht absorbierte Kohlenhydrate den Dünn- und Dickdarm einfach passieren und dann mit dem Stuhl ausgeschieden werden, ohne dabei Schaden im Darm anzurichten. In der Tat haben fast alle Menschen Probleme, größere Mengen von Weizenmehl zu absorbieren, so Gottschall. Die Folge daraus sind eine Zunahme intestinaler Fermentation und die Produktion von Darmgasen.

Ein schlecht funktionierender Darm kann von der Verdauung komplexer Kohlenhydrate leicht überfordert werden, weil hierfür zahlreiche Verdauungsprozesse notwendig sind. Unzureichend verdaute Kohlenhydrate erzeugen im Verdauungstrakt eine Umgebung, die eine Überwucherung mit Darmpilzen und Bakterien fördert. Dies kann eine Kettenreaktion auslösen oder verschlimmern. Es entsteht ein Teufelskreis, den die SCD zu durchbrechen versucht. Da die SCD nur »vorverdaute« Kohlenhydrate zulässt, kann der Patient maximal mit Nährstoffen versorgt werden, ohne das Wachstum bestimmter Mikroben zu fördern. Im Darm befinden sich mehr als 500 verschiedene Bakterienarten. In einem gesunden Verdauungstrakt leben die Darmmikroben in einem Gleichgewicht. Die Überbesiedlung mit einer bestimmten Bakterienart wird durch die Aktivität anderer Arten unterdrückt. Dieser Wettbewerb zwischen den Mikroben verhindert, dass eine Art den Körper mit ihren Abfallprodukten und Toxinen überschütten und überwältigen kann. Die normale, harmonische Balance der im Verdauungstrakt lebenden Mikroben ist im Fall von akuten oder chronischen Darmerkrankungen gestört. Man spricht hier auch von einer sogenannten Dysbiose.

Der russische Forscher und Nobelpreisträger Dr. Ilja Metschnikow vertrat bereits Anfang des 20. Jahrhunderts die Überzeugung, dass schädliche Mikroben keine Bedrohung darstellen, solange die Darmflora als Ganzes gesund sei. Er empfahl den Verzehr von fermentierter Milch, die Joghurt ähnelt, und vertrat die Auffassung, dass die darin enthaltenen nützlichen Bakterien (Probiotika) in den Darm gelangen und dort eine gesunde Darmflora aufrechterhalten. Die Verbreitung freundlicher Darmbakterien verhindere, dass sich schädliche Darmbakterien, die Toxine erzeugen, ausbreiten und Schaden anrichten.

In den 1980er Jahren erschienen immer mehr medizinische Fachartikel, in denen behauptet wurde, Toxine von Darmbakterien seien in der Lage, Darmzellen anzugreifen und wären dadurch für eine Bandbreite an Durchfallerkrankungen verantwortlich. Auch wenn es zu diesem Zeitpunkt noch nicht möglich war, spezifische Mikroben den verschiedenen chronischen Darmerkrankungen zuzuordnen, bestand ein allgemeiner Konsens darüber, dass Darmbakterien keine unschuldigen Zuschauer sind.

Gottschall zufolge gibt es Beweise dafür, dass Darmbakterien erst Krankheiten verursachen, wenn sie Methoden entwickeln, mit denen sie sich an der Darmwand festhalten können. Es ist dann nicht mehr möglich, sie durch die normale Darmbewegung mit dem Stuhl auszuscheiden. Der Einsatz von Antibiotika sei hier keine sinnvolle Lösung. Kortison und Medikamente aus der Sulfa-Familie (wie zum Beispiel Sulfasalazin, ein Antirheumatikum, das heute auch zur Therapie der Colitis ulcerosa und anderer chronischer Darmerkrankungen angewandt wird) haben bei längerem Einsatz Nebenwirkungen.

Eine sinnvolle und harmlose Form der »Kriegsführung« gegen die abweichende Mikrobenpopulation besteht darin, ihnen die Nahrung zu entziehen. Die meisten Darmmikroben benötigen Kohlenhydrate als Energie und die SCD reduziert dieses Angebot ganz erheblich. Die Anzahl schädlicher Mikroben wird allmählich reduziert und damit auch ihre Nebenprodukte und Toxine.

Kohlenhydrate und ihre Verdauung

In unserer Nahrung gibt es verschiedene Gruppen von Kohlenhydraten. Man unterscheidet zwischen Einfachzuckern, Doppelzuckern und Stärke. Zu den Einfachzuckern (Monosaccharide) gehören Glucose (Traubenzucker) und Fructose (Fruchtzucker), die man in Honig, Früchten und einigen Gemüsesorten findet. Auch die Galaktose, die sich beispielsweise in dem selbst hergestellten »SCD-Joghurt« befindet, gehört zu dieser Kategorie.

Zu den Zweifachzuckern (Disaccharide) zählen Laktose (Milchzucker), Saccharose (Rüben- oder Rohrzucker), Maltose (Malzzucker) und Isomaltose. Laktose kommt in Milch und in Milchprodukten vor. Saccharose ist im Handel als Haushaltszucker erhältlich und befindet sich in den meisten industriell hergestellten Lebensmitteln und auch in pasteurisiertem Honig. Maltose und Isomaltose können zwar direkt in Speisen vorkommen, meistens stammen sie jedoch aus der Stärke, die sich beispielsweise in Getreide und Getreideprodukten, Reis und Kartoffeln befindet. Stärke ist ein Vielfachzucker (Polysaccharid), der von Enzymen des Speichels und der Bauchspeicheldrüse aufgespalten und in die Disaccharide Maltose und Isomaltose zerlegt wird. In Mehrfachzuckern (Doppelzucker und Stärke) sind Moleküle von Einfachzuckern wie Perlen an einer Schnur aneinandergereiht. Sie sind für den menschlichen Organismus nur verwertbar, wenn sie in Einfachzucker aufgespalten werden. Einfachzucker bedürfen keiner Verdauungsarbeit.

Der letzte Schritt der Kohlenhydratverdauung findet im Dünndarm statt, der im Querschnitt betrachtet einer Landschaft aus Hügeln und

Tälern gleicht. Die Hügel (Villi oder Zotten) sind bedeckt von Darmzellen (Enterozyten), auf denen sich die winzigen Mikrovilli (Kleinzotten) befinden. Auf den Mikrovilli sind die Verdauungsenzyme Lactase, Sucrase, Maltase und Isomaltase, die die entsprechenden Mehrfachzucker in Einfachzucker aufspalten. Kohlenhydrate können nur in dieser Form von den Mikrovilli aufgenommen und in den Blutstrom transportiert werden, um den Körper mit Energie zu versorgen.

Bei Patienten mit Darmerkrankungen liegt eine strukturelle Schädigung der Darmoberfläche vor. Bei ihnen sind die Mikrovilli abgeflacht und haben wenige oder gar keine Enzyme oder sie sind von einer Schleimschicht bedeckt. Dr. J. Rainer Poley von der Eastern Virginia Medical School fand heraus, dass die meisten Patienten, die unter chronischem Durchfall leiden, die Fähigkeit zur Verdauung von Stärke und Disacchariden verloren haben. In ihrem Darm befindet sich eine anormal dicke Schicht von Oberflächenschleim, die den Kontakt zwi-

Querschnitt einer gesunden und einer geschädigten Darmzotte mit Mikrovilli

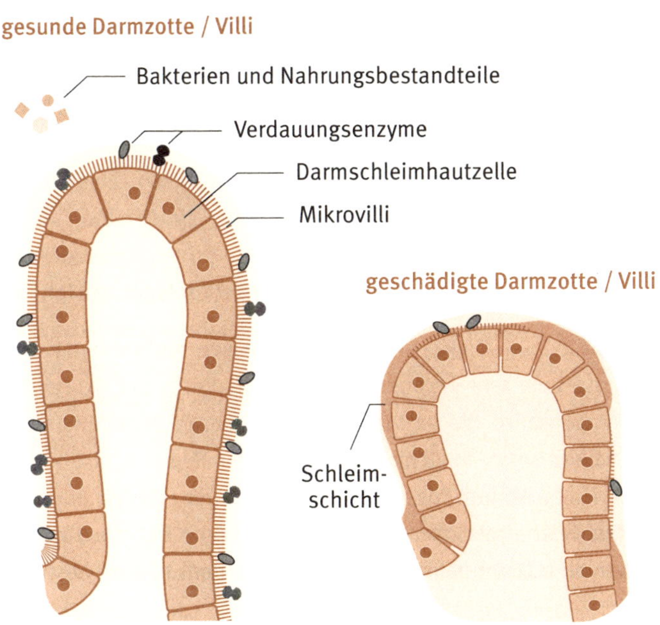

schen den Verdauungsenzymen der Mikrovilli und den Kohlenhydraten verhindert. Die Verdauungsaktivitäten sind deshalb behindert und der letzte Verdauungsschritt der Kohlenhydrate ist erschwert oder sogar unmöglich.

Unverdaute Zucker verbleiben im Darm und führen zu einer Umkehrung des normalen Ernährungsvorgangs, bei dem die Nährstoffe vom Darm in den Blutstrom gelangen. Stattdessen wird Wasser, das Nährstoffe enthält, in den sogenannten Darmlumen (Hohlraum des Darms) gezogen. Kalorien, Mineralien und Vitamine, die eigentlich für die Körperzellen bestimmt sind, gehen mit dem entstehenden Durchfall verloren. Diese sogenannte Malabsorption führt zu einer Mangelernährung. Schon sehr früh kommt es in diesem Prozess zu einer Behinderung der Vitamin-B_{12}-Aufnahme. Vitamin B_{12} ist wichtig für die Blutbildung, die Blutgefäße und die Nervenzellen.

Von allen Nährstoffkomponenten haben unverdaute und nicht absorbierte Kohlenhydrate den größten Einfluss auf den Zuwachs von Darmbakterien im Dickdarm. Bakterien und Hefepilze fermentieren die Kohlenhydrate und bilden dabei Nebenprodukte wie Gase, Alkohol, Toxine und organische Säuren. Dadurch verändert sich der pH-Wert und die Umgebung wird zu sauer. Dies hat zur Folge, dass harmlose Mikroben zu schädlichen mutieren können. Das gewöhnlich vorkommende Darmbakterium Escherichia coli (E. coli) beispielsweise kann aufgrund einer Mutation seine Charakteristika verändern und dadurch Krankheiten verursachen.

Überbesiedlung des Dünndarms mit Bakterien

Im Gegensatz zum Dickdarm herrscht in Magen und Dünndarm normalerweise eine sehr geringe Bakterienbesiedlung. Der Grund dafür ist die Magensäure, die im Magen und im oberen Dünndarm für ein saures Milieu sorgt, in dem Bakterien in der Regel nicht überleben können. Hinzu kommt, dass die Darmperistaltik (Wellen unwillkürlicher Muskelkontraktionen) dafür sorgt, dass die Mikroben mit dem Stuhl aus dem Darm befördert werden. Trotzdem können bestimmte

Umstände dazu beitragen, dass sich Mikroben aus dem Dickdarm in diesen Regionen ansiedeln und vermehren, wie zum Beispiel die Anwesenheit unverdauter und nicht absorbierter Kohlenhydrate im Dünndarm.

Als weitere Faktoren für eine Überbesiedlung des Dünndarms mit Mikroben nennt Gottschall eine mangelhafte oder ungesunde Ernährung und eine daraus resultierende Schwächung des Immunsystems, eine Antibiotika-Therapie, die kontinuierliche Einnahme von Antazida (Medikamente, die den Säuregehalt des Magens reduzieren) oder die Herabsetzung der Säurebildung im Magen bei älteren Menschen.

Wenn Bakterien den Dünndarm besiedeln, entsteht dort ein Teufelskreis, der charakterisiert ist durch die vermehrte Produktion von Gas, Säuren und anderen Fermentationsprodukten, die die mangelhafte Aufnahme von Kohlenhydraten noch verschlechtern. Hefepilze, Bakterien und Parasiten, die in den Dünndarm vorgedrungen sind, können dort Substanzen freisetzen, die Irritationen auslösen oder giftig sind. Sie können Schäden an der Zellwand verursachen und die Verdauungsenzyme zerstören. Bei Colitis ulcerosa wurde häufig ein Lactase-Mangel (das Verdauungsenzym für Laktose) festgestellt.

Gottschall vermutete, dass große Mengen kurzkettiger, organischer Säuren, die durch bakterielle Fermentation im Darm entstehen, in der Zukunft noch eine wichtige Rolle dabei spielen werden, die Ursachen einiger Formen entzündlicher Darmerkrankungen zu klären. Zu diesen Nebenprodukten gehören auch Säuren wie Milchsäure und Essigsäure (Acetat). Während in Stuhlproben aus einem gesunden Darm der Anteil der Essigsäure 60 Prozent beträgt, ist dieser bei Patienten mit einer geschwächten Darmbarriere und bei chronisch-entzündlichen Darmerkrankungen um 10 bis 20 Prozent erhöht. Hingegen liegt der Anteil von Buttersäure (Butyrat) weit unter der Menge, wie sie im gesunden Darm vorkommt. Buttersäure spielt für die Darmgesundheit die wichtigste Rolle, da sie eine gute Energiequelle für die Darmzellen darstellt und Entzündungsprozesse hemmt. (Mehr dazu lesen Sie im Kapitel »Buttersäure – Energie für die Darmzellen«, S. 55.)

Milchsäure, die durch Fermentation im Darm gebildet wird, schädigt nicht nur den Darm, sondern verursacht auch eine anormale Gehirnfunktion und anormales Verhalten. Darmprobleme werden häufig von Verhaltensstörungen begleitet. Die SCD unterbindet die Bildung größerer Mengen von Milchsäure.

Gottschall vermutete, dass der Darm exzessiv Schleim produziert, wenn er sich vor Verletzungen durch mechanische und chemische Einwirkungen zu schützen versucht. Der Schleim wird von den dort anwesenden Becherzellen gebildet, die irgendwann keinen Schleim mehr produzieren können, weil sie erschöpft sind. An den betreffenden Stellen ist die Darmoberfläche dann völlig ungeschützt und verletzbar. Möglicherweise sei dies der Zeitpunkt, zu dem es zur Bildung von Geschwüren komme, wie man sie bei Colitis ulcerosa feststellt.

Eine Überbesiedlung des Dünndarms mit Bakterien gilt auch als eine Ursache für das sogenannte Leaky-Gut-Syndrom (»löchriger Darm«, S. 43). Als weitere Ursachen nennt Gottschall übermäßigen Alkoholkonsum und Medikamente wie nichtsteroidale Antiphlogistika [4].

Durch den löchrigen Darm können Keime oder deren Bruchstücke, Schadstoffe und unzureichend aufgespaltene Nahrungsmittel in Kontakt mit den Darm- und Immunzellen kommen oder sogar in den Blutstrom gelangen. Nicht in ihre Aminosäuren aufgespaltene Proteine, die in den Blutkreislauf gelangen, werden für die Entstehung von Allergien und Autoimmunerkrankungen verantwortlich gemacht.

»Wenn wir das bakterielle Wachstum in den Griff bekommen und dafür sorgen, dass die Darmbarriere wieder dicht ist, können die Proteine nicht mehr durch sie hindurch und eine Überaktivierung des Immunsystems bewirken. Wir versuchen also die Überwucherung mit Bakterien zu reduzieren, indem wir ihnen nicht mehr diese Kohlenhydrate zukommen lassen, die eigentlich als Nahrung für uns gedacht waren« [5], erklärt Elaine Gottschall.

Darmerkrankungen und psychische Störungen

Gottschall befasste sich Jahrzehnte mit Colitis-ulcerosa- und Morbus-Crohn-Patienten und mit Menschen, die unter chronischen Durchfällen litten. In dieser Zeit machte sie immer wieder die Erfahrung, dass viele dieser Patienten auch von psychischen Störungen wie Verhaltensauffälligkeiten, geistiger Verwirrung, Schizophrenie oder Epilepsie betroffen waren. Als sich die Betroffenen gemäß der SCD ernährten, verschwanden die psychischen Störungen häufig, noch bevor die Darmsymptome ganz verschwunden waren. Als Gottschalls Tochter in den 1960er Jahren von ihrer Colitis ulcerosa geheilt wurde, waren die Krampfanfälle, die sie nach dem Einschlafen hatte, die ersten Symptome, die nicht mehr auftraten.

Diese Beobachtung deckt sich mit den Forschungsergebnissen verschiedener Ärzte. Bereits 1908 berichteten Zöliakie-Spezialisten, dass es bei manchen Patienten, die über längere Zeiträume unter Durchfall und Malabsorption litten, auch zu einer Degeneration des Gehirns, des Rückenmarks und anderer Gruppen von Nervengewebe kam. Man führte dies auf die Malabsorption und das Defizit an wichtigen Vitaminen und Mineralien zurück. Es war auch bereits bekannt, dass Darmmikroben als Quelle von Toxinen eine normale Gehirnfunktion beeinträchtigen können.

Von dem französischen Arzt Dr. H. Baruk, der über einen Zeitraum von 50 Jahren Schizophrenie und psychische Störungen erforschte, stammt die folgende Feststellung: »Anstatt diese Krankheiten als hoffnungslos anzusehen, ist es vorzuziehen, die Mehrheit von Psychosen und Neurosen als Reaktionen auf biologische Faktoren zu betrachten, deren Wurzeln sehr oft in der Verdauung liegen. Die Psychiatrie muss diese toxischen Faktoren anerkennen. Sie werden jedoch viel zu oft vernachlässigt« [6].

Schizophrenie zum Beispiel wird häufig als genetisch bedingt dargestellt und die Rolle der Epigenetik (Umweltfaktoren, die die Genexpression beeinflussen, wie zum Beispiel die Ernährung) dabei unterschlagen. Untersuchungen aus der Forschung mit eineiigen

Zwillingen ergaben, dass die Erblichkeit von Schizophrenie nur bei einem Faktor von 0,31 liegt. Wäre sie ein reines Erbleiden, müsste der Faktor bei 1,0 liegen [7].

Substanzen, die im Verdauungstrakt entstehen und in den Blutstrom übergehen, können in bestimmten Fällen die gut abgeschirmte Blut-Hirn-Schranke überwinden. Toxine aus dem Verdauungstrakt können Neurotransmitter-Substanzen im Gehirn beeinflussen oder zu Vergiftungserscheinungen der Gehirnzellen führen. Gottschall hob hier insbesondere die Rolle von linksdrehender Milchsäure hervor, die in anormal großen Mengen produziert wird, wenn bestimmte Darmbakterien mit großen Mengen unverdauter Kohlenhydrate überflutet werden.

Die Autismus-Verbindung

Die SCD wurde zur Behandlung von Darmerkrankungen und nicht speziell zur Behandlung von Autismus entwickelt. Die positive Auswirkung auf autistische Symptome kam sozusagen durch die Hintertür herein. Eltern autistischer Kinder machten schon immer die Beobachtung, dass diese Störung auch mit intestinalen Problemen wie chronischer Verstopfung im Wechsel mit Durchfallperioden und Bauchschmerzen einhergeht.

Die Kinder leiden an Lebensmittel-Unverträglichkeiten, insbesondere gegenüber dem Gluten von Getreide und verschiedenen Komponenten von Milchprodukten. Autistische Kinder haben eine niedrige Aktivität jener Enzyme, die für die Kohlenhydratverdauung zuständig sind. Bei einer Studie mit 400 autistischen Kindern stellte man fest, dass 55 Prozent von ihnen einen Lactase-Mangel aufwiesen. Bei vielen, aber nicht allen Kindern, konnte eine Besserung ihres Verhaltens durch das Weglassen bestimmter Proteine erreicht werden. Dadurch verbesserten sich jedoch nicht ihre Darmprobleme.

Die SCD geht diese in der gleichen Weise an wie entzündliche Darmerkrankungen. Sie widmet sich der Aufgabe, den Teufelskreis aus mangelhafter Verdauung, Malabsorption, Entzündung und Nahrungsmittelallergien, die man bei autistischen Kindern findet, zu durchbrechen. Sobald durch die diätetische Maßnahme wieder eine normale Verdauung einsetzt, können erstaunliche Verbesserungen in der Darmfunktion, beim Sprechen und beim Augenkontakt, in Bezug auf selbststimulierendes Verhalten und Angstzustände sowie in der allgemeinen Stimmung festgestellt werden.

Geschichte der SCD

Sie SCD wurde in der ersten Hälfte des 20. Jahrhunderts von Dr. Sidney Valentine Haas entwickelt. Er hatte sich viele Jahre mit den Auswirkungen von Ernährung auf Zöliakie und andere Verdauungsstörungen befasst. Zu dieser Zeit setzte sich in medizinischen Fachkreisen die Überzeugung durch, dass die Ursachen von Zöliakie in einem gestörten Kohlenhydrat-Metabolismus und in einer gestörten Kohlenhydratverdauung zu suchen seien.

In dem Aufsatz »Prolonged Intolerance of Carbohydrates« (Anhaltende Intoleranz gegenüber Kohlenhydraten) aus dem Jahr 1921 stellte Dr. John Howland fest, Kohlenhydrate müssten von den Patienten rigoros gemieden werden, während sie Proteine und Fett in der Regel gut verdauen könnten. Dr. Haas und Dr. Howland waren Kollegen an der Vanderbilt Clinic.

Dr. Haas fand heraus, dass Bananen eine gut zu verdauende Kohlenhydratquelle für Zöliakie-Patienten darstellen. Sie konnten ohne Probleme in großen Mengen und mit wohltuender Wirkung verzehrt werden. Er fand weitere Obst- und Gemüsesorten, deren Kohlenhydrate von den Betroffenen gut toleriert wurden. So konnte er eine vielfältigere und ausgewogenere Diät entwickeln. Mit seiner »Speziellen Kohlenhydrat-Diät« behandelte er über 600 Zöliakie-Patienten erfolgreich. Gemeinsam mit seinem Sohn Dr. Merrill P. Haas publizierte er 1951 das medizinische Lehrbuch »The Management of Celiac Disease« (Die Behandlung von Zöliakie), die bis dahin umfassendste Abhandlung über dieses Thema. Dort präsentierte er auch seinen Erfolg mit der SCD bei der Behandlung der Krankheit.

Die SCD war von Ärzten auf der ganzen Welt zur Heilung von Zöliakie anerkannt. Damals war die Diagnose »Zöliakie« jedoch noch nicht so eng definiert wie heute. Das Fundament für die Beschreibung und die Kriterien für die Diagnose der Erkrankung hatte Dr. Samuel Gee 1888 gelegt. Diese waren loser, nicht geformter Stuhl, jedoch nicht wässrig; blasse Farbe des Stuhls und sehr voluminös in Relation zur Essmenge; als Ergebnis von Fermentierung ist der Stuhl hefig und schaumig und von üblem Geruch; die Nahrung scheint eher verfault als verdaut zu sein.

Laut Dr. Natasha Campbell McBride, der Autorin von »Wie Darm und Psyche sich beeinflussen. Natürliche Heilung von Autismus, AD(H)S, Dyspraxie, Legasthenie, Depression und Schizophrenie«, waren in die Diagnose von Zöliakie eine Vielzahl entzündlicher Darmerkrankungen und Störungen mit einbezogen, und all diese Leiden waren sehr effektiv mit der SCD zu behandeln. Dies seien die guten alten Tage gewesen, als Ärzte ihre Patienten noch mit Diät und natürlichen Methoden therapierten. Was dann geschehen sei, habe »furchtbare« Folgen gehabt, so Dr. Campbell-McBride.

Kohlenhydrate oder nur Gluten?

1952 erschien in dem englischen medizinischen Journal »Lancet« ein Artikel, der nicht die Stärke (Kohlenhydrate), sondern das Protein Gluten für die Zöliakie-Symptome verantwortlich machte. Obwohl nur zehn Kinder an der entsprechenden Studie beteiligt waren, widersprachen die Verfasser – Mitglieder der Universität von Birmingham – allen bisherigen Ergebnissen und behaupteten, bei den Betroffenen sei keine Restriktion von Kohlenhydraten notwendig. Man nahm an, dass Zöliakie-Patienten Gluten nicht in seine Aminosäuren-Bestandteile aufspalten und absorbieren konnten. Zöliakie wurde als Glutenintoleranz oder glutenbedingte Enteropathie definiert. Die »glutenfreie Diät« galt fortan als effektive Behandlungsmethode für Zöliakie, und die SCD wurde als altmodische, überholte Information abgetan und geriet in Vergessenheit.

Die Diagnose einer »echten Zöliakie« wurde mithilfe von Dünndarmbiopsien gestellt, bei denen eine Serie von Gewebeproben entnommen wurde. Während des Glutenverzehrs musste die intestinale Oberfläche als Reaktion auf Gluten flacher oder stumpf erscheinen. Nach der Eliminierung des Glutens aus der Diät musste zu beobachten sein, dass die Zellen wieder in den Normalzustand zurückkehrten. Nur wenn die Gewebeproben aus dem Dünndarm die Veränderungen in der Diät reflektierten, sprach man von einer »echten Zöliakie«.

Nur eine sehr geringe Anzahl Betroffener erfüllte diese Kriterien. Eine weitaus größere Gruppe von Patienten, die ebenfalls Symptome von Malabsorption, Durchfall, Blähungen und Gedeihstörungen aufwiesen und ursprünglich ebenfalls als Zöliakie-Fälle diagnostiziert wurden, fiel aus dieser Diagnose heraus. Sie litten an »Durchfall aus unerklärlichen Gründen«. Dr. Campbell McBride zufolge sprechen diese Patienten auf eine »glutenfreie Diät« nicht an. Elaine Gottschall stellte fest, dass auch zahlreiche Zöliakie-Patienten trotz »glutenfreier Diät« weiterhin ernsthafte Darmprobleme haben. Deshalb glaubte sie, dass außer dem Protein Gluten noch ein weiterer Faktor als Krankheitsursache involviert sein müsse. Es habe schon immer die Vermutung von Forschern gegeben, dass eine mangelnde Fähigkeit zur Verdauung von Disacchariden eine Glutensensitivität hervorrufen könne. Doch selbst wenn dies nicht zutreffe, sollten Zweifachzucker auf keinen Fall in der Diät von Zöliakie-Patienten enthalten sein.

Verlust der Darmzotten

Laut Gottschall wurde der Verlust der »Hügel und Täler« – der Darmzotten – bei einer Vielzahl von Darmerkrankungen festgestellt. Dazu gehören auch Colitis ulcerosa, Morbus Crohn, bakterielle Überbesiedlung des Dünndarms (SIBO), Infektion durch Parasiten, Wurmbefall, Sojaprotein-Intoleranz oder Intoleranz gegenüber Kuhmilchprotein. Fast alle Beschwerden, die mit Durchfall assoziiert sind, resultieren in einer veränderten Darmbeschaffenheit, wie man sie beim »echten« Zöliakie-Patienten findet, so Gottschall.

»Abgeflachte intestinalen Absorptionszellen sind nicht mehr in der Lage, den letzten Schritt der Verdauung – das Aufspalten der Disaccharide – zu bewerkstelligen. Zahlreiche Forscher haben bestätigt, dass Zöliakie-Patienten die Fähigkeit, Disaccharide zu verdauen, verloren haben. Insbesondere die Laktose-Verdauung ist massiv eingeschränkt. Disaccharide und bestimmte Stärke-Arten in die Diät von Patienten zu integrieren, bei denen die intestinale Oberfläche abgeflacht ist, bedeutet, das Unmögliche von diesen Verdauungs- und Absorptionszellen zu verlangen und das vorhandene Problem nur noch zu vergrößern« [8].

Nicht nur bei Menschen mit Zöliakie, sondern auch bei Colitis-ulcerosa- und Morbus-Crohn-Patienten ist laut Gottschall die intestinale Oberfläche abgeflacht. Das obige Zitat gilt also auch für diese Patienten. Trotzdem erhalten sie von Ärzten und Fachärzten die Information, sie könnten essen, was sie wollen, da die Ernährung weder als Krankheitsursache, noch für die Therapie eine Rolle spiele.

Gottschall erwähnt 20 weltweit durchgeführte Studien, bei denen die Ernährungsmuster von Patienten mit entzündlichen Darmerkrankungen aufgezeichnet wurden. Bei zwei von drei Studien über die Ernährungsweise von Colitis-ulcerosa- und Morbus-Crohn-Patienten konnte nachgewiesen werden, dass die Patienten vor dem Ausbruch ihrer Krankheit einen hohen Konsum an Brot, Kartoffeln und raffiniertem Haushaltszucker hatten.

In einer der Studien, an der 124 Patienten teilnahmen, wurde die Schlussfolgerung gezogen, dass für Colitis ulcerosa die Ernährungsweise auf alle Fälle eine entscheidende Rolle spielt, insbesondere der Verzehr von Brot, also Getreide. In den Studien konnte auch festgestellt werden, dass Morbus-Crohn-Patienten einen überdurchschnittlich hohen Zuckerkonsum aufwiesen.

Ziele der SCD

Die SCD geht die Herausforderungen entzündlicher Darmerkrankungen als ein Problem bakteriellen Ungleichgewichts und bakterieller Fermentation an. Die bakterielle Fermentation entsteht, wenn Kohlenhydrate nicht verdaut und absorbiert werden und in die unteren Bereiche des Dünndarms und in den Dickdarm gelangen.

Hier noch einmal eine Zusammenfassung der Probleme, die aus bakterieller Fermentation entstehen:

- Produktion exzessiver Mengen bestimmter kurzkettiger Fettsäuren
- Herabsetzen des Blut-pH-Wertes durch die Absorption dieser Säuren
- Überwucherung mit Bakterien, da die unverdauten Kohlenhydrate Nahrung für sehr starke bakterielle Vermehrung bieten
- Mutation bestimmter Bakterien wie E. coli durch die Veränderung des pH-Wertes im Dickdarm
- Exzessive Produktion von Toxinen, verursacht durch die Überwucherung mit bestimmten pathologischen Bakterien

Im Gegensatz zu manchen anderen Diäten, die nur bestimmte Proteine weglassen und die unbegrenzte Aufnahme von Stärke und Zucker erlauben, ist die SCD so konzipiert, dass sie den Patienten optimal mit Nährstoffen versorgt und die bakterielle Fermentation minimiert. Sie ist eine wirklich glutenfreie Diät, die alle Getreidesorten eliminiert, die Gluten oder glutenähnliche Proteine aufweisen, und sie wird den Einschränkungen einer verletzten Darmoberfläche gerecht.

Der Darm wird von seinem Stress befreit, denn die SCD erlaubt nur solche Kohlenhydrate, die minimale Verdauungsvorgänge benötigen, leicht absorbierbar sind und so gut wie nichts für das bakterielle Wachstum übrig lassen. Mit den Bakterien vermindert sich auch die Menge der Nebenprodukte, die den Darm verletzen. Weil sich der Darm nicht länger durch eine exzessive Schleimproduktion schützen muss, verbessert sich die Kohlenhydrat-Aufnahme. Aufgrund einer verletzten Darmoberfläche kann es dazu kommen, dass nicht nur Kohlenhydrate, sondern auch andere Nährstoffe nicht mehr absorbiert werden. Die Malabsorption wird durch die SCD korrigiert. Da die Darmzellen wieder Nahrung absorbieren können, werden auch der Körper und das Immunsystem wieder besser mit Energie versorgt. Die Zellen des Immunsystems können ihre Aufgabe wieder übernehmen und mit der bakteriellen Invasion fertig werden. Der Patient nimmt wieder zu und seine Gesundheit kehrt zurück.

Die wichtigsten Punkte der SCD

Im Folgenden fasse ich die Spezielle Kohlenhydrat-Diät in ihren wichtigsten Punkten zusammen. Dies soll jedoch die Lektüre von Elaine Gottschalls Buch nicht ersetzen.

Die Diät zeichnet sich dadurch aus, dass sie neben Eiweiß und Fett nur bestimmte »biochemisch korrekte« Kohlenhydrate erlaubt. Diese sind überwiegend Einfachzucker (Monosaccharide), zu denen Glucose, Fructose und Galaktose gehören. Im Gegensatz zu Zweifachzuckern (Disaccharide) sind bei Einfachzuckern keine weiteren Aufspaltungsprozesse erforderlich, damit diese vom Darm in den Blutstrom aufgenommen werden können. Einfachzucker können auch selbst von geschädigten Zellen des Dünndarms absorbiert und dem Körper als Energie zur Verfügung gestellt werden.

Die SCD ist sehr nahrhaft, ausgewogen und wohlschmeckend. Sie ist sicher und effektiv, muss jedoch mit »fanatischer Strenge« befolgt werden. Bereits die kleinsten Mengen der verbotenen Substanzen können den Erfolg der Diät gefährden. In den ersten zehn Tagen der Behandlung finden tiefgreifende Veränderungen im Verdauungstrakt statt. Aufgrund des Mangels an bereitgestellter Nahrung, an die sie sich gewöhnt haben und die jetzt wegfällt, verändern mehrere hundert Arten unterschiedlicher Mikroorganismen ihre Stoffwechselfunktionen. Verschiedene Personen reagieren unterschiedlich darauf. Es ist eine Periode der Entgiftung.

In den ersten vier Wochen der Diät sollte eine Linderung der Symptome eintreten. Dieser Fortschritt, so Gottschall, ermutige die Betroffenen dazu, die Diät auch über einen längeren Zeitraum konsequent einzuhalten. Sie rät dazu, ein Diät-Tagebuch mit täglichen Einträgen zu führen, um die möglichen Ursachen etwaiger Unverträglichkeiten besser nachvollziehen zu können.

Der Einsteiger-Diätplan, den Elaine Gottschall vorgibt, soll zwei bis fünf Tage eingehalten werden. Dieser enthält unter anderem selbstgekochte Hühnersuppe mit pürierten Karotten, selbstgemachten Wackelpudding aus natürlichem Apfelsaft und Gelatine sowie den selbst hergestellten »SCD-Joghurt«. Wenn der Durchfall und die Krämpfe nachlassen, dürfen gekochtes Obst, Bananen und weitere Gemüse ausprobiert werden. Falls diese zu mehr Blähungen und Durchfall führen, sollte länger damit gewartet werden.

Was ist erlaubt? Generell dürfen nur solche Speisen verzehrt werden, deren Kohlenhydrate aus den aufgelisteten Gemüse- und Obstsorten, den erlaubten Nüssen, Honig und dem speziell hergestellten Joghurt stammen. Da in industriell hergestellten Lebensmitteln in versteckter Form oftmals andere Kohlenhydrate enthalten sind, ist es am sichersten, komplett auf diese zu verzichten und alle Speisen von Grund auf selbst zuzubereiten. Das Buch enthält eine Liste der erlaubten und verbotenen Nahrungsmittel und Getränke. In der Sammlung von Rezepten sind auch Kuchen, Desserts und selbstgemachte Süßigkeiten enthalten, was für manche Patienten sicherlich wichtig ist.

Rohes Gemüse und rohe Früchte wirken oftmals abführend. Deshalb ist Vorsicht geboten, solange der Durchfall aktiv ist. Erst wenn der Durchfall abgeklungen ist, dürfen die genannten Früchte, rohes Gemüse und so viel Honig wie gewünscht verzehrt werden. Vorher müssen die reifen Früchte geschält und gekocht werden. Von den ungekochten Früchten dürfen zuerst Bananen in geringen Mengen eingeführt werden. Es ist jedoch absolut wichtig, dass sie keine grünen Stellen mehr haben. Sie müssen reif und mit braunen »Sommersprossen« bedeckt sein und man muss sie leicht zerdrücken können. Erst dann ist gewährleistet, dass sie keine Stärke mehr enthalten, die bei reifen Bananen in Einfachzucker umgewandelt wurde.

Milch und bestimmte industriell hergestellte Milchprodukte sind verboten. Es sind nur die Käsesorten erlaubt, die auf der SCD-Liste stehen sowie der selbst hergestellte Joghurt, der mindestens 24 Stunden fermentieren muss.

Eier und gekochtes Gemüse: Wenn sich der heftige, schaumige Durchfall gelegt hat, dürfen auch Eier in die Diät eingeführt werden. Wenn der Stuhl wieder geformter ist und nicht mehr als 3-mal täglich auftritt, darf auch gekochtes Gemüse in die Diät aufgenommen werden. Neu hinzukommende Gemüsesorten sollten jedoch nach und nach und einzeln eingeführt werden, damit ihre Verträglichkeit besser kontrolliert werden kann.

Hülsenfrüchte: Die SCD erlaubt bestimmte Stärkearten aus einigen getrockneten Hülsenfrüchten. Diese sind in der Liste der erlaubten Nahrungsmittel aufgeführt. Sie dürfen jedoch erst nach dem dritten Monat der Diät in kleinen Mengen eingeführt werden und müssen vor dem Kochen zehn bis zwölf Stunden in Wasser eingeweicht werden.

Ballaststoffe kommen in der SCD aus Obst, Gemüse, Nüssen und den erlaubten Hülsenfrüchten.

Fette aus Fleisch, Geflügel, Fisch, Butter, Käse und dem selbstgemachten Joghurt werden in der Regel gut toleriert.

Die SCD ist sehr gehaltvoll und entsprechend der Auswahl der erlaubten Nahrungsmittel gut ausbalanciert. Es sollte vermieden werden, bestimmte Bestandteile zugunsten anderer wegzulassen. So sollte man beispielsweise das tägliche Gemüse oder Obst nicht weglassen, weil man stattdessen fünf SCD-Muffins oder sehr große Fleischmengen verzehrt hat.

Nahrungsergänzungsmittel

Da die meisten Patienten mit chronischen Darmerkrankungen an Malabsorption und einer Unterversorgung mit bestimmten Nährstoffen (Vitaminen, Mineralien) leiden, rät Gottschall zur Einnahme ausgewählter Nahrungsergänzungsmittel. Diese seien jedoch eher zu Beginn der Diät während der Erholungsphase notwendig. Danach würde die Diät alle wichtigen Nährstoffe zur Verfügung stellen.

Probiotika stammen aus dem selbst hergestellten Joghurt, der für mindestens 24 Stunden fermentiert wird. Die in der Milch enthaltene Laktose wird von den hinzugefügten Milchsäurebakterien verzehrt und in Milchsäure umgewandelt, die eine heilende und beruhigende Wirkung auf die Darmschleimhaut hat. Die Milchsäurebakterien vermehren sich und stehen in konzentrierter Form als Probiotika zur Verfügung. Außerdem enthält der »SCD-Joghurt« zahlreiche Vitamine und aktive Enzyme. Kommerzieller Joghurt wird nicht lange genug fermentiert und ist deshalb nicht geeignet. Hinzu kommt, dass er nach dem Fermentieren meistens pasteurisiert wird, wodurch die probiotischen Bakterien abgetötet und die Enzyme und Vitamine zerstört werden.

Was schließt die SCD-Diät aus?

Alles, was auf der Liste der verbotenen Nahrungsmittel aufgeführt ist, muss rigoros gemieden werden:

- Die SCD verbietet Stärke, wie sie zum Beispiel in Getreide, Mais, Reis oder Kartoffeln vorkommt. Auch Maissirup muss gemieden werden.
- Alle Getreidearten wie Weizen, Roggen, Hafer, Gerste, Mais, Reis, Hirse oder Buchweizen sind verboten, sei es in Form von Brot, Kuchen, Toast, Zwieback, Nudeln oder Frühstücks-Zerealien. Auch Getreide-Ersatz wie Amarant oder Quinoa enthalten unerwünschte Kohlenhydrate und sind deshalb nicht erlaubt.
- Zucker ist verboten sowie alles, was Zucker enthält.
- Milch und bestimmte industriell hergestellte Milchprodukte sind nicht erlaubt.

Reduzierung von Medikamenten

Hierzu sagte Elaine Gottschall das Folgende: »Die Diät sollte mit dem Arzt besprochen werden. Die Medikamenteneinnahme sollte weiterhin so erfolgen, wie es vom Arzt verordnet wurde. Wenn ein Fortschritt in der Genesung stattgefunden hat, wird der Arzt die Medikamente zweifellos allmählich herabsetzen. WARNUNG: Es gibt sehr spezifische Vorgehensweisen zur Reduzierung bestimmter Medikamente. Es kann gefährlich sein, diese bei der Herabsetzung nicht zu befolgen. Deshalb sollte bei der Reduzierung der Medikamente immer ärztlicher Rat eingeholt werden« [9].

Fortschritte und Rückschritte bei der Heilung

Elaine Gottschall hebt die enorme Fähigkeit des Darmes, sich zu erneuern, hervor. Sie stellt fest: »Die Mikrovilli können sich innerhalb von drei Tagen regenerieren. Deshalb ist die Diät so erstaunlich, wenn jemand darauf anspricht und nach zehn Jahren Durchfall wieder normalen Stuhlgang hat« [10].

Die am meisten von mir und meinem Sohn gelesene Stelle des Buches möchte ich hier zitieren. Wenn es zu Rückschlägen kam, klammerten wir uns daran fest und schöpften neuen Mut: *»In den meisten Fällen tritt innerhalb der ersten drei Wochen nach Diät-Beginn eine Linderung der Symptome ein und eine Verbesserung des Gesundheitszustands setzt sich kontinuierlich fort. Um den zweiten oder dritten Monat kann es zu einem Rückfall kommen, selbst wenn die Diät streng eingehalten wurde. Dies kann der Fall sein, wenn der Patient eine Infektion der Atemwege entwickelt oder auch ohne irgendeinen ersichtlichen Grund. Lassen Sie sich davon nicht entmutigen! Sobald der Betroffene dies überwunden hat, geht eine Verbesserung üblicherweise stetig vonstatten mit kleinen Rückschlägen, die gelegentlich im ersten Jahr auftreten«* [11].

Dauer der Diät

Bei Störungen wie Colitis ulcerosa oder Morbus Crohn muss die Diät mindestens zwei Jahre eingehalten werden, bis eine Heilung erfolgt ist. Über den Daumen gilt die Regel, mindestens noch ein Jahr mit der Diät fortzufahren, nachdem die letzten Symptome verschwunden sind.

Danach können die verbotenen Speisen eine nach der anderen langsam und zuerst in kleinen Mengen wieder eingeführt werden. Es sollte jeweils beobachtet werden, wie der Körper darauf reagiert. Ganz allmählich ist es möglich, zu einer weiter gefassten Ernährungsweise überzugehen. Treten wieder Symptome auf, sollte man noch länger mit der SCD fortfahren. Es ist jedoch nicht ratsam, nach der Genesung wieder zu einer zuckerreichen Diät mit raffiniertem Weißmehl zurückzukehren.

Elaine Gottschalls Tochter Judy ernährte sich sieben Jahre lang strikt gemäß der SCD, obwohl ihre Symptome nach zwei Jahren verschwunden waren. Da Dr. Sidney Valentine Haas in der Zwischenzeit verstorben war, wusste Elaine Gottschall nicht, wie lange ihre Tochter mit der Diät fortfahren sollte. Danach ernährten sich Judy und ihre Mutter zu 85 Prozent der Zeit gemäß der SCD. Sie aßen zum Beispiel keine Kartoffeln, Süßkartoffeln oder Reis. Stattdessen verzehrten sie Kürbis. Elaine Gottschall sagte über die Diät: »Es ist einfach eine wunderbare Ernährungsweise. Es ist Gourmet-Kost« [12].

11 Die GAPS-Diät (Gut and Psychology Syndrome Diet)

»Ein gut funktionierender Verdauungstrakt mit einer gesunden Flora stellt die Wurzeln unserer Gesundheit dar. Und genauso, wie ein Baum mit kranken Wurzeln nicht gedeihen kann, kann der Rest des Körpers nicht ohne ein gut funktionierendes Verdauungssystem gedeihen. Die bakterielle Population des Verdauungskanals – die Darmflora – ist die Erde um diese Wurzeln, die ihnen ihren Lebensraum, Schutz, Unterstützung und Nahrung gibt«, schreibt Dr. Natascha Campbell-McBride in ihrem Buch »Gut and Psychology Syndrome« [1].

Dr. Natasha Campbell-McBride ist eine praxiserfahrene Ärztin, zu deren Fachgebieten die Neurologie und die Ernährungswissenschaft gehören. Sie ist spezialisiert auf die Ernährung von Kindern und Erwachsenen mit Verhaltensstörungen und Lernbehinderungen sowie die Ernährung von Erwachsenen mit Störungen des Verdauungs- und Immunsystems. Seit über 20 Jahren leitet sie die von ihr gegründete Cambridge Nutrition Clinic in Cambridge, England. Die langjährige Erfahrung mit ihren Patienten bestätigte sie immer wieder in ihrer Überzeugung, dass unsere Ernährung für den Zustand unseres Verdauungssystems verantwortlich ist und sich beides ganz massiv auf unsere körperliche und mentale Gesundheit auswirkt.

Das Buch »Wie Darm und Psyche sich beeinflussen«

Wie bereits erwähnt, ist Dr. Campbell-McBride die Autorin des Buches »Gut and Psychology Syndrome. Natural Treatment for Autism, ADD, ADHD, Dyspraxia, Dyslexia, Depression and Schizophrenia« (deutscher Titel: Wie Darm und Psyche sich beeinflussen. Natürliche Heilung von Autismus, AD(H)S, Dyspraxie, Legasthenie, Depression und Schizophrenie). Verhaltens- und Lernschwierigkeiten, Autismus, AD(H)S, aber auch Schizophrenie, Depression, Essstörungen, manische Depression und Zwangsneurosen fallen alle in die gleiche »Lücke«, die Lücke in unserem medizinischen Wissen, sagt sie. Auch Allergien, Asthma und Ekzeme seien mit den oben genannten Leiden verwandt. Campbell-McBride begründet diesen Zusammenhang damit, dass all diese Störungen bzw. Erkrankungen Manifestationen von Verdauungsanomalien seien. Sie bezeichnet diese zugrunde liegende Störung als **G**ut **a**nd **P**sychology **S**yndrome (deutsch: »Darm-und-Psyche-Syndrom«). Das GAP-Syndrom ist essenziell eine Verdauungsstörung und sollte als solche behandelt werden.

Dr. Campbell-McBride ist davon überzeugt, dass das Verdauungssystem eines Kindes den Schlüssel für seine geistige Entwicklung hält. Der französische Psychiater Phillipe Pinel (1745–1828), der »Vater der modernen Psychiatrie«, stellte 1807 – nach jahrelanger Arbeit mit psychisch Kranken – fest: »Der ursprüngliche Sitz von Geisteskrankheit ist meistens in der Magen-Darm-Region zu finden« [2]. Und trotzdem, so Campbell-McBride, würde ein moderner Psychiater wohl kaum auf die Idee kommen, seine Aufmerksamkeit dem Verdauungstrakt eines Patienten zu widmen.

Die GAPS-Diät basiert größtenteils auf der SCD. Ursprünglich setzte Dr. Campbell-McBride die SCD zur erfolgreichen Behandlung ihres autistischen Sohnes ein. Ihr Buch entstand über einen Zeitraum von drei Jahren, in dem sie hunderte Kinder in ihrer Klinik mit der Diät behandelt hat. Sie nahm einige Änderungen an der SCD vor, um sie an ihre Patienten anzupassen. In der GAPS-Diät ist jedoch nichts erlaubt, was in der SCD verboten ist; beide Diäten sind also miteinander kompatibel.

In ihrem Buch erläutert Dr. Campbell-McBride die Hintergründe und Wirkmechanismen der Diät und gibt konkrete Anweisungen für ihre praktische Umsetzung. Die GAPS-Diät kann genauso zur Behandlung von chronisch-entzündlichen Darmerkrankungen eingesetzt werden wie die SCD. Sie stellt eine umfassende, antiinflammatorische, den Darm heilende Diät für SIBO (bakterielle Überbesiedlung des Dünndarms), Dysbiose und chronisch-entzündliche Darmerkrankungen dar, auch wenn letztere Erkrankungen relativ selten direkt in dem

Buch thematisiert werden. Aber es geht auch prinzipiell darum, den durchlässigen Darm wieder zu versiegeln und zu heilen.

Ihr Buch »Wie Darm und Psyche sich beeinflussen« enthält eine Fülle wichtiger Informationen zum Thema Ernährung und Gesundheit. Von mir erhält es fünf Sterne und sollte meiner Meinung nach von jeder Person, die sich ein gut funktionierendes Immunsystem und ein gesundes Leben wünscht, gelesen und praktisch umgesetzt werden. Während ich dieses Buch fertigstelle, ist unser Leben weltweit von der Coronakrise geprägt. Diese führt uns allen vor Augen, wie wichtig ein gesundes Immunsystem ist. Ich nehme an, dass Menschen mit schweren Krankheitsverläufen nicht über ein solches verfügen.

Die Lektüre des Buches würde sicherlich auch für die meisten Ärzte eine große Bereicherung darstellen, da ihr Wissen im Bereich Ernährung – und wie diese unser Körper-Geist-Seele-System beeinflusst – bekanntlich große Defizite aufweist.

Wenn Sie an einer chronisch-entzündlichen Darmerkrankung leiden und mit dem Gedanken spielen, ihre Erkrankung diätetisch und natürlich zu behandeln, kann ich Ihnen dieses Buch nicht ausdrücklich genug empfehlen.

Was ich an Dr. Campbell-McBride so sehr schätze, ist die Kombination von breit angelegtem medizinischem Wissen mit praxisbezogener Bodenständigkeit. Als Leser oder Leserin spürt man ihren immensen Erfahrungsschatz mit GAPS-Patienten und ihren tiefen Wunsch, Patienten wirklich helfen und sie heilen zu wollen. Auf ihrer Webseite stellt sie sogar einen Katalog von häufig gestellten Fragen und Antworten zur Verfügung, den sie immer wieder neu aktualisiert. Dies spiegelt ihre Großzügigkeit und ihr großes Engagement wider, das ich wirklich beeindruckend finde. Leider steht dieser Katalog nur in englischer Sprache zur Verfügung [3].

Dr. Campbell-McBrides Leidenschaft liegt sicher auch darin begründet, dass sie ihr eigenes Kind mit der GAPS-Diät heilen konnte. »Was Autismus angeht, hat die offizielle Medizin, nachdem die Diagnose gestellt wurde, so gut wie nichts für ein Kind anzubieten« [4], stellt sie fest. Diese Erfahrung machte sie als Mutter und Ärztin zugleich, als ihr Kind an Autismus erkrankte. Ihre Suche nach natürlichen Behandlungsmöglichkeiten für ihren Sohn führte sie zur SCD und von dort aus entwickelte sie die GAPS-Diät. Die von ihr geschilderte Erfahrung ist auch die der meisten CED-Patientinnen und -Patienten, denn außer Medikamenten hat die Schulmedizin auch hier nichts zu bieten.

Gesunder Darm – gesunder Mensch

Dr. Campbell-McBride erklärt überzeugend, interessant und in leicht verständlicher Weise, warum ein gesunder Darm und ein gesundes Mikrobiom den Schlüssel für unsere körperliche und geistige Gesundheit darstellen. Sie erläutert die Rolle verschiedener Bakterienstämme und wie sich ein gestörtes Mikrobiom auf die Darmgesundheit, das Immunsystem und die Gehirnfunktion auswirkt. Sie erklärt auch, warum verarbeitete Nahrungsmittel so ungesund sind und geht ausführlich auf Nahrungsmittel-Unverträglichkeiten und Allergien ein. Besondere Aufmerksamkeit widmet sie den unvollständig verdauten Milch- und Glutenproteinen (Casomorphine und Gliadomorphine), die im Gehirn immensen Schaden anrichten und zu den bereits aufgeführten psychischen Erkrankungen führen können. Beide Substanzen ähneln in ihrem Aufbau Opiaten wie Opium, Morphium oder Heroin, können die Blut-Hirn-Schranke passieren und bestimmte Gehirnareale blockieren.

Dr. Campbell-McBride geht auch auf die Toxine ein, die von bestimmten Mikroben als deren Stoffwechselprodukte gebildet werden. Besonders intensiv befasst sie sich mit dem Hefepilz Candida albicans, der ihrer Erfahrung nach bei GAPS-Patienten sehr häufig vorkommt. Dieser Pilz befindet sich nicht nur im Darm, sondern auch in anderen Organen und kann sich deshalb so gut ausbreiten, weil Antibiotika und Steroide ihm den Weg bahnen. Dr. Campbell-McBride zufolge sind fast alle chronischen degenerativen Erkrankungen (wie Arthritis, Verdauungsprobleme, Multiple Sklerose, chronische Müdigkeit, neurologische Erkrankungen und Krebs) mit Candida-Befall assoziiert. Die GAPS-Diät ist auch eine Anti-Candida-Diät, wenn man zusätzlich zu den ohnehin verbotenen Nahrungsmitteln eine Zeit lang auch auf Honig und Früchte verzichtet.

Hefepilze verletzen die Darmwand (Leaky-Gut-Syndrom) und produzieren Alkohol und Acetaldehyd. Alkohol schadet dem Verdauungstrakt, dem Immunsystem, der Leber und dem Gehirn. Acetaldehyd kann die Struktur von Proteinen, Hormonen und Enzymen verändern. »Proteine, die durch Acetaldehyd verändert wurden, stehen im Verdacht, für zahlreiche Autoimmunerkrankungen verantwortlich zu sein« [5], so Dr. Campbell-McBride.

Sie macht die allgemeine Feststellung, dass GAPS-Patienten aufgrund der zahlreichen Toxine, die durch den löchrigen Darm in den Blutstrom gelangen, Menschen mit starken Vergiftungserscheinungen sind. Ihr Immunsystem ist komplett überfordert und aus dem Ruder geraten. Deshalb rät sie auch dazu, diese Menschen nicht zu impfen, weil sie auf Impfungen nicht wie »normale« Menschen reagieren. (Ich denke in diesem Zusammenhang an CED-Patienten, die mit Immunsuppressiva behandelt werden und denen deshalb empfohlen wird, sich jährlich gegen Grippe impfen zu lassen ...)

Was ist erlaubt, was ist verboten?

Dr. Campbell-McBride listet die Nahrungsmittelgruppen, die Bestandteil der Diät sind, steckbriefartig auf, nennt die darin enthaltenen Nährstoffe und Vitamine und erklärt, welche Funktion sie in unserem Körper-Geist-System erfüllen. Sie räumt auch mit bestehenden Fehlinformationen und Ernährungsmythen auf, zum Beispiel in Bezug auf Cholesterin oder den Konsum von Fett, Eiern, Fleisch und Salz. Sie sagt beispielsweise, dass wir Salz benötigen, damit unser Körper richtig funktioniert. Es kommt jedoch darauf an, dass wir qualitativ hochwertige Salzkristalle zu uns nehmen (Himalaya-Salz oder nicht verarbeitetes Meersalz).

Gesunde Fette und Eier bilden einen wichtigen Bestandteil der GAPS-Diät. Dr. Campbell-McBride bedauert es zutiefst, dass diese Nahrungsmittel über Jahrzehnte hinweg durch die sogenannte Forschung und die Medien ein so schlechtes Image erhalten haben. Als Autorin des Buches »Put Your Heart in Your Mouth« (deutscher Titel: »Der Cholesterin-Bluff. Herzkrankheiten heilen und vorbeugen mit der GAPS-Diät«) weiß sie ganz gewiss, wovon sie spricht, wenn sie sagt: »Die meisten Menschen wissen nicht, dass 85 Prozent des im Blut befindlichen Cholesterins nicht vom Essen stammt, sondern von der Leber produziert wird als Reaktion auf verarbeitete Kohlenhydrate und Zucker. Also sind es diese Lebensmittel, die man vermeiden sollte, um das Herz zu schützen und nicht die Eier« [6].

Sie erklärt, dass Eier eine wunderbare Nahrungsquelle darstellen, zahlreiche B-Vitamine, essenzielle Fettsäuren, Zink, Magnesium und viele andere Nährstoffe enthalten, an denen es GAPS-Patienten mangelt. Patienten sollten jedoch, bevor sie Eier konsumieren, selbst einen Test machen, um Sensitivitäten gegenüber Eigelb oder Eiweiß auszuschließen. Sie beschreibt, wie man diesen Test selbst durchführen kann. Dr. Campbell-McBride hat mit ihren Patienten die langjährige Erfahrung gemacht, dass Nahrungsmittel, die viel Cholesterin und tierisches Fett enthalten, eine wesentliche Medizin für Menschen mit GAPS-Syndrom und Multipler Sklerose darstellen.

Cholesterin ist beispielsweise in Fischöl, frischem Eigelb, Butter, Fisch, Schmalz und anderen tierischen Fetten in größeren Mengen enthalten. Sie sagt, dass ein gesunder Körper Cholesterin nach Bedarf selbst produziert. Wenn man vermehrt Cholesterin verzehrt, produziert der Körper entsprechend weniger davon und umgekehrt. Ihr zufolge beeinträchtigen Medikamente, die den Cholesterin-Spiegel senken sollen, das eigene Regulationssystem des Körpers. Dr. Campbell-McBride erklärt, dass GAPS-Patienten aufgrund ihrer Vergiftungserscheinungen und Nährstoffdefizite nicht in der Lage sind, Cholesterin in ausreichenden Mengen zu produzieren. Eine Folge davon sind emotionale Instabilität und Verhaltensstörungen. Ihr zufolge ist Cholesterin ganz essenziell für ein gut funktionierendes Immunsystem.

Es würde den Rahmen meines Buches sprengen, auf alle Punkte, die Dr. Campbell-McBride anspricht, einzugehen. Ich möchte Ihnen nur einen Einblick vermitteln, welche Fülle wichtiger Informationen Sie bei der Lektüre erwartet. Was ich an Dr. Campbell-McBrides Buch ganz ausgezeichnet finde, ist die Art und Weise, wie sie die Leser an die Hand nimmt und durch die GAPS-Diät führt. Im Gegensatz zu Elaine Gottschall gibt sie ganz konkrete Anweisungen, was ich persönlich als »Diätköchin« und »Heilerin« meines Sohnes als sehr hilfreich empfand. Wir benötigten keine fremde Hilfe bei der Umsetzung der Diät und die genauen Anleitungen gaben uns beiden das Gefühl, dass wir eigentlich nichts »falsch« machen können und dass »alles gut wird«.

Dieses Vertrauen in die Diät ist absolut wichtig, vielleicht ist es sogar das Wichtigste. Ich bin davon überzeugt, dass ohne Hoffnung keine Heilung möglich ist. Und gerade die Hoffnung ist es ja, die die Schulmedizin den CED-Patienten nimmt. Ich muss mich korrigieren: Natürlich bin ich nicht selbst die »Heilerin« meines Sohnes, sondern ich habe ihm nur dabei geholfen (durch das gute Essen, mein gutes Zureden, mein Zuhören und viele Umarmungen), seine eigenen Selbstheilungskräfte zu mobilisieren und zu unterstützen.

Aufbau der GAPS-Diät

Ich werde nun die verschiedenen Schritte der GAPS-Diät zusammenfassen. Ich erhebe jedoch keinen Anspruch auf Vollständigkeit und rate Ihnen dazu, die entsprechenden Seiten in Dr. Campbell-McBrides Buch selbst zu studieren. Die Autorin sagt, dass GAPS-Patienten sich nicht lebenslang gemäß der GAPS-Diät ernähren müssen. Sobald der Darm wieder vollständig geheilt und versiegelt ist, können auch wieder bestimmte Nahrungsmittel, die von der Diät ausgeschlossen sind, verzehrt werden. Doch bis dahin braucht es Zeit, Geduld und Selbstdisziplin.

Betrachten Sie Ihre Krankheit und die Diät nicht als Einschränkung, sondern als eine Lektion, die Sie von Ihrem Körper-Geist-Seele-System gelernt haben, und als eine Chance, ein gutes Fundament für ein gesundes Leben zu legen.

Die GAPS-Diät besteht aus drei Phasen:

1. die GAPS-Einführungsdiät
2. die volle GAPS-Diät
3. die Auslauf-Phase

1. Die GAPS-Einführungsdiät

Das Ziel der ersten Phase ist es, die Darmwand zu heilen und wieder zu versiegeln. Dafür sind drei Faktoren maßgeblich:

- Große Mengen von Substanzen, die die Darmwand nähren, wie Aminosäuren, Gelatine, Glucosamine, Fette, Vitamine, Mineralien usw.
- Die Darmwände von GAPS-Patienten sind sehr empfindlich und wund, da sie Entzündungen und kleine Geschwüre aufweisen. Die Einführungsdiät eliminiert Ballaststoffe und irritierende Substanzen, die den Heilungsprozess unterbinden.
- Ohne freundliche Bakterien kann der Darm nicht heilen. Probiotika sollten in Form von fermentierten Nahrungsmitteln verzehrt und zusätzlich in Form von probiotischen Nahrungsergänzungsmitteln eingenommen werden. (Das Buch liefert Empfehlungen für deren Auswahl und Anleitungen für die Einnahme, denn auch sie müssen langsam gesteigert werden.)

Die Einführungsdiät unterstützt Patienten auch dabei, Nahrungsmittel-Allergien und -Unverträglichkeiten in den Griff zu bekommen, da sie die Integrität der Darmwand wiederherstellt.

Dr. Campbell-McBride erklärt hierzu: »Solange die Darmwand beschädigt ist und bleibt, kann man mit seiner Ernährung jonglieren und verschiedene Nahrungsmittel eliminieren, so viel man will, ohne jemals ans Ziel zu kommen. Aus meiner klinischen Erfahrung ist es am besten, sich mit der Einführungsdiät darauf zu konzentrieren, die Darmwand zu heilen. Wenn dies geschehen ist, werden die Nahrungsmittel richtig verdaut, bevor sie absorbiert werden. Dies wird viele Nahrungsmittel-Intoleranzen und Allergien beseitigen« [7]. Gleichzeitig rät sie jedoch dazu, allergische Reaktionen ernst zu nehmen, da sie sehr gefährliche Folgen haben können.

Die Einführungsdiät ist in sechs Stufen unterteilt. Wie schnell ein Patient oder eine Patientin von einer zur jeweils nächsten Stufe voranschreiten kann, ist individuell ganz verschieden und muss selbst erprobt werden. Während der ersten Stufe verschwinden die ganz dramatischen Symptome wie Bauchschmerzen und Durchfall, so Dr. Campbell-McBride. Wenn diese Symptome verschwunden waren und in der nächsten Stufe erneut auftreten, ist man für diesen Schritt noch nicht bereit und muss wieder einen Schritt zurückgehen. Nach einer Woche kann man es noch einmal probieren. Es ist ratsam, ein Tagebuch zu führen und alles, was man isst und etwaige Reaktionen darauf zu notieren.

Stufe 1

Stufe 1 besteht aus selbst gekochter Fleisch-, Hühner- oder Fischbrühe. Die Brühe versorgt die Darmwandzellen mit wichtigen Bausteinen, die sie zur Regeneration benötigen. Sie wirkt entzündungshemmend und unterstützt die Verdauung. Die Brühe wird über mehrere Stunden geköchelt. Insbesondere die Knochen und das Gewebe um die Gelenke (Knorpel) enthalten wichtige Heilsubstanzen, nicht so sehr das Muskelfleisch. Diese Substanzen unterstützen nicht nur die Heilung der Darmwand, sondern auch die des Immunsystems. Aus der Brühe können Suppen zubereitet werden, indem man darin Gemüse kocht und dieses püriert. Das Fleisch und Geflügel, das vorher bereits mitgekocht wurde, wird von den Knochen abgetrennt und in kleinen Stücken in die Suppe gegeben. Gemüse darf jedoch erst gegessen werden, wenn man keinen Durchfall mehr hat. Ein stark entzündeter Darm kommt mit Ballaststoffen überhaupt nicht klar.

Kurz bevor die Suppe fertig ist, gibt man klein geschnittenen Knoblauch dazu. In die leicht abgekühlte Suppe gibt man den Saft von fermentiertem Gemüse wie Sauerkraut und ein wenig selbst gemachte saure Sahne oder Joghurt (mindestens 24 Stunden fermentiert). Verschiedene Substanzen, die in fermentierten Milchprodukten enthalten sind, beruhigen und stärken die Darmwand, verlangsamen die Transitzeit der Mahlzeit durch den Darm und sorgen für einen festeren Stuhl, so Dr. Campbell-McBride. Über saure Sahne sagt sie, dass die darin enthaltenen Fettsäuren eine Wohltat für die Darmwand seien und das Immunsystem unterstützen.

Fermentierte Speisen werden ganz langsam gesteigert. Das Buch enthält sehr genaue Angaben dazu und alle Rezepte, die benötigt werden. Von der Suppe kann man, über den Tag verteilt, so viele Portionen essen, wie man möchte. Das Gleiche gilt für die Brühe, von der man immer wieder eine Tasse trinken kann. Als weitere Getränke kommen neben stillem Wasser Ingwertee, Pfefferminztee oder Kamillentee in Frage. Die Tees sollten nicht mit im Handel erhältlichen Teebeuteln zubereitet werden. Sie können mit etwas Honig gesüßt werden.

Die erste Stufe der Einführungsdiät sollte so lange eingehalten werden, bis sich die Bauchschmerzen und der Durchfall gelegt haben. Dies kann ein bis zwei Tage, in manchen Fällen auch länger dauern.

Stufe 2

Alle Nahrungsmittel aus Stufe 1 werden weiterhin verzehrt. Die Patienten dürfen jetzt auch das Eigelb von Bio-Eiern in einen Teller Suppe geben, insofern keine Allergien bestehen. Werden diese gut toleriert, können auch sehr weich gekochte Eier in die Suppe gegeben werden. Dr. Campbell-McBride weist darauf hin, dass die Menge der Eier nicht limitiert werden muss. Nach und nach können die Patienten auch Eintöpfe und Kasserollen mit Fleisch und Gemüse gemäß der Rezepte verzehren. Die fermentierten Speisen werden stufenweise gesteigert. Es darf jetzt auch selbst hergestellte geklärte Butter (»Ghee«) eingeführt werden.

Stufe 3

Alle Nahrungsmittel aus Stufe 1 und 2 sollen weiterhin verzehrt werden. Es dürfen jetzt auch reife Avocados (Bio!), Pfannkuchen (mit einem am Tag beginnen!) und Rühreier gegessen werden. Letztere werden mit großzügigen Fettmengen (Ghee oder andere tierische Fette) zubereitet. Auch gekochtes Gemüse steht jetzt auf der Speiseliste.

Zwiebeln, die eine halbe Stunde lang langsam in Ghee gegart werden bis sie glasig sind, wirken sich positiv auf das Verdauungs- und das Immunsystem aus. Es darf nun auch das rohe Sauerkraut selbst, nicht nur der Saft, in kleinen Mengen eingeführt werden. Diese werden langsam gesteigert.

Stufe 4

Auch Stufe 4 enthält alle bisherigen Speisen. Das Fleisch und das Geflügel dürfen jetzt auch auf andere Art und Weise schonend zubereitet werden (aber nicht gegrillt oder scharf angebraten!). Auf das fertige Gemüse gibt man nun kleine Mengen kalt gepresstes Bio-Olivenöl. Dieses sollte jedoch nie erhitzt werden, da es dadurch nicht nur seine gesundheitsfördernden Nährstoffe und Vitamine verliert, sondern auch schädliche Transfette bildet. Die Menge des Öls darf allmählich gesteigert werden. Es werden jetzt auch selbst hergestellte Gemüsesäfte eingeführt, die die Entgiftung des Körpers unterstützen. Begonnen wird mit Karottensaft, auch hier zuerst kleine Mengen, die allmählich gesteigert werden. Man kann jetzt damit beginnen, Brot aus Mandelmehl oder dem Mehl anderer Nüsse zu backen. Das Mehl sollte dabei selbst hergestellt werden. Auch beim Verzehr des Brotes sollte man mit kleinen Mengen beginnen.

Stufe 5

Es dürfen nun gekochte Äpfel als Apfelbrei eingeführt werden. Auch rohes Gemüse, die weichen Teile von Kopfsalat und geschälte Gurke können getestet werden. In die Gemüsemischung, aus der man Saft zubereitet, kann man nun auch etwas Obst geben.

Stufe 6

Wenn alle bisherigen Speisen gut toleriert werden, darf auch etwas roher Apfel gegessen werden (reif!). Bei guter Verträglichkeit können weitere Obstsorten und mehr Honig verzehrt werden. Es dürfen jetzt auch Kuchen und andere Süßspeisen, gemäß den Rezepten, gegessen werden.

Dr. Campbell-McBride zufolge brauchen manche Patienten nur einige Wochen, bis sie die letzte Stufe der Einführungsdiät erreicht haben; bei anderen kann es ein ganzes Jahr dauern. Bestehende Bauchschmerzen oder Durchfall sind immer ein Indikator dafür, dass es für die nächste Stufe noch zu früh ist. Wenn man sich am Ende der Einführungsdiät für die nächste Phase bereit fühlt, kann man mit der vollen GAPS-Diät fortfahren. Auch in dieser Phase sollte mindestens noch einmal am Tag Suppe oder Brühe verzehrt werden.

2. Die volle GAPS-Diät

Es dürfen jetzt alle erlaubten Zutaten verzehrt werden. Dr. Campbell-McBride stellt in einem mehr als 40 Seiten umfassenden Kapitel zahlreiche Rezepte zur Verfügung, die teilweise auch die russischen Wurzeln der Autorin erkennen lassen.

Der Tag sollte mit einem Glas stillem Wasser, in das eine Scheibe Zitrone oder ein Teelöffel Apfelessig gegeben wird, beginnen. Es empfiehlt sich auch ein Glas frisch gepresster Saft.

Dr. Campbell-McBride rät dazu, auch weiterhin selbstgekochte Fleischbrühe zu den Mahlzeiten zu trinken und probiotische Nahrungsmittel zu verzehren.

3. Die Auslauf-Phase

Bevor Patienten wieder Nahrungsmittel verzehren, die nicht auf der Zutatenliste der GAPS-Diät stehen, sollten sie sich mindestens eineinhalb bis zwei Jahre gemäß der vollen GAPS-Diät ernährt haben. Für manche Patienten empfiehlt sich auch ein noch längerer Zeitraum. Manche Patienten erholen sich schneller als andere; in der Regel benötigen Kinder weniger Zeit als Erwachsene, so Dr. Campbell-McBride. Patienten sollten mindestens für sechs Monate eine normale Verdauung gehabt haben, bevor sie unerlaubte Nahrungsmittel verzehren. Sie sollten diesen Schritt auf keinen Fall überstürzen.

Die erste »unerlaubte« Speise, die wieder eingeführt werden darf, sind Frühkartoffeln und fermentierte, glutenfreie Getreidesorten (Buchweizen, Hirse, Quinoa). Da Kartoffeln zu den Nachtschattengewächsen gehören, sollten diese nicht eingeführt werden, wenn nicht zuvor auch Tomaten, Auberginen und Paprika, die ebenfalls zu dieser Gruppe von Gemüsen gehören, vertragen wurden.

Die Speisen sollten nacheinander einzeln eingeführt und zunächst nur in sehr kleinen Mengen verzehrt werden, falls es zu Unverträglichkeiten kommt. Nach dem Einführen einer neuen Speise sollte man zwei bis drei Tage warten und sich selbst beobachten. Wenn es nicht zu einer Reaktion kam, kann man von der getesteten Speise beim nächsten Mal eine etwas größere Menge verzehren. Dr. Campbell-McBride gibt auch in diesem Zusammenhang ganz genaue Anweisungen. Da es sich um stärkehaltige Speisen handelt, sollten diese mit einer großzügigen Menge Fett verzehrt werden, um die Verdauung der Stärke zu verlangsamen.

Die Einführung dieser neuen Speisen kann einige Monate dauern. Wenn all diese Lebensmittel gut vertragen werden, können sich die Patienten auch an Backwaren aus selbst hergestelltem Sauerteig heranwagen, der aus hochwertigem Weizen- und Roggenmehl zubereitet wird. Zu diesem Zeitpunkt können die Patienten auch Buchweizen, Hirse und Quinoa verdauen, ohne dass diese Getreidearten vor dem Kochen fermentiert werden müssen. Allmählich können auch weitere stärkehaltige Gemüsesorten, Getreide und Bohnen eingeführt werden.

Auch wenn GAPS-Patienten nicht für immer die Diät einhalten müssen, sollten sie die folgende Aussage von Dr. Campbell-McBride beherzigen: »Ihr Patient wird nie in der Lage sein, zu einer typischen modernen Diät voll mit Zucker, künstlichen und verarbeiteten Zutaten und anderen schädlichen ›Nahrungsmitteln‹ zurückzukehren. Nutzen Sie die Jahre, in denen Sie dem GAPS-Ernährungsfahrplan folgen, um gesunde Ernährungsgewohnheiten fürs ganze Leben zu entwickeln« [8].

Verschiedene Ärzte, verschiedene Ansichten

Abschließend möchte ich noch darauf hinweisen, dass ich in diesem Kapitel die Erfahrungen und Ratschläge von Dr. Campbell-McBride wiedergegeben habe. Diese entsprechen nicht unbedingt den Ansichten anderer Ärzte, über deren Diätansätze ich im Kapitel »Diät als Therapie bei entzündlichen Erkrankungen« (S. 71) geschrieben habe. Sie erinnern sich vielleicht an Dr. Tom O'Bryan, der die Überzeugung vertritt, dass Patienten mit Autoimmunerkrankungen und einer nachgewiesenen Sensitivität gegenüber Gluten unbedingt die Finger davon lassen sollten.

Dr. Sarah Ballantyne empfiehlt, Nachtschattengewächse wie Tomaten und Kartoffeln, weißen Reis, Hülsenfrüchte (traditionell zubereitet und idealerweise vorher eingeweicht und fermentiert), glutenfreie Getreidearten (traditionell zubereitet und idealerweise eingeweicht und fermentiert), Biovollmilch und Käse ganz am Schluss und sehr vorsichtig wieder einzuführen. Sie sagt, dass dies ein sehr langer Prozess sein kann. Eine überstürzte und unvorsichtige Wiedereinführung von Nahrungsmitteln kann zu einem erneuten Krankheitsschub führen und einen großen Rückschritt bedeuten. Es macht daher wesentlich mehr Sinn, vorsichtig und methodisch vorzugehen. Außerdem zwingt einen niemanden dazu, bestimmte Lebensmittel überhaupt wieder einzuführen, wenn man sich nicht wohl dabei fühlt.

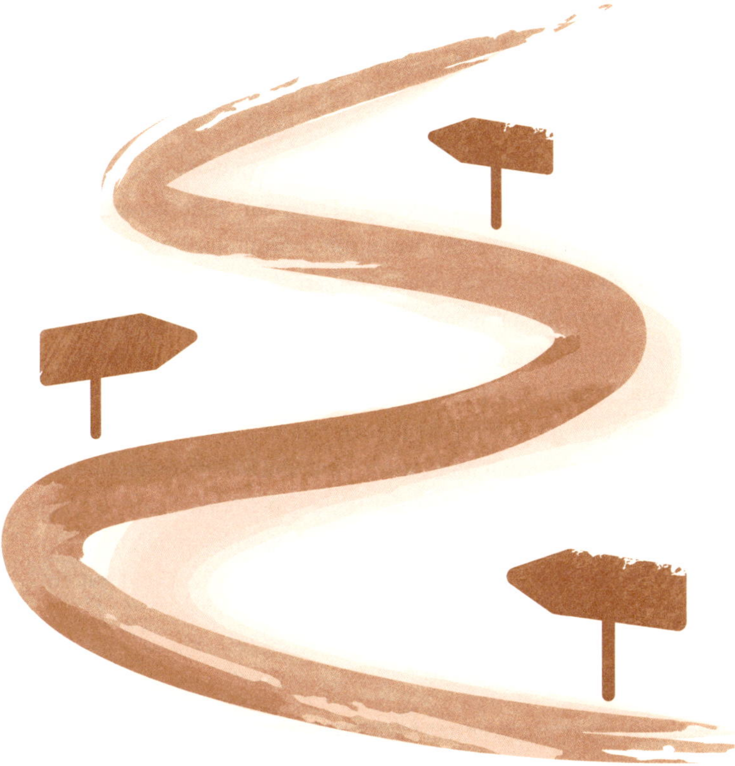

Praktische Hinweise für den Weg zur Heilung

Auf den folgenden Seiten finden Sie Tipps, die meinen Sohn auf seiner Heilreise unterstützt haben. Wenn Sie bestimmte Punkte ansprechen oder überzeugen, probieren Sie die Empfehlungen einfach aus.

12 Esskultur

Wie bereits im Kapitel »Stress abbauen, Wohlbefinden fördern« (S. 115) erwähnt, sollten Sie vor dem Essen zur Ruhe kommen und keine negativen Gefühle beim Essen mit »herunterschlucken«. Wenn Sie sich gehetzt, deprimiert oder verärgert fühlen, warten Sie lieber ein paar Minuten, bevor Sie mit dem Essen beginnen. Machen Sie eine kurze Atemübung (S. 204) und entspannen Sie sich. Denken Sie daran, dass Sie selbst oder eine Person, die Sie liebt, Ihre Mahlzeit für Sie zubereitet hat und die darin enthaltenen Nährstoffe Ihre Medizin darstellen. Essen Sie bewusst, mit Dankbarkeit und in dem tiefen Glauben daran, dass Sie sich auf dem Weg der Heilung befinden. Essen Sie langsam und kauen Sie gut. Falls Sie Säfte oder Smoothies zubereiten, sollten auch diese nicht einfach getrunken, sondern gekaut und gut eingespeichelt werden.

Hilfen gegen zu wenig Magensäure

GAPS-Patienten haben oft zu wenig Magensäure. Es ist deshalb sinnvoll, zum Essen keine großen Mengen zu trinken, da diese die ohnehin schon zu geringe Magensäure nur noch mehr verdünnen. Am besten ist es, zwischen den Mahlzeiten zu trinken. Im Optimalfall trinkt man eine halbe Stunde vor dem Essen nichts mehr oder nur wenig und erst wieder etwa eine Stunde nach dem Essen. (Sie werden selbst merken, was Ihnen guttut!)

Etwas Weißkohlsaft vor den Mahlzeiten unterstützt die Verdauung; eine kleine Menge rohes Sauerkraut und dessen Saft sind noch wirksamer. Auch eine Tasse selbst gekochte Brühe zu den Mahlzeiten erhöht die Magensäure.

Angeblich ist es auch so, dass der Magen schon von selbst Magensäure bildet, wenn er eine Mahlzeit erwartet. Dies ist der Fall, wenn wir zu regelmäßigen Zeiten essen und der Magen sich daran gewöhnen kann. Geregelte Mahlzeiten sind also durchaus sinnvoll.

Geregelte Mahlzeiten

Es wird Ihnen leicht fallen, diese einzuhalten und nicht ständig zwischendurch zu snacken, weil die beschriebenen Diäten sehr nährstoffdicht und sättigend sind, insbesondere auch aufgrund der gesunden Fette. Damit tun Sie Ihrem Verdauungssystem einen großen Gefallen, denn seine Organe sind Hohlorgane, die zwischendurch auch mal leer sein wollen. Insbesondere gilt dies für die Nacht, in der unser Verdauungstrakt überwiegend entgiften und nicht verdauen sollte.

Zu späte Mahlzeiten können zu Verdauungsstörungen führen. Wenn Sie nachts mindestens zwölf Stunden nichts essen (»12:12-Methode«), profitieren Sie bereits von den Vorzügen des sogenannten Intervallfastens oder intermittierenden Fastens. Zu dessen positiven Auswirkungen gehören mehr Fitness und Vitalität, verstärkte Autophagie (Zellreinigung), ein starkes Immunsystem und bessere Abwehrkräfte, eine bessere Konzentrationsfähigkeit sowie verbesserte Blutdruck- und Blutzuckerwerte.

Achten Sie darauf, dass beim Verzehr von Gerichten, die Fleisch beinhalten, das dazu gereichte Gemüse einen Anteil von zwei Dritteln haben sollte. Das Gemüse neutralisiert die säurebildenden Eigenschaften des Fleisches. Rohes Gemüse trägt noch besser zur Aufrechterhaltung des Basen-Säure-Gleichgewichts bei. Essen Sie viele verschiedene Gemüsesorten; lassen Sie Ihren Teller – auf natürliche Weise – richtig schön bunt aussehen.

13 Lebensmittel, die helfen

Viele Lebensmittel schmecken nicht nur gut, sondern haben auch noch eine heilende Wirkung. Wir müssen sie nur richtig einsetzen.

Gewürze und Kräuter

Gewürze und Kräuter verleihen dem Essen das gewisse Etwas und sind dazu noch sehr gesund.

Ingwer

Ingwer kommt bereits in den alten »Veden«, die das 5 000 Jahre alte medizinische System des Ayurveda (»Wissenschaft des Lebens«) in Indien beschreiben, eine herausragende Rolle zu. Dort gilt die Ingwerwurzel als die wirksamste Arznei unter allen Heil- und Gewürzpflanzen. Im Ayurveda wird dem Ingwer ein einzigartiger Schutz für Körper, Geist und Seele zugesprochen. Ingwer enthält neben Vitamin C eine große Palette an Wirkstoffen und weist eine weit gefächerte Heilwirkung auf. Im Ayurveda und in der chinesischen Medizin wird die Ingwerknolle neben der Behandlung von Störungen des Verdauungssystems auch bei Arthritis und Herzerkrankungen eingesetzt. Die enthaltenen Substanzen haben unter anderem eine antibakterielle, fungizide, antiseptische, wurmtreibende, antivirale, krampflösende, entzündungshemmende, beruhigende und tumorhemmende Wirkung.

Geriebener Ingwer kann über Geflügelgerichte gegeben werden und verleiht ihnen eine orientalische Schärfe. Wenn Sie selbst Säfte zubereiten, können Sie auch ein Stückchen Ingwer beim Entsaften hinzunehmen. Das gibt dem Saft etwas mehr Pfiff. Geben Sie zum Schluss noch einen Schuss kalt gepresstes biologisches Olivenöl dazu, damit Sie die im Saft enthaltenen fettlöslichen Vitamine besser absorbieren können.

Kurkuma

Das aus der gelben Kurkuma-Wurzel stammende Kurkumin gilt als Superheld unter den entzündungshemmenden Gewürzen und hat auch eine antioxidative Wirkung. Es kann am besten in Verbindung mit Pfeffer und Fett aufgenommen werden. Kurkuma kann auch in etwas hochwertigem Olivenöl zusammen mit Pfeffer aufemulgiert und über das Essen gegeben werden. Auch Pfeffer und Olivenöl sind entzündungshemmend. Kurkuma eignet sich hervorragend für Geflügelgerichte und verleiht dem Essen eine attraktive Farbe.

Weitere Gewürze

Auch andere Gewürze haben heilende Wirkungen. Exemplarisch stelle ich Ihnen hier Muskat, Petersilie und Zimt vor.

Muskatnuss verwende ich gern zum Würzen von Gemüse oder Fleisch. Sie hat ebenfalls eine antiinflammatorische Wirkung. Von diesem Gewürz sollten Sie jedoch nicht zu viel konsumieren, da es in hohen Dosen eine halluzinogene Wirkung besitzt und während der Schwangerschaft toxisch sein kann.

Frische Petersilie enthält zahlreiche Antioxidanzien und hat eine entzündungshemmende Wirkung. Sie enthält die Vitamine A, B, C, E und D, Mineralstoffe und Spurenelemente wie Eisen, Kalzium, Kalium, Magnesium, Phosphor, Schwefel und Mangan. Außerdem schmeckt sie gut und lässt jede Mahlzeit attraktiver aussehen.

Zimt hat ebenfalls eine antiinflammatorische Wirkung. Übertreiben Sie es aber nicht mit der Menge. Als sicher und wirksam gilt 1/10 Teelöffel am Tag. Es wird empfohlen, Ceylon-Zimt aus Sri Lanka zu wählen und nicht den chinesischen Cassia-Zimt. Letzterer enthält reichlich Kumarin, das in höheren Dosen giftig ist. Ich benutze Zimt gern für Karotten-/Kürbisgemüse, um die natürliche Süße etwas zu betonen, und für Hackfleisch.

Tee

Tees bringen Abwechslung in Ihre Getränkeauswahl, etliche haben auch eine heilende Wirkung. Grünen Tee und Ingwertee möchte ich Ihnen besonders ans Herz legen.

Grüner Tee (1 bis 3 Tassen täglich) ist aus sehr vielen Gründen empfehlenswert und einige möchte ich hier nennen: Er wirkt antiinflammatorisch und stellt ein hervorragendes Präbiotikum für freundliche Darmbakterien dar. In einer Studie konnte auch nachgewiesen werden, dass er zur Heilung intestinaler Permeabilität beiträgt. Er schützt außerdem die Leber und unterstützt die Elastizität unserer Blutgefäße.

Ingwertee, frisch zubereitet, eignet sich hervorragend bei Verdauungsstörungen. Hierfür mehrmals täglich 1 Teelöffel klein gewürfelten oder geriebenen Ingwer und etwas Zimt mit kochendem Wasser übergießen, 5 bis 10 Minuten ziehen lassen und sehr warm trinken. Sie können den Zimt auch weglassen. Wenn kein Candidabefall vorliegt, darf ruhig auch mit Honig gesüßt werden. Der Tee ist sehr wohltuend.

Gedämpfte Kochäpfel

»An apple a day keeps the doctor away«, lautet ein altbekanntes britisches Sprichwort (frei übersetzt: Täglich einen Apfel essen und Du kannst den Arzt vergessen). Der Osteopath, Heilpraktiker und Ernährungswissenschaftler Dr. Michael Ash ist der Überzeugung, dass zwei Äpfel am Tag genau so effektiv Entzündungen reduzieren können wie 10 bis 15 mg Steroide (und dies ganz ohne Nebenwirkungen!). Er empfiehlt, nicht komplett geschälte, entkernte und in Stücke geschnittene Kochäpfel so lange in etwas Wasser köcheln zu lassen, bis sie weich sind. Man kann auch etwas Zimt und Honig hinzufügen.

Das Pektin, so Ash, imitiere die Schleimhäute des intestinalen Traktes und kleide diesen auf wohltuende Weise aus. Pektine gelangen unverdaut in den Dickdarm, wo sie von Bakterien abgebaut werden. Dabei entsteht Buttersäure (Butyrat). Diese verschiebt den pH-Wert des Darms in den sauren Bereich und macht das Milieu für Krankheitserreger ungemütlich. Bei der Buttersäure handelt es sich um eine kurzkettige Fettsäure, die den Epithelzellen des Dickdarms und der Darmschleimhaut als Energiequelle dient. Buttersäure stärkt die Darmbarriere und reguliert wichtige Immunfunktionen.

Dr. Ash zufolge unterstützen die Wirkstoffe aus den Äpfeln Menschen mit CED dabei, sowohl lokale als auch systemische Entzündungen zu reduzieren. Falls das Apfelmus Blähungen bereitet, kann etwas Naturjoghurt hinzugefügt werden. Innerhalb von 10 bis 28 Tagen wird sich die Darmflora positiv verändern und die Entzündungsprozesse nehmen ab [1].

Ich möchte allerdings darauf hinweisen, dass sowohl bei der SCD als auch bei der GAPS-Diät das in Apfelschalen enthaltene Pektin verboten ist. Pektin gehört zu den Mehrfachzuckern und könnte zur Vermehrung unerwünschter Bakterien und Pilze im Verdauungstrakt beitragen, was bei der Therapie kontraproduktiv ist. Deshalb ist es vor allem am Anfang der Diät sicherer, die Äpfel komplett zu schälen und Elaine Gottschalls Vorgaben strikt zu befolgen.

Knochenbrühe

Knochenbrühe aus Rinder-, Hühner- oder Fischknochen, mehrere Stunden lang geköchelt, wird in der Volksmedizin traditionell als Heilmittel verwendet. Die »Kraftbrühe« kann selbst von Schwerkranken getrunken werden, enthält zahlreiche Nährstoffe und stärkt das Immunsystem. Tierknochen und -knorpel enthalten Kollagen, das auch einen Hauptgrundstoff für die Herstellung von Gelatine darstellt. Deshalb geliert im Kühlschrank erkaltete Brühe und wird fest.

Zu den Bestandteilen von Kollagen gehören die Aminosäuren Prolin, Glycin und Glutamin. Für den menschlichen Körper sind diese Substanzen von großer Bedeutung. Prolin wird zur Bildung von Knorpel und Gewebe benötigt, wirkt entzündungshemmend und unterstützt das Immunsystem. Die Aminosäure Glutamin stellt einen essenziellen

Nährstoff für die Darmwandzellen dar, die sich von allen Körperzellen am häufigsten erneuern.

Glutamin unterstützt die Darmgesundheit und beim Leaky-Gut-Syndrom hilft es dabei, den durchlässig gewordenen Darm zu reparieren. Knochenbrühe enthält außerdem Mineralstoffe wie Kalzium und Magnesium, die für Muskeln, Knochen und Nerven von Bedeutung sind. Knochenbrühe sowie selbst gekochte Hühnersuppe sollten auf dem Speiseplan von CED-Patienten auf keinen Fall fehlen und auch zur Nachsorge häufig verzehrt werden. Verwenden Sie zum Kochen nur gefiltertes Wasser, gechlortes Wasser schädigt die Darmflora.

Konzentrierte Knochenbrühe

4–6 Portionen

15 Min. + 45 Min. Backzeit + ca. 5 Std. Garzeit

2 Zwiebeln • 2 Karotten • 1 Lauchstange • 2 Stangen Staudensellerie • 1 reife Tomate • 1 Zweig Rosmarin • 1 Zweig Thymian • 1 kg Rinderknochen • 1 Knoblauchzehe • 4 l kaltes (gefiltertes) Wasser • 2 Lorbeerblätter • 6 Pfefferkörner

- Ofen auf 200 °C vorheizen.
- Zwiebeln würfeln. Karotten waschen, schälen und in Stücke schneiden. Lauch an den Enden abschneiden, äußere Blätter entfernen, längs aufschneiden, unter kaltem Wasser abspülen und Schmutz und Sandreste entfernen. In grobe Scheiben schneiden. Selleriestangen an den Enden abschneiden, waschen und in Stücke schneiden. Tomate waschen und vierteln. Rosmarin und Thymian unter kaltem Wasser abspülen.
- Knochen und Knoblauch auf einem tiefen Backblech 45 Min. rösten, bis sie eine goldbraune Farbe haben.
- Aus dem Backofen nehmen und das Fett vom Backblech vorsichtig in einen großen Kochtopf gießen. Knochen zur Seite stellen.

- In dem Fett bei mittlerer Hitze das Gemüse andünsten, bis es gut gebräunt ist. Wasser, Knochen, Kräuter und Gewürze dazugeben.
- Zum Kochen bringen, dann die Hitze reduzieren und die Suppe bei kleiner Hitze 4–5 Std. leise köcheln lassen. Aufsteigenden Schaum oder Trübstoffe zwischendurch abschöpfen.
- Suppe durch ein Sieb gießen und die klare Brühe in einem weiteren Kochtopf auffangen. Brühe so lange weiterköcheln lassen, bis sie sich auf die Hälfte der Flüssigkeit reduziert hat.
- Die Brühe hält sich im Kühlschrank bis zu 1 Woche, tiefgefroren bis zu 3 Monate.

Weitere empfehlenswerte Lebensmittel

Hier finden Sie Hinweise zu weiteren Lebensmitteln, die ich empfehlen kann.

Honig besitzt eine breit gefächerte medizinische Wirkung und ist in der Volksheilkunde von großer Bedeutung. Er enthält Stoffe mit entzündungshemmender, antibakterieller und antiviraler Wirkung. Er stärkt das Immunsystem, indem er bestimmte Abwehrzellen wie die T-Lymphozyten und die natürlichen Killerzellen erhöht. Honig wird auch zur Unterstützung der Wundheilung eingesetzt. In der Traditionellen Chinesischen Medizin wird er zur Behandlung von Magengeschwüren verordnet. Im Magen-Darm-Trakt kann er zur Linderung schmerzhafter Verkrampfungen beitragen. Honig stellt auch Stoffe für die Produktion des »Glückshormons« Serotonin bereit. Außerdem schmeckt er natürlich gut! Auch mit dem Honig sollte man es nicht übertreiben, insbesondere nicht bei Pilzbefall. Kaufen Sie Ihren Honig so naturbelassen wie möglich (Rohhonig).

Bananen: Wo ich schon bei dem Glückshormon Serotonin bin ... Reife Bananen (ohne grüne Stellen und mit »Sommersprossen«!) stellen nicht nur eine praktische Zwischenmahlzeit oder Wegzehrung dar, sondern sie enthalten auch Serotonin und sorgen für gute Laune. Außerdem sind sie sehr reich an den Vitaminen C, K, B_9 (Folat) und den Mineralstoffen Kalium, Magnesium, Phosphor und Kalzium.

Kokosöl: Zum Essen zwischendurch eignet sich auch ein Teelöffel Bio-Kokosöl als schneller und gesunder Energielieferant. Kokosöl hat eine antibakterielle und antivirale Wirkung. Es kann gramnegative Bakterien zerstören, die schwere Infektionen auslösen können. Kokosöl unterstützt auch die Absorption von Vitaminen (wie zum Beispiel Vitamin D, wenn Sie dieses supplementieren).

Avocado eignet sich bestens als gesunder Snack zum Mitnehmen. Sie sollte jedoch erst vor dem Verzehr aufgeschnitten und entkernt werden. Wenn sie die nötige Reife hat, kann das cremige Fruchtfleisch einfach ausgelöffelt werden. Avocados enthalten einfach gesättigte Fettsäuren, die der Körper leicht in gesunde Energie umwandeln kann. Außerdem sind sie reich an Vitaminen wie Vitamin E und B-Vitaminen, Mineralstoffen und Antioxidanzien. Sie sollten jedoch nur Avocados in Bioqualität verzehren, da jene aus konventionellem Anbau als sehr stark mit giftigen Chemikalien belastet gelten.

Sauerkraut/Kohlsaft: Neben den Vorzügen der im Sauerkraut enthaltenen Probiotika (Sauerkraut muss roh gegessen werden und darf nicht pasteurisiert sein, da sonst die Bakterien abgetötet werden), ist Kohl reich an Vitamin C, stärkt das Immunsystem, kurbelt den Stoffwechsel an, wirkt entzündungshemmend und fördert die Durchblutung. Kohl besitzt antibiotisch wirkende Substanzen. Kohlsaft besitzt einen sogenannten Anti-Ulkus-Faktor. Das darin enthaltene L-Glutamin kann Magen- und Zwölffingerdarm-Geschwüre heilen und Entzündungen im Dünn- und Dickdarm lindern.

Viele erprobte Rezepte finden Sie in meinem Kochbuch »Die Spezielle Kohlenhydrat-Diät SCD. Das Kochbuch bei Morbus Crohn und Colitis ulcerosa« (Stuttgart: TRIAS; 2022).

14 Nahrungsergänzungsmittel

Im Folgenden finden Sie einige Informationen zu sinnvollen Nahrungsergänzungsmitteln.

Probiotika

Neben dem Verzehr von fermentierten Speisen, die eine Vielzahl freundlicher Bakterien enthalten, ist die Einnahme eines hochwertigen probiotischen Nahrungsergänzungsmittels zu empfehlen. Das Präparat sollte möglichst viele unterschiedliche nützliche Bakterienarten enthalten. Die drei Hauptgruppen Lactobacillus, Bifidobakterien und Bodenbakterien (zum Beispiel Bacillus subtilis) sollten vertreten sein.

Ein gutes Präparat sollte mindestens 8 Milliarden bakterielle Zellen je Gramm aufweisen. Ein Erwachsener sollte 15 bis 20 Milliarden bakterielle Zellen pro Tag zu sich nehmen, da nur sehr große Mengen wirklich etwas bewegen können. Die Dosis sollte jedoch langsam gesteigert werden, da es zu Absterbe-Reaktionen von Mikroorganismen im Darm kommen kann. Wenn die therapeutisch sinnvolle Dosis erreicht ist, sollte man diese für mindestens sechs Monate aufrechterhalten. Danach kann sie wieder langsam heruntergefahren werden, sollte jedoch weiterhin in einer niedrigeren Erhaltungsdosierung bestehen bleiben.

Am besten erfolgt die Einnahme eines probiotischen Präparats während einer Mahlzeit oder im Anschluss daran, weil sich dann die Magensäure an Nahrungspartikel bindet und es weniger wahrscheinlich ist, dass sie die freundlichen Bakterien abtötet. Prof. Dr. Axt-Gadermann empfiehlt die Einnahme zusammen mit anderen probiotischen Speisen, da dies ihre Ansiedlung im Dickdarm fördert. Morgens hat man am wenigsten Magensäure, weshalb sich diese Zeit am besten für die Einnahme von Probiotika eignet. Da Patienten mit chronisch-entzündlichen Darmerkrankungen häufig auch zu wenig Magensäure haben, stehen die Chancen gut, dass Probiotika die Säure im Magen überleben. (Weitere ausführliche Informationen hierzu können Sie in Dr. Campbell-McBrides Buch »Wie Darm und Psyche sich beeinflussen« und im Kapitel »Hilfen gegen zu wenig Magensäure« (S. 190) finden.)

Omega-3-Fettsäuren

Bei fast allen Menschen, die von einer Autoimmunerkrankung betroffen sind, liegt auch ein Mangel an Omega-3-Fettsäuren vor. Diese können nur durch die Nahrung aufgenommen und nicht von unserem Körper produziert werden. Fisch ist eine hervorragende Quelle für Omega-3-Fettsäuren; leider essen die meisten Menschen viel zu wenig davon. Schuld daran ist sicher auch die Angst vor Belastungen durch Schwermetalle und Chemikalien. Ein qualitativ hochwertiges Fischöl, das auf Umweltbelastungen getestet wurde, bietet eine gute Quelle für Omega-3-Fettsäuren.

Fischöl wirkt entzündungshemmend, reduziert das Risiko für Herz-Kreislauf-Erkrankungen, vermindert hohen Blutdruck und unterstützt die Gehirnfunktion. Omega-3-Fettsäuren werden auch zur Behandlung von Depressionen eingesetzt, weil sie den Spiegel der Botenstoffe Dopamin, Norepinephrin und Epinephrin im Gehirn erhöhen und dafür sorgen, dass das Glückshormon Serotonin besser an entsprechende Rezeptoren andocken kann. Daneben senken Omega-3-Fettsäuren durch Stress erhöhte Cortisolwerte.

Rindfleisch aus Weidehaltung und Eier aus biologischer Freilandhaltung sind ebenfalls reich an Omega-3-Fettsäuren.

Sonne und Vitamin D

Eine ausreichende Versorgung mit Vitamin D ist zur Prävention und Behandlung von Autoimmunerkrankungen unbedingt notwendig. Da wir immer weniger Zeit in der Sonne verbringen – und wenn wir dies tun, nur mit Sonnencreme auf der Haut – leiden die meisten Menschen heutzutage unter einem chronischen Vitamin-D-Mangel. Das »Sonnenhormon« Vitamin D kann die Haut nur bilden, wenn man zwischen 10/11 Uhr morgens und 14/15 Uhr mittags in den Monaten zwischen März und Oktober für 15 bis 20 Minuten in die Sonne geht, und zwar *ohne* Sonnencreme. Wer sich länger in der Sonne aufhalten möchte, sollte sich schützen, jedoch am besten mit Textilien. Sonnenbrand ist in jedem Fall zu vermeiden. Beachten Sie, dass zahlreiche Sonnencremes gesundheitsgefährdende Substanzen enthalten.

Vitamin D kann etwa 2000 Gene an- und abschalten; das ist ein Zehntel unserer gesamten Gene. Dieses Hormon bzw. ein Mangel daran hat also weitreichende Folgen. Menschen mit einem niedrigen Vitamin-D-Spiegel haben ein erhöhtes Risiko für Autoimmunerkrankungen, da ein Mangel daran zu Störungen der Feinabstimmung des Immunsystems führt. Insbesondere Menschen mit chronisch-entzündlichen Darmerkrankungen sollten Vitamin D supplementieren, da ein Mangel daran mit dem Leaky-Gut-Syndrom assoziiert ist. Vielleicht ist eine Supplementierung nicht das ganze Jahr über notwendig, denn Sonne ist immer noch die beste Vitamin-D-Quelle, aber über die sonnenarmen Monate sollte daran gedacht werden [2].

Ölziehen

Mit dieser Anwendung können Sie für eine gesunde Flora im Mund sorgen: Nehmen Sie einen Teelöffel Kokosfett in den Mund und lassen Sie es schmelzen. Bewegen Sie es nun für einige Minuten im Mund hin und her und spucken Sie es dann aus. Das Fett bindet schädliche Bakterien wie Porphyromonas gingivalis, die in den Blutstrom gelangen können und für zahlreiche Erkrankungen verantwortlich gemacht werden. Die Toxine dieser Bakterien werden auch mit dem Leaky-Gut-Syndrom assoziiert.

15 Körperpflegeprodukte und Reinigungsmittel

Gehen Sie bewusst mit Körperpflegeprodukten um. Kaufen Sie diese am besten in Bio-Qualität. Denken Sie daran, dass weniger oft mehr ist. Viele Produkte kann man auch selbst machen. Schauen Sie sich im Internet nach Rezepten um.

Dasselbe gilt für Reinigungsmittel. Mit Spülmittel, Backnatron, Essig, ätherischen Ölen und Wasser kann man zahlreiche unschädliche Reinigungsmittel selbst herstellen.

Es macht nicht viel Sinn, in seinem Körper und auf seiner Haut ein gesundes Mikrobiom aufzubauen und dieses dann durch Desinfektionsmittel wieder zu zerstören. Setzen Sie diese also möglichst sparsam oder am besten gar nicht ein.

Bei Nahrungsmittel-Unverträglichkeiten ist daran zu denken, dass Allergene wie Gluten auch in Körperpflegeprodukten und Reinigungsmitteln enthalten sein können.

16 Smartphone, WLAN und blaues Licht

Funken Sie Ihrem Körper nicht ständig dazwischen. Elektromagnetische Strahlung – wie die Mikrowellenstrahlung ihres Handys oder WLAN-Routers – kann zu Autoimmunerkrankungen und Krebs führen. Die WHO stufte bereits 2011 Mobilfunk als potenziell krebserregend ein. Sehr viele Informationen in unserem Körper (und auch denen anderer Lebewesen!) werden durch elektronische Signale übermittelt. Es erscheint nur logisch, dass die Fremdeinwirkung von elektromagnetischen Wellen diesen Informationsfluss stört.

Die Mikrowellen Ihres Mobiltelefons können auch freundliche Darmbakterien abtöten. Es konnte beispielsweise nachgewiesen werden, dass sie zur Reduzierung des sehr nützlichen Bacillus subtilis beitragen [3]. Dieser hat immunregulierende Eigenschaften und produziert Enzyme, die eine antivirale, antibakterielle und fungizide Wirkung besitzen. Gerade für Menschen mit Allergien oder Autoimmunerkrankungen erfüllt er wichtige Funktionen.

Benutzen Sie Ihr Handy nur, wenn dies unbedingt notwendig ist. Beim Anschalten des Geräts, während sich das Netz aufbaut, ist die Strahlung besonders hoch. Auch im Standby-Modus wird Mikrowellen-Strahlung abgegeben. Tragen Sie ein angeschaltetes Handy niemals am Körper. Gehen Sie mit ihrem Computer möglichst kabelgebunden ins Internet. Schalten Sie die WLAN-Verbindung so oft wie möglich ab, falls eine kabelgebundene Lösung nicht möglich ist. Arbeiten Sie mit Tablets oder Laptops nicht direkt am Körper. Dies gilt insbesondere für Schwangere, Kinder und Jugendliche.

Wussten Sie, dass ausgerechnet in Silicon Valley gerade eine neue Low-Tech-Bewegung stattfindet? Mitarbeiter großer Tech-Konzerne wie Google, Apple oder Yahoo schicken ihre Kinder zunehmend auf Eliteschulen, die auf Laptops, Tablets und Smartphones im Unterricht verzichten. Technik-Gurus, wie der verstorbene Steve Jobs oder Bill

Gates, schränkten die Zeit, die ihre Kinder vor Bildschirmen verbringen durften, ganz massiv ein. Die Kinder des Apple-Gründers durften noch nicht einmal das neue iPad benutzen, als dieses 2011 auf den Markt kam. Bill Gates' Kinder durften erst mit 14 Jahren ein Mobiltelefon besitzen [4]. Vielleicht sollten wir einmal ernsthaft darüber nachdenken, wovor die großen Köpfe des Silicon Valley ihre Kinder schützen wollten.

Blaues Licht

Schränken Sie in den späten Abendstunden den Gebrauch von elektronischen Geräten ein, die reich an blauem Licht sind. Smartphones und moderne LED-Leuchten in Laptops und Energiesparlampen strahlen blaues Licht ab, das anregend wirkt und die Bildung des Schlafhormons Melatonin hemmt. Dadurch können wir schlecht einschlafen und unsere Schlafqualität wird herabgesetzt. Es werden zwar auch Blaulichtfilter-Brillen, Blaufilter-Apps für Smartphones und kostenlose Computerprogramme zur Reduzierung des Blaulichtanteils angeboten. Vielleicht sollte man jedoch zumindest abends auf die Benutzung von Smartphones und Computerbildschirmen verzichten und stattdessen zum Relaxen etwas Musik hören, noch ein paar Seiten in einem Buch lesen, meditieren oder auch mal gar nichts tun.

Atemübung

Nutzen Sie zum Entspannen und zum Stressabbau Atemübungen wie die 4-7-8-Atmung:

- Atmen Sie 4 Sekunden durch die Nase ein.
- Halten Sie den Atem für 7 Sekunden.
- Atmen Sie hörbar 8 Sekunden lang durch den Mund aus.

Wiederholen Sie dies einige Male. Spüren Sie, wie Sie sich komplett dabei entspannen. Machen Sie die Atemübung mehrmals täglich.

17 Bewegung, am besten in der Natur

Bewegen Sie sich mindestens eine halbe Stunde am Tag im Freien und zwar bei jedem Wetter. Eine halbe Stunde zügiges Gehen reicht schon, um den Kreislauf anzukurbeln, das Immunsystem zu unterstützen, Stress abzubauen und die Stimmung zu heben.

Verbringen Sie möglichst viel Zeit in der Natur und versuchen Sie, so gut wie möglich im Einklang mit der Natur zu leben. Berühren Sie die Natur und lassen Sie sich von der Natur berühren.

Leben Sie auch im Einklang mit Ihrer eigenen Natur. Verschwenden Sie keine Energie darauf, sich zu verstellen. Lieben Sie sich selbst und leben Sie authentisch. Setzen Sie Ihren Mitmenschen gegenüber Ihre eigenen Grenzen. Dies stärkt nicht nur Ihr Schutzschild nach außen, sondern auch Ihre Darmbarriere.

18 Labor-Untersuchungen

Neben Endoskopien und Stuhluntersuchungen, die lediglich Blut im Stuhl nachweisen, stehen heutzutage zahlreiche moderne Labortests zur Verfügung, die jedoch das kassenübliche Spektrum übersteigen. Der Umwelt- und Ernährungsmediziner Dr. Klaus-Dietrich Runow empfiehlt bei allen chronischen Erkrankungen die Durchführung von Speichel-, Blut- und Stuhlanalysen, bei denen abgeklärt wird, ob Gluten- und Nahrungsmittelunverträglichkeiten, Störungen der Darmflora (Dysbiose, Candida, Parasiten), Pankreasinsuffizienz (Enzymmangel) oder ein Leaky-Gut-Syndrom vorliegen. In der Veröffentlichung »Neue Wege zur Gesundheit: Gluten in der Nahrung – Ursache chronischer Erkrankungen« von Dr. Runow können Sie sich einen guten Überblick über das Spektrum der Laboruntersuchungen verschaffen [5]. Mithilfe genetischer Stuhlanalysen lässt sich der Status des Mikrobioms sehr genau ermitteln. Man kann feststellen, ob sich das Mikrobiom im Gleichgewicht befindet und welche der über 1 000 Bakterienarten den Darm besiedeln. Es kann nachgewiesen werden, ob bestimmte Bakterien vorhanden sind, die Durchfall, Verstopfung, Schmerzen oder andere Probleme verursachen. Es lässt sich auch ermitteln, wie diese Bakterien die Darmschleimhaut oder die Stimmung beeinflussen.

Bei einem hochwertigen Test enthält die Auswertung alle wichtigen Informationen und auch individuelle Tipps, wie die intestinale Flora durch Ernährungsumstellungen oder die Gabe bestimmter Probiotika und Präbiotika optimiert werden kann. Die Kosten dafür betragen etwa 150 Euro aufwärts und man muss sie selbst tragen. Standardmediziner informieren Patienten noch nicht einmal darüber, dass es diese sehr aufschlussreichen Untersuchungen gibt. Die Deutsche Gesellschaft für Gastroenterologie, Verdauungs- und Stoffwechselkrankheiten rät von Stuhltests zur Analyse des Darm-Mikrobioms ab und bezeichnet diese als »teuer und sinnlos« [6].

19 Natürliche Behandlungsmethoden bei CED

Es existieren zahlreiche natürliche Heilmittel, die bei chronisch-entzündlichen Darmerkrankungen Linderung verschaffen, zu einer Remission führen und/oder diese erhalten können. Zu diesen gehören Vitamin D, Probiotika, Glutamin (Heilung des durchlässigen Darms), Omega-3-Fettsäuren, Kurkumin, Boswelia serrata (als Kortison-Ersatztherapie [7]), Myrrhinil intest (eine Kombination aus Myrrhe, Kamillenblütenextrakt und Kaffeekohle), Grüner-Tee-Extrakt, Butyrat, Kolostrum, Bromelain, Lecithin und Zeolith (bindet Schwermetalle, lindert Entzündungen, unterstützt die Heilung und Regenerierung der Darmschleimhaut [8]). Eine ausreichende Versorgung mit den Spurenelementen Selen, Magnesium und Zink (Dr. Tom O'Bryan rät zu Zink-Carnosin, da dieses insbesondere zum Heilen des Verdauungstrakts geeignet sei) sollte auf alle Fälle sichergestellt sein.

Da wir zur Behandlung der Colitis ulcerosa meines Sohnes die meisten der genannten Heilmittel nicht ausprobiert haben, kann ich Ihnen auch keine eigenen Erfahrungen dazu schildern. Bei meinem Sohn sind die Symptome allein durch die Änderung seiner Ernährungs- und seiner Lebensweise wieder verschwunden. Er nimmt jedoch Probiotika, Vitamin D und ein hochwertiges Fischöl ein.

Meine Auflistung erhebt keinen Anspruch auf Vollständigkeit. Ich gebe diese Informationen lediglich an Sie weiter und übernehme auch keinerlei Verantwortung dafür. Sehen Sie die Liste als Anregung für Ihre eigenen Recherchen an. Besprechen Sie die genannten Heilmittel mit einem ganzheitlichen Therapeuten.

Hintergrund: Krankheit aus psychosomatischer Sicht

Der Schweizer Psychosomatiker und Psychoanalytiker Prof. Dr. Dieter Beck, der 1980 Opfer eines Mordanschlags wurde, machte in seinem posthum erschienenen Buch »Krankheit als Selbstheilung« deutlich, warum Krankheit nicht nur negativ gesehen werden muss. Sie kann vielmehr zu einem wichtigen Zeitabschnitt im Leben eines Menschen werden, in dem er zur Ruhe und Besinnung kommen und seelische Leiden heilen kann. Eine Krankheit kann seelisches Wachstum ermöglichen und eine Chance bieten, weniger zerstörerische Wege der Selbstheilung zu finden.

Körperliches Leiden zur seelischen Heilung

Beck war davon überzeugt, dass körperliche Leiden oftmals einen Versuch der seelischen Selbstheilung darstellen können. In einer Krisensituation könne der Körper mittels einer Krankheit versuchen, einen Konflikt mit seinen Mitteln zu lösen. Die seelische Heilung erfolge dann zum Preis des auftretenden körperlichen Leidens. Prinzipiell könne jede Krankheit diese Funktion übernehmen, obgleich nicht jede Körperkrankheit einen seelischen Selbstheilungsversuch darstelle.

Beck zufolge kann die im Sinne eines Selbstheilungsversuchs auftretende körperliche Krankheit als eine »kreative Ich-Leistung« [1] gesehen werden, die auf bewussten und unbewussten Prozessen des Patienten beruhe und sich an ihm »wie ein Traum oder ein guter Einfall« [2] vollziehe. Das Ich habe die Fähigkeit, Regressionen und Somatisierungen »im Dienste der Reparation« [3] herbeizuführen. Der Patient sei dann gewissermaßen als für seine Krankheit mit verantwortlich zu sehen – es sei »seine« Krankheit. »Verantwortlich sein« darf hier jedoch nicht mit »schuld sein« verwechselt werden!

Körperliche Krankheiten können eine gefühlsmäßige Neuerfahrung und eine emotionale Ich-Erweiterung ermöglichen und innere Verluste, Gewissenskonflikte oder seelische Verletzungen ausgleichen und zu deren Verarbeitung dienen, so Beck. Es bedarf jedoch bestimmter Bedingungen, damit das Ich den Körper und seine Leiden zur seelischen Reparation heranziehen kann. Diese liegen darin, dass der Körper in eine Verlustreaktion involviert werden kann, in der Fähigkeit des Ichs zur Regression und Konversion und in einer Bereitschaft des Körpers zu krankhaften Reaktionen. Während im Allgemeinen auf eine Verlusterfahrung eine psychische Reaktion folgt (zum Beispiel Trauer, depressive Verstimmung), tritt bei vielen Patienten anstelle dieser Emotionen eine Körperkrankheit auf [4]. Bereits Freud hatte anhand der Hysterie mit dem Konversionsmodell einen Abwehrvorgang beschrieben, wonach unerträgliche Vorstellungen in körperliche Symptome wie Schmerzen oder Lähmungen verwandelt werden können. »Je stärker und tiefer die regressive Bewegung ist, die durch die Krankheit ausgelöst wird, desto eher ist eine seelische Umstrukturierung möglich« [5], so Beck.

Er glaubte, dass körperliche Symptome und Krankheiten Regulatoren sein können, um ein inneres Gleichgewicht zu erreichen. Er war der Ansicht, dass es für einen Patienten erträglicher sein könne, körperliche Schmerzen oder Verletzungen zu erdulden, als sich mit seiner »Trauer, Leere, Kränkbarkeit oder Verzweiflung« [6] konfrontieren zu müssen. Ein »In-die-Krankheit-Fliehen« könne für einen Menschen in einer bestimmten Situation die einzige Möglichkeit des Ichs darstellen, einem inneren Konflikt, einer narzisstischen, den Selbstwert betreffenden Kränkung oder einer Verlustproblematik zu begegnen [7]. Deshalb sei es auch bei manchen Patienten zu beobachten, dass das »therapeutische Wegrauben der somatischen [körperlichen] Symptome« [8] zu einer Verschlimmerung ihres seelischen Befindens führt.

Auch eine Sucht kann das innere Gleichgewicht stabilisieren. Im Gegensatz zur Sucht stellt eine Krankheit jedoch ein sozial anerkanntes Leiden dar. Eine künstlerische Tätigkeit oder soziale Aktivität kann ebenfalls eine regulatorische Funktion übernehmen. Warum ein Mensch stattdessen krank wird und welches Symptom er »wählt«, ist eine Frage, mit der sich die psychosomatische Medizin beschäftigt.

Ein seelischer Selbstheilungsversuch in Form einer Körperkrankheit kann gelingen, aber auch misslingen. Bei einem misslungenen Versuch bleibe die Selbstheilung zeitlich begrenzt und mache nach einer gewissen Zeit wieder eine körperliche Symptomatik erforderlich, so Beck. Eine Erfahrung, die für das Selbst des Kranken bereichernd oder reparativ (heilend) sein kann, bliebe in diesem Fall aus. Beim gelungenen Selbstheilungsversuch hingegen hinterlasse das körperliche Leiden eine bleibende seelische Veränderung. »Körperliche Leiden, die in diesem Sinn zur Heilung führen, verlaufen zeitlich begrenzt und in sich abgeschlossen. Es sind keine chronischen oder rezidivierenden [wiederkehrenden] Leiden« [9], stellte er fest.

Lebensgeschichtlicher Hintergrund

Beck war davon überzeugt, dass sowohl Krankheiten als auch Unfälle selten zufällig seien, sondern einen lebensgeschichtlichen Hintergrund haben. Bei einer tieferen Beschäftigung mit dem Patienten werde dem Arzt auch verständlich, »warum der Kranke gerade jetzt – und nicht früher oder später – erkrankte« [10]. Für Erkenntnisse dieser Art dürfe der Arzt jedoch nicht organorientiert sein, sondern müsse ein Interesse für den Patienten als ganzen Menschen haben. Überhaupt seien tiefere Einblicke in das innere Geschehen des Patienten erst möglich, wenn der Arzt psychoanalytisches Verständnis, Kenntnisse über die Funktionsweise des Unbewussten und Offenheit gegenüber der symbolischen Sprache der Körperkrankheit mitbringe.

Erst wenn der Arzt »den Sinn des Kräftespiels zwischen seelischer Krise und körperlicher Krankheit« erkenne und erfasse, bekomme er Respekt davor, »wie sein Patient mit der körperlichen Krankheit auf eine individuelle Art sein seelisches Problem zu lösen versucht« [11], so Beck. Die Symptome hätten in gewissen Fällen eine »prothetische Funktion« [12]. »Sie sind Pfropfen gegen eine psychische

Dekompensation oder der Ersatz für eine Depression« [13], stellte er fest.

Ein Arzt, der im Patienten die reparativen Funktionen der Symptome ernst nehme, würde diesen mit Respekt begegnen. Beck war auch der Ansicht, dass der Arzt dem Kranken Zeit lassen solle, sich auf seine individuelle Weise und in seinem eigenen Tempo mit dem Leiden auseinanderzusetzen [14]. Der Arzt müsse dem Patienten zuhören und versuchen, seine Geschichte zu verstehen. Er müsse Gespräche führen und solle, wenn möglich, mit Aktivitäten zurückhaltend sein.

Für den Patienten bedeutet die bewusste Auseinandersetzung mit seiner Krankheit, dass er sich nach dem Warum und Wozu seines Leidens fragt. Dies bedeutet, dass er sich nicht als passives Opfer erlebt und sein Ich in den Krankheitsprozess mit einschließt. Er versucht herauszufinden, was ihm die Krankheit sagen will, welche Botschaft sie enthält. Er stellt sich die Frage nach ihrem tieferen Sinn und warum sie gerade zu dem betreffenden Zeitpunkt auftrat [15]. Der Patient versucht herauszufinden, welche seelische Verletzung oder welcher unbewusste Konflikt möglicherweise mittels der Krankheit gelöst werden soll. Wie der Analysand bei der Psychoanalyse, stellt er sich die Frage, wer und wie er wirklich ist.

Beck betont, dass die Frage nach Sinn und Bedeutung der Körperkrankheit individuell ist. »Die Beantwortung des Warum und Wozu kann nicht von außen an den Patienten herangetragen werden. Die durch Krankheit und Regression einsam gefundene, innere Wahrheit ist stets einmalig und nie allgemeingültig« [16]. Beck zufolge kann die innere Auseinandersetzung zu einer seelischen Wandlung führen, die den Patienten reifer oder auch menschlicher macht. Bei einer durch die Körperkrankheit gelungenen Selbstheilung betrachtet der Patient seine Krankheit rückblickend als eine »entscheidende Schwelle in seiner Lebensentwicklung. Er ist durch diese Erfahrung sich [sic!] selbst geworden, er hat seine Identität und Individualität gefunden« [17].

20 Krankheit als Chance

Die Kunst der ärztlichen Behandlung besteht vor allem darin, hinter der Offensichtlichkeit der sichtbaren Symptome die tieferen Wahrheiten der unsichtbaren Ursachen zu erforschen.

Hippokrates, 460–370 v. Chr.

Ich schätze mich überaus glücklich, dass es uns als Familie gemeinsam gelungen ist, Lucas Krankheit zu heilen. Die Auseinandersetzung mit ihr trug zur Erweiterung unseres Horizonts und Bewusstseins bei, machte uns empfänglicher für spirituelle Impulse und zeigte uns die Bedeutung bedingungsloser Liebe, dem vielleicht wichtigsten Heilmittel überhaupt. Bei mir führte sie dazu, dass ich eine große Ehrfurcht gegenüber dem menschlichen Körper-Geist-Seele-System und seinen Selbstheilungskräften entwickelt habe, die in meinen Augen Ausdruck einer allumfassenden, höheren Intelligenz sind.

Lucas Krankheit hat uns alle zum Positiven verändert, sie hat uns weicher und zugleich widerstandsfähiger gemacht, liebevoller und dankbarer. Sie trug auch dazu bei, dass ich selbst einen gesünderen und vor allem zuckerfreien Ernährungsstil verfolge und Medikamenten und Impfungen gegenüber noch kritischer geworden bin. Ich bin dankbar dafür, dass wir in die richtige Richtung geführt wurden, die eine Heilung möglich machte. Ich benutze hier bewusst den Begriff »Heilung«, auch wenn Mediziner von »dauerhafter Remission« oder einer »Umkehr der Symptome« sprechen. Denn in meinem tiefsten Inneren glaube ich, dass Luca, zumindest von seiner Colitis, geheilt ist.

Ich bin auch dankbar dafür, dass wir die Voraussetzungen mitbrachten, selbst Verantwortung für seine Gesundheit übernehmen zu wollen und zu können. Bereits vor seiner Erkrankung hätte ich immer einen natürlichen Weg, der im Einklang mit dem menschlichen Körper steht und nicht gegen ihn arbeitet, einer rein medikamentösen, symptomorientierten Behandlung gesundheitlicher Probleme vorgezogen. Zum Glück brachte ich dieses Bewusstsein bereits mit, als Luca krank wurde, und konnte deshalb schnell handeln.

Gleichzeitig irritiert es mich jedoch auch, dass uns, als absoluten Laien, etwas gelungen ist, das die sogenannte evidenzbasierte Medizin für unmöglich erklärt, denn trotz aller Medikamente gelten chronisch-entzündliche Darmerkrankungen und Autoimmunerkrankungen im Allgemeinen dort als nicht heilbar. Lucas Genesung widerlegt dieses schulmedizinische Dogma. Wie kann es sein, dass eine völlig ungeschulte Person wie ich Behandlungserfolge erzielt, die einem Arzt nach mehrjährigem Studium und nach jahrelanger Berufsausübung unerreichbar scheinen? Und wie viele Patienten könnten ebenfalls ihre Erkrankungen umkehren, wenn Ärzte sie nicht nur symptomorientiert und medikamentös behandeln würden?

Besonders nachdenklich stimmt es mich, wenn sich Therapeuten alternativer Heilmethoden darüber beklagen, es werde ihnen im Internet (genauer gesagt von der Google-Suchmaschine, die mit einem Anteil von etwa 90 Prozent marktführend ist) immer schwerer gemacht, ihr Wissen an Patienten weiterzugeben. Die Google-Suchmaschine habe ihre Suchalgorithmen so verändert, dass nur noch angeblich evidenzbasierte medizinische Fakten, die auf der Linie der Pharmaindustrie liegen, unter den vorderen Suchergebnissen erscheinen, während alternative Standpunkte zwar nicht unterdrückt, aber auf die hinteren Seiten verfrachtet würden [1]. Dies macht mich besonders betroffen, denn ohne das Internet wäre ich nach Lucas Diagnose im Jahr 2016 wahrscheinlich niemals auf die Informationen gestoßen, die zu seiner Genesung beigetragen haben.

Erschwerte Suche nach Informationen

Google ist ein Ableger der Dachorganisation »Alphabet«, zu der unter anderem auch Unternehmen gehören, die sich mit Biowissenschaften und Biotechnologie, der Gentechnik, der Anwendung künstlicher Intelligenz und der Entwicklung oder dem Betrieb von Lieferdrohnen befassen. Dem Therapeuten der Naturheilkunde und Alternativmedizin René Gräber zufolge ist es keine Seltenheit, dass IT-Funktionäre zu Führungspositionen in der Pharmaindustrie und umgekehrt wechseln. Die Informationstechnologie und die Pharmaindustrie hätten »geheiratet« und ihre Interessen seien inzwischen weitestgehend identisch. Deshalb sei es auch nicht verwunderlich, wenn die über Google verbreitete Informationspolitik in entsprechender Weise pharmafreundlich angepasst werde [2].

Neuerdings werden Videos und Kanäle – auch die namhafter Wissenschaftler – auf YouTube gelöscht, wenn die dort geäußerten Standpunkte nicht den Leitlinien der WHO entsprechen [3]. Dies mag zunächst einmal vernünftig klingen. Wenn einem jedoch bekannt ist, dass es sich bei der Weltgesundheitsorganisation längst nicht mehr um eine unabhängige Einrichtung handelt und knapp 80 Prozent ihres Jahresetats von Spenden der Pharmaindustrie [4] bestritten werden, dann erscheint das oben genannte Vorgehen in einem ganz anderen Licht. Der ehemalige Frankfurter Chirurg und Vertreter der Integrierten Medizin Dr. Bernd Hontschik wirft der WHO vor, sie mache durch die Förderung lukrativer Medikamenten- und Impfprogramme Politik für ihre Spender. Für ihn hat die 1948 von den Vereinten Nationen gegründete WHO, die ihm früher einmal wichtige Orientierungen gab, ihre Glaubwürdigkeit verloren [5].

Warum mache ich überhaupt diesen Exkurs? – Ich denke, dass sich meine zuvor gestellten Fragen zumindest tendenziell beantworten lassen, wenn man sich einmal die Mühe macht und der Spur des Geldes folgt. Leider muss man heute mit kritischen Aussagen, die nicht dem propagierten Narrativ von Politikern, sogenannten Experten und den Mainstream-Medien entsprechen, immer vorsichtiger werden. Ansonsten kann es einem drohen, der schwammigen Kategorie der sogenannten »Verschwörungstheoretiker« zugeordnet, nicht ernst genommen oder gar diffamiert und aus der öffentlichen Diskussion ausgegrenzt zu werden.

Wenn es tatsächlich so ist, dass natürliche Heilmethoden von der sogenannten evidenzbasierten Medizin und der Pharmaindustrie immer mehr und mit allen möglichen Mitteln an den Rand gedrängt werden, erscheint es mir umso dringlicher, Betroffenen unsere persönlichen Erfahrungen mit Lucas Colitis und unseren Umgang damit zugänglich zu machen.

Erstellen Sie eine Timeline

Ich habe im Folgenden noch einmal eine Liste von Faktoren erstellt, die unserer Meinung nach zur Entwicklung der Colitis-Symptome bei Luca beigetragen haben. Ich bin davon überzeugt, dass bei ihm das ungünstige Zusammentreffen zahlreicher Faktoren, die sich auch gegenseitig beeinflussten, für seine Erkrankung verantwortlich war. Möglicherweise gibt es auch noch weitere Faktoren, an die wir gar nicht denken. Seine Krankheit war jedenfalls kein »Zufall« und auch nicht das bloße Ergebnis seiner Gene.

Ich möchte auch Sie dazu ermutigen, sich Ihre »Timeline« (Auflistung von Faktoren in ihrer zeitlichen Abfolge, die Ihrer Meinung nach zu Ihrer Erkrankung beigetragen haben könnten) zu erstellen. Bei der Zusammenarbeit zwischen einem Patienten und einem ganzheitlichen Therapeuten erfolgt dies ganz selbstverständlich bei der sogenannten Erstanamnese, für die sich beide Seiten mindestens eine Stunde Zeit nehmen. Dabei stellt der Therapeut sehr viele Fragen, um ein möglichst vollständiges Bild seines Patienten entwerfen zu können. Dies ist natürlich im normalen schulmedizinischen Betrieb gar nicht möglich. Wenn Sie sich keinen ganzheitlichen Therapeuten leisten können, schreiben Sie sich Ihre Timeline selbst. Sie erkennen dann besser, ob bestimmte Muster vorhanden sind, um welche tieferliegenden Themen es möglicherweise bei Ihrer Krankheit geht und an welchen Stellschrauben Sie drehen können.

Lucas Timeline

Folgende Ereignisse haben wir auf Lucas Timeline vermerkt:

Vorgeburtlicher Stress

Wie empfindsam ein Mensch auf Stress reagiert, wird nicht nur von seinen Genen, sondern vielmehr auch von seinen Erfahrungen im Mutterleib festgelegt. Durch pränatalen Stress stellt sich ein Embryo auf eine stressvolle, feindliche Welt ein, in der es von Vorteil sein könnte, ängstlich und zurückhaltend zu sein. Diese Prägung kann einen Menschen sein Leben lang begleiten und bestimmt, wie schnell er auf Stress antwortet und wie leicht er sich bedroht fühlt [6].

Dreimonatskolik

Als Luca im Jahr 2000 geboren wurde, standen Ärzte dem Phänomen Dreimonatskolik sehr hilflos gegenüber. Der US-amerikanische Veterinärmediziner und Naturheiler Dr. Joel Wallach vertritt in seinem YouTube-Video »Cerial Killers« die Auffassung, dass bei Babys mit einer Dreimonatskolik schon eine Sensibilisierung gegenüber Gluten stattfindet und sie bereits ein Indiz für die Entwicklung einer Glutenintoleranz darstellt. Verantwortlich für diese Sensibilisierung seien unverdaute Glutenproteine, die das Baby durch die Muttermilch aufnimmt. Wenn das Baby später selbst Gluten esse, reagiere es darauf, da es bereits sensibilisiert sei und der Darm ein Gedächtnis habe. Es entstünden Verletzungen in Teilen des Verdauungstraktes (Abschnitte mit Zöliakie, Colitis oder Morbus Crohn), die mit steigendem Alter zunehmen. Durch das Weglassen der irritierenden Substanzen und eine Unterstützung des Körpers mit entsprechenden Nährstoffen sei jedoch eine vollständige Heilung des Darms möglich. Wallachs prinzipielle Empfehlung lautet, dass kein Kind vor dem Erreichen des zehnten Lebensjahres Getreide essen sollte. Stattdessen empfiehlt er Süßkartoffeln, Reis, Hirse, Leinsamen, viel Gemüse, Eier, Nüsse, gesunde Fette und sehr geringe Mengen an Kohlenhydraten [7].

Tetanus-Diphterie-Impfung

Im Alter von neun Monaten wurde Luca geimpft. Kurz darauf setzten bei ihm Erkältungssymptome mit hohem Fieber und Fieberkrampf (Lucas erstem und einzigem) ein. Ob dies eine Reaktion auf die Impfung darstellte, kann ich nicht beurteilen. Ärzte rieten uns dazu, bis zu einem Alter von sechs Jahren dafür zu sorgen, dass Lucas Körpertemperatur niemals über 38 Grad steigt, um einen weiteren Fieberkrampf zu vermeiden. Als gewissenhafte Mutter gab ich ihm bei jeder fieberhaften Erkältung fiebersenkende Medikamente. Oft wechselte ich alle zwei Stunden zwischen Produkten mit unterschiedlichen Wirkstoffen (Ibuprofen und Paracetamol) ab, um eine Überdosierung zu vermeiden. Das war zwar gegen meine prinzipielle Einstellung, da ich denke, dass Fieber das beste und natürlichste Mittel ist, um Infekte zu bekämpfen. Ich hatte jedoch sehr viel Respekt und Angst vor einem erneuten Fieberkrampf, denn die Erinnerung daran, wie Luca als Baby plötzlich die Augen verdrehte und ich befürchtete, mein Kind sterbe in meinen Armen, hatte sich ganz tief eingebrannt. Heute frage ich mich natürlich, welchen negativen Einfluss diese fiebersenkenden und schmerzlindernden Medikamente auf Lucas Darmflora und Immunsystem gehabt haben können.

Starker Husten

Im Alter von sechs Jahren hatte Luca einen schweren Husten mit zähem Schleim, den er überhaupt nicht mehr los wurde. Die Hustenanfälle, die insbesondere abends einsetzten, waren so heftig, dass Luca häufig sein Essen erbrach. Es ist nicht verwunderlich, dass die Erkrankung mit Gewichtsverlust einherging und ihn schwächte.
Die Ärzte waren ratlos, vermuteten Asthma, was sich jedoch nicht bestätigte, und rieten zu Antibiotika. Das war die erste Behandlung dieser Art, die ich zuließ. Sie half jedoch nicht und hinterließ sicherlich massive Schäden an Lucas Darmflora. Eine darauffolgende homöopathische Behandlung des Hustens zeigte hingegen sehr schnell hervorragenden Erfolg.

Lungenentzündung

Im Alter von acht Jahren bekam Luca eine Lungenentzündung. Diese wurde ebenfalls mit Antibiotika behandelt, was in diesem Fall sicherlich auch notwendig und angebracht war. Diese Form der Behandlung muss jedoch gezwungenermaßen zu einer weiteren Schädigung der Darmflora geführt haben.

Norovirus

Im Alter von elf Jahren erkrankte Luca am Norovirus. Es hatte ihn sehr schlimm erwischt, und dieser Darminfekt bedeutete eine weitere ganz massive Attacke auf seine Darmflora. Ärzte, wie etwa der bereits von mir zitierte Prof. Dr. Heupke, wiesen darauf hin, dass eine Colitis oft im Anschluss an einen heftigen akuten Darmkatarrh entstehe [8]. (Lesen Sie dazu auch das Kapitel »Hintergrund: Früher heilbar – heute unheilbar?«, S. 120.)

Tuberkulin-Hauttest

Im Alter von 12 Jahren wurde bei Luca der sogenannte Tuberkulin-Hauttest nach Mendel-Mantoux durchgeführt, auf den er mit einer Synkope (plötzliche, kurzfristige Ohnmacht) reagierte. Im Anschluss daran litt er eine lange Zeit an Schmerzen, die er als Herzschmerzen interpretierte und die in eine Herzphobie mündeten. Mit dieser Herzangst war großer emotionaler Stress mitsamt allen negativen Auswirkungen auf den Verdauungstrakt und das bereits gestörte Mikrobiom verbunden. Inwiefern sich dieser Test auch direkt nachteilig auf Lucas Immunsystem ausgewirkt hat, kann ich nicht beurteilen.

Emotionaler Stress

Bedingt durch äußere Faktoren und einer nicht förderlichen inneren Haltung nahm der emotionale Stress bei Luca immer mehr zu. Nicht bewältigte, heruntergeschluckte Emotionen wie Wut, Frustration, Trauer und Aggression wirkten sich negativ auf Lucas körperliches und seelisches Gleichgewicht aus. Ich möchte dabei betonen, dass die genannten Gefühle nicht per se als negativ zu bewerten sind. Die bedeutende US-amerikanische Neurowissenschaftlerin und Pharmakologin Candace Pert wies in ihrem Klassiker »Molecules of Emotion« (deutscher Titel: »Moleküle der Gefühle: Körper, Geist und Emotionen«) ausdrücklich darauf hin, dass es unbedingt nötig sei, *alle* Gefühle anzuerkennen, auszudrücken und sie dann loszulassen. Andernfalls könnten sie eine toxische Wirkung auf den Körper haben, weil sie den Informationsfluss blockieren, wie es bei Luca der Fall war. Im Gegensatz dazu würden wir uns glücklich fühlen, wenn unsere »Biochemikalien der Gefühle«, die Neuropeptide, und ihre entsprechenden Rezeptoren offen sind und ungehindert im gesamten psychosomatischen Netzwerk fließen können. Unsere gesamten Systeme, Organe und Zellen würden dann in einer reibungslosen und rhythmischen Bewegung integriert werden [9]. Lucas wachsender emotionaler Stress kulminierte in einer Neurose (Kontaminationsphobie), die möglicherweise durch die körperliche Erkrankung (Colitis) erfolgreich geheilt wurde. (Der Psychosomatiker Prof. Dr. Beck war der Ansicht, dass Asthma bronchiale oder Colitis ulcerosa eine Psychose zum Abklingen bringen können [10].) In Lucas Bewusstsein ist die Colitis nun jedoch abgeschlossen und vorbei und er braucht sie nicht mehr.

Ungünstige Ernährung

Lucas Ernährung war fettarm, reich an Kohlenhydraten sowie Zucker und beinhaltete wenig Gemüse – mit proinflammatorischer und darmschädigender Wirkung. Unverdaute Kohlenhydrate sorgten dafür, dass sich ungünstige Darmbakterien weiter vermehren konnten. Nachteilig wirkte sich auch die Wechselwirkung zwischen geschädigter Darmflora und emotionalem Stress aus.

Nahrungsmittelunverträglichkeiten

Bereits bestehende oder sich erst entwickelnde Nahrungsmittelunverträglichkeiten wirkten sich zusätzlich negativ aus.

Chronischer Vitamin-D-Mangel

Luca wuchs im Nordwesten Irlands unter chronischem Sonnenmangel auf. An den wenigen sonnenreichen Tagen trug ich auf seine Haut Sonnencreme mit hohem Lichtschutzfaktor auf. Ich vermied dadurch zwar einen Sonnenbrand, unterband jedoch auch die Bildung von Vitamin D und leistete damit möglicherweise der Entwicklung einer Autoimmunerkrankung Vorschub.

Genetische Ausstattung

All diese Faktoren korrelierten mit Lucas ganz individueller genetischer Ausstattung, die ich jedoch ganz bewusst nicht an erster Stelle nenne. Dass die Summe dieser Faktoren bei Luca zur Colitis führte, während dies bei jemand anderem nicht der Fall ist, liegt daran, dass der Mensch eben keine »triviale Ursache-Wirkungs-Maschine« [11] ist, wie es dem Modell der Schulmedizin entspricht. Es ist Luca, um den es geht, nicht nur mit seiner spezifischen genetischen Ausstattung, sondern mit allem, was ihn als das Individuum Luca ausmacht. Es ist seine Lebensgeschichte und auch seine Krankheitsgeschichte.

Lebensphasen, in denen öfter CED auftreten

Es gibt noch zwei Gedanken, die ich mit Ihnen teilen möchte. Der erste dreht sich um den Zeitpunkt, an dem chronisch-entzündliche Darmerkrankungen häufig zum ersten Mal auftreten, nämlich in der Pubertät oder Adoleszenz. Obwohl der Zeitpunkt, zu dem jemand krank wird, für jeden Betroffenen eine ganz individuelle Bedeutung hat, gibt es Prof. Dieter Beck zufolge generell bestimmte Lebensphasen, die zu »konflikthaften Reaktionen disponieren« [12]. Für ihn stellte insbesondere die Lebensmitte mit der sogenannten »Midlife Crisis« einen solchen Lebensabschnitt dar. In dieser Zeit wird der Mensch verstärkt mit verpassten Chancen und dem Verlust von bisher narzisstisch hochbesetzten Objekten (zum Beispiel Schönheit, Beruf, sexuelle Potenz, erotische Anziehung) konfrontiert. Wenn die Verarbeitung und Überwindung dieser Verlusterfahrungen nicht konstruktiv verläuft, kann ein Mensch mit Depression, Sucht, hypochondrischen Ängsten sowie funktionellen und organischen Krankheiten reagieren [13].

Ich denke, dass Pubertät und Adoleszenz ebenfalls in diese problematischen Lebensphasen eingereiht werden müssen. In seinem überaus interessanten Buch »Körper, Mensch, Seele – Versuch über die Kunst des Heilens« sagt Dr. Hontschik, dass auch die Pubertät häufig mit einer Lebenskrise verknüpft sei [14]. Obwohl sich die Medizin eigentlich ganz besonders mit diesem Lebensabschnitt befassen müsste, gäbe es zwar Kinderärzte und solche für Erwachsene, aber die Adoleszenz als besonderer Abschnitt werde in der Medizin weitgehend ignoriert. »Betrachtet man die Adoleszenz als eine Lebensphase, in der besonders das sexuelle Erwachen, Orientieren, Verhalten und Erleben eine rasante Entwicklung nehmen und körperliche Veränderungen besonders rasch und einschneidend geschehen, wäre also nicht [nur] ein ›Jugendlichenarzt‹, sondern ein Arzt für männliche Jugendliche, ein anderer für weibliche Jugendliche sinnvoll« [15], lautet Hontschiks Anregung, die ich gern verwirklicht sehen würde.

Der Schlüssel zur Gesundheit

Mein zweiter Gedanke ist mit dem ersten eng verbunden. Der ganzheitliche »Heilkünstler« Dr. med. Norbert Kriegisch ist davon überzeugt, dass der Schlüssel zur Gesundheit im folgenden Leitsatz liegt: »Erkenne dich selbst und handle entsprechend, dann fühlst du dich mit dir im Reinen und wirst gesund« [16].

Ich stimme vollkommen mit ihm überein und würde dies mit meinen eigenen Worten so ausdrücken: Sei authentisch, bleib dir selbst treu und bringe dein Leben mit deinem inneren Lichtstrahl in Einklang, so gut es die Umstände zulassen.

Wenn dies der Schlüssel zur Gesundheit ist, kann es dann umgekehrt auch zu Krankheit führen, wenn man sich selbst nicht treu sein kann? Was ist, wenn man zwar ganz genau weiß, was man will, es einem aber nicht möglich ist, diese Ziele zu verwirklichen? Welche gesundheitlichen Folgen kann es haben, wenn man seinem tiefsten Inneren keinen Ausdruck verleihen darf, täglich von seiner Umwelt abgelehnt und vielleicht sogar gemobbt wird? Und dies in einer Lebensphase, in der man besonders verletzlich ist und damit beginnt, bewusst nach seinen Lebenszielen und seiner eigenen Identität zu suchen?

Rückblickend erscheint es mir so, dass bei Luca sein nicht zu realisierendes Bedürfnis nach Selbstverwirklichung ein ganz bedeutender Krankheitsfaktor war. Das »Wollen und nicht Können«, wie er es nennt, erzeugte in ihm eine riesengroße innere Spannung. Er verglich das Gefühl mit einem Gummiband, an dem von beiden Seiten gleichzeitig gezogen wird.

Luca nimmt auch heute körperliche Symptome wahr, wenn er von seinem Weg abweicht. Er kann sich nicht selbst anlügen und sein Körper sagt ihm immer die Wahrheit. Er hat gelernt, dass kleine Signale, die der Körper ihm sendet, kein Grund sind, gleich an Krankheit zu denken und Angst davor zu haben. Er nimmt sie vielmehr als Wegweiser wahr und fragt sich, was gerade nicht passt.

Letztlich sind alle Reaktionen, die der Körper zeigt, Symptome, wie zum Beispiel auch das Lachen oder Weinen. Sie können auch in verschiedenen Situationen und bei verschiedenen Personen eine ganz unterschiedliche Bedeutung haben. Kopfschmerzen beispielsweise können stressbedingt sein, vielleicht hat man auch zu viel Alkohol getrunken, ist dehydriert, hat eine Nahrungsunverträglichkeit oder eine Verspannung.

Inzwischen weiß Luca, dass er Folgendes lernen muss:

- seine Grenzen gegenüber anderen abzustecken
- sein Revier zu verteidigen
- keinen übermäßigen Wert darauf zu legen, was andere denken (oder auch nicht denken)
- sich nicht immer für alles rechtfertigen zu müssen
- Konflikten nicht immer aus dem Weg zu gehen
- zu akzeptieren, dass nicht jeder sein Freund ist und auch nicht sein muss und dass umgekehrt nicht jeder Mensch einem Böses will
- kein Alles-oder-nichts-Denken zu haben, denn die Welt ist nicht schwarzweiß
- sich über kleine Fortschritte zu freuen und dankbar dafür zu sein
- über seine Gefühle zu sprechen

- flexibel und kompromissbereit zu sein, ohne sein eigenes Ziel dabei aus den Augen zu verlieren
- sich dem Lauf der Dinge anzuvertrauen und gelassen zu sein
- nicht immer alles kontrollieren zu müssen und sich selbst nicht so ernst zu nehmen

Sehen Sie Ihre Krankheit nicht als etwas an, das es in erster Linie zu bekämpfen gilt, sondern als Ihren Lehrer und als Chance, sich zu heilen. Was will *Ihnen* Ihre Krankheit sagen? Ich habe am Ende dieses Buches viel Platz für Ihre eigenen Gedanken gelassen. Schreiben Sie es weiter!

Danksagung

Ich bedanke mich von ganzem Herzen bei allen, die direkt oder indirekt zur Entstehung dieses Buches beigetragen haben. Beim TRIAS Verlag und dort vor allem bei Uta Spieldiener für die Wertschätzung meiner Arbeit, ihren Einsatz für das Projekt und für ihre Begleitung auf dem Weg vom Manuskript zum fertigen Buch, und bei meiner Lektorin Ursula Brunn-Steiner.

Bei den genialen Ärzten, vor allem jenen der funktionellen Medizin, von denen ich so viel lernen konnte.

Bei meiner Kollegin Uta Haas für die vielen Stunden des Korrekturlesens, ihre Anregungen und motivierenden Worte und vor allem für ihre tiefe Freundschaft.

Bei meinen Eltern, ohne die ich niemals das geworden wäre, das ich heute bin.

Bei meinem inneren Lichtstrahl. Und natürlich bei meinem Partner und unserem Sohn. Danke für Eure Liebe und Eure Unterstützung, ohne die ich nie die Zeit gefunden hätte, dieses Buch zu schreiben.

Quellenangaben

Hinweis: Alle Zitate, die aus englischsprachigen Quellen stammen, wurden von der Autorin übersetzt. Falls es sich bei den Textquellen um Bücher handelt, von denen auch deutsche Ausgaben existieren, können die Übersetzungen voneinander abweichen, sollten sich inhaltlich jedoch entsprechen.

Alle Websites wurden im Zeitraum vom 24. Juni bis 19. August 2021 aufgerufen.

Colitis ulcerosa und Morbus Crohn im Überblick

[1] https://www.medizin1.uk-erlangen.de/aktuelles/nachrichten/detail/von-arzt-zu-patient-seit-zehn-jahren

[2] Atreya R et al., Dtsch Med Wochenschr 2015;140:1762–1772.

[3] Atreya R et al., Dtsch Med Wochenschr 2015;140:1762–1772.

[4] https://www.medumio.de/ced-chronisch-entzuendliche-darmerkrankung

CED und Autoimmunerkrankungen

[1] https://www.medumio.de/die-haeufigsten-autoimmunerkrankungen

[2] https://chriskresser.com/what-is-autoimmune-disease

[3] https://news.harvard.edu/gazette/story/2019/01/epidemic-of-autoimmune-diseases-pushes-researchers-in-new-direction

[4] Tom O'Bryan, The Autoimmune Fix, Rodale Inc., New York, 2016, Forword, S. xxvi.

[5] Tom O'Bryan, 2016, S. 113/114.

[6] Tom O'Bryan, 2016, S. 122.

[7] Tom O'Bryan, 2016, S. 36.

[8] Sarah Ballantyne, The Paleo Approach, Victory Belt Publishing Inc. LasVegas, USA, 2013, S. 60.

[9] Tom O'Bryan, 2016, S. 36/37.

[10] Sarah Ballantyne, 2013, S. 26.

[11] Sarah Ballantyne, 2013, S. 26.

[12] Alessio Fasano, Susie Flaherty, Die ganze Wahrheit über Gluten, Südwest, München, 2015, S. 98.

Die Autoimmun-Triade

[1] Tom O'Bryan, The Autoimmune Fix, Rodale Inc., New York, 2016, S. 34.

[2] Sarah Ballantyne, The Paleo Approach, Victory Belt Publishing Inc., LasVegas, USA, 2013, S. 44.

[3] Tom O'Bryan, 2016, S. 41.

[4] Tom O'Bryan, 2016, S. 42.

[5] Alessio Fasano, Susie Flaherty, Die ganze Wahrheit über Gluten, Südwest, München, 2015, S. 100.

[6] Sarah Ballantyne, 2013, S. 138.

[7] Sarah Ballantyne, 2013, S. 138.

[8] Tom O'Bryan, 2016, S. 31.

[9] 7. August 2014, Autorin: Sabine Josse, Interview mit Prof. Dr. med. Dr. rer. nat. Detlef Schuppan, https://www.mein-allergie-portal.com/zoeliakie-und-glutensensitivitaet/417-ati-ein-faktor-bei-zoeliakie-und-weizensensitivitaet.html.

[10] Wenn Weizen, Gluten und ATI krank machen, Experten-Interview Dr.-Rainer-Wild-Stiftung, https://www.gesunde-ernaehrung.org/files/rw_stiftung/Ernaehrungsblog/Interview Homepage_final.pdf

[11] https://www.verywellhealth.com/how-many-people-have-gluten-sensitivity-562965

[12] https://www.dgvs.de/pressemitteilungen/nicht-zoeliakie-nicht-weizen-allergieursache-der-weizensensitivitaet-ist-nicht-das-gluten-glutenfrei-hilft-trotzdem

[13] https://www.verywellhealth.com/how-many-people-have-gluten-sensitivity-562965

[14] Alessio Fasano, Susie Flaherty, 2015, S. 7.

[15] Klaus Dietrich Runow, Der Darm denkt mit. Wie Bakterien, Pilze und Allergien das Nervensystem beeinflussen. Südwest, München, 2011, S. 55.

[16] Tom O'Bryan, 2016, S. 48.

[17] Tom O'Bryan, 2016, S. 186.

[18] Michaela Axt-Gadermann, Schlau mit Darm, Südwest, München, 2. Aufl. 2017, S. 126.

[19] Tom O'Bryan, 2016, S. 55.

[20] Natasha Campbell-McBride, Gut and Psychology Syndrome, Medinform Publishing, Soham, UK, 2016, S. 54.

[21] Tom O'Bryan, 2016, S. 55.

[22] Tom O'Bryan, 2016, S. 57.

[23] Alessio Fasano, Leaky Gut and Autoimmune Diseases, Clinical Reviews in Allergy & Immunology, 01 Feb 2012, 42 (1): 71–78.

[24] Sarah Ballantyne, 2013, S. 58.

[25] RHR > Pioneering Researcher A. Fasano M. D. On Gluten, Autoimmunity and Leaky Gut. Episode of the Revolution Health Radio Show, Interview Chris Kresser und A. Fasano.

[26] Klaus-Dietrich Runow, Neue Wege zur Gesundheit (46): Gluten in der Nahrung – Ursache chronischer Erkrankungen, S. 19, https://ifu-wolfhagen.de/wp-content/uploads/2017/11/NWzG_46_Gluten.pdf.

[27] Klaus-Dietrich Runow, Neue Wege zur Gesundheit (46): Gluten in der Nahrung – Ursache chronischer Erkrankungen, S. 11/12.

[28] Sarah Ballantyne, 2013, S. 60.

[29] Sarah Ballantyne, 2013, S. 58.

[30] Tom O'Bryan, 2016, S. 294.

[31] A. Fasano and T. Shea-Donohue, Mechanisms of Disease: The Role of Intestinal Barrier Function in the Pathogenesis of Gastrointestinal Autoimmune Diseases, Nature Clinical Practices: Gastroenterology and Hepatology 2, no. 9 (Sep 2005): 416–422.

Die Rolle des Mikrobioms

[1] Alessio Fasano, Susie Flaherty, Die ganze Wahrheit über Gluten, Südwest, München, 2015, S. 311.

[2] Alessio Fasano, Susie Flaherty, 2015, S. 312.

[3] Alessio Fasano, Susie Flaherty, 2015, S. 315.

[4] Tom O'Bryan, The Autoimmune Fix, Rodale Inc., New York, 2016, S. 68.

[5] Tom O'Bryan, 2016, S. 68.

[6] Tom O'Bryan, 2016, S. 69.

[7] Tom O'Bryan, 2016, S. 72.

[8] Tom O'Bryan, 2016, S. 74.

[9] Natasha Campbell-McBride, Gut and Psychology Syndrome, Medinform Publishing, Soham, UK, 2016, S. 45.

[10] Natasha Campbell-McBride, 2016, S. 46 f.

[11] Tom O'Bryan, 2016, S. 81.

[12] https://zachbushmd.com/wp-content/uploads/2017/04/Glyphosate-Article-for-Holistic-Primary-Care-3-21-16.pdf.

[13] Zach Bush, Is your Gut working against you? https://www.kathysmith.com/episode-13-dr-zach-bush-md-cant-flat-abs-without

[14] Zach Bush, Glyphosate, Root Cause of Chronic Inflammation? https://zachbushmd.com/wp-content/uploads/2017/04/Glyphosate-Article-for-Holistic-Primary-Care-3-21-16.pdf

[15] Tom O'Bryan, 2016, S. 160.

[16] Tom O'Bryan, 2016, S. 159.

[17] Slobodan M. Jancovic, Prim, The Effects of Microwave Radiation on Microbial Cultures. Hospital Pharmacology, 2014: 1 (2): 102–108. https://www.researchgate.net/publication/311 551 549_The_effects_of_microwave_radiation_on_microbial_cultures

[18] Slobodan M. Jancovic, 2014

[19] Slobodan M. Jancovic, 2014

(20 Slobodan M. Jancovic, 2014

[21] Taheri et al, https://journals.sagepub.com/doi/full/10.1177/155 932 5 816 688 527

[22] Slobodan M. Jancovic, 2014

[23] Vasistha and Garg, http://www.jocpr.com/articles/effect-of-electromagnetic-radiation-on-lactobacillus-species.pdf

[24] Uwe Karstädt, Auswirkungen elektromagnetischer Felder (EMFs) auf den Biofilm, https://haus-des-heilens.news/auswirkungen-elektromagnetischer-felder-emfs-auf-den-biofilm

[25] How Sporebiotics Can Help Reverse Chronic Disease, Interview-Klinghardt-Sporebiotics-Transcript. PDF, https://articles.mercola.com/sites/articles/archive/2017/10/08/sporebiotics.aspx

[26] How Sporebiotics Can Help Reverse Chronic Disease, Interview-Klinghardt-Sporebiotics-Transcript. PDF, https://articles.mercola.com/sites/articles/archive/2017/10/08/sporebiotics.aspx

[27] Martin L. Pall, »5G als ernste globale Herausforderung«, S. 97, https://kompetenzinitiative.com/wp-content/uploads/2019/08/2019–03–25_RZ-pall-web-vorlage.pdf.

[28] https://www.elektrosmog.com/mobilfunk-risiken-und-schutz/wissenschaftler-und-aerzte-warnen

[29] https://www.elektrosmog.com/mobilfunk-risiken-und-schutz/wissenschaftler-und-aerzte-warnen

[30] Martin L. Pall, »5G als ernste globale Herausforderung«, https://kompetenzinitiative.com/wp-content/uploads/2019/08/2019–03–25_RZ-pall-web-vorlage.pdf

Diät als Therapie bei entzündlichen Erkrankungen

[1] Tom O'Bryan, The Autoimmune Fix, Rodale Inc., New York, 2016, S. 40/41.

[2] https://de.statista.com/statistik/daten/studie/155 823/umfrage/gkv-pkv-mitglieder-und-versichertenzahl-im-vergleich

[3] Tom O'Bryan, 2016, Forword, S. xi.

[4] https://chriskresser.com/diet-and-autoimmune-disease-what-you-need-to-know

[5] https://www.nytimes.com/2018/12/18/well/eat/is-there-an-optimal-diet-for-humans.html

[6] Konijeti et al. Efficacy of the Autoimmune Protocol Diet for Inflammatory Bowel Disease, Inflamm Bowel Dis 2017; 23: 2054–2060.

[7] https://chriskresser.com/diet-and-autoimmune-disease-what-you-need-to-know

[8] https://www.thepaleomom.com/start-here/the-autoimmune-protocol

[9] https://terrywahls.com/minding-your-mitochondria-dr-terry-wahls-at-tedxiowacity

[10] Amy Myers, Die Autoimmun-Lösung: Ein gesundes Immunsystem beginnt im Darm, Irisiana Verlag, München, 2016, Leseprobe S. 13: https://www.penguinrandomhouse.de/book/Die-Autoimmun-Loesung/Amy-Myers/Irisiana/e503 155.rhd

[11] Amy Myers, 2016, Leseprobe S. 23.

[12] Amy Myers, 2016, Leseprobe S. 23.

[13] Tom O'Bryan, 2016, S. 205 f.

[14] Tom O'Bryan, 2016, S. 290/291.

[15] Chris Kresser, HLA-B27 and Autoimmune Disease: Is a Low-Starch Diet the Solution? Last updated May 28, 2019, https://chriskresser.com/hla-b27-and-autoimmune-disease-is-a-low-starch-diet-the-solution

Keine industriell verarbeiteten Nahrungsmittel

[1] Tom O'Bryan, The Autoimmune Fix, Rodale Inc., New York, 2016, S. 137.

[2] https://www.nimbal.org/blog/food-for-thought/post/scd-science-in-practice

[3] Michaela Axt-Gadermann, Schlau mit Darm, Südwest, München 2. Aufl. 2017, S. 125.

[4] https://www.nimbal.org/blog/food-for-thought/post/scd-science-in-practice

[5] https://www.thepaleomom.com/is-it-paleo-guar-gum-xanthan-gum-and-lecithin-oh-my

[6] Hans-Ulrich Grimm, Die Ernährungslüge: Wie uns die Lebensmittelindustrie um den Verstand bringt, Drömer, München, 2003.

[7] https://www.thepaleomom.com/is-it-paleo-guar-gum-xanthan-gum-and-lecithin-oh-my

[8] https://www.thepaleomom.com/is-it-paleo-guar-gum-xanthan-gum-and-lecithin-oh-my

[9] https://www.nimbal.org/blog/food-for-thought/post/scd-science-in-practice

[10] https://www.thepaleomom.com/is-it-paleo-guar-gum-xanthan-gum-and-lecithin-oh-my

[11] Michaela Axt-Gadermann, 2017, S. 125.

[12] Michaela Axt-Gadermann, 2017, S. 126.

[13] Hans-Ulrich Grimm, 2003, S. 199.

[14] https://www.food-detektiv.de/e_nummer_ausgabe.php?id=56

[15] Hans-Ulrich Grimm, 2003

[16] Hans-Ulrich Grimm, 2003

[17] Hans-Ulrich Grimm, 2003

[18] https://www.nimbal.org/blog/food-for-thought/post/scd-science-in-practice

Chronischer Stress

[1] Robert Sapolsky, Why Zebras don't get ulcers: An updated guide to stress, stress-related disease and coping, Freeman, New York, 1998.

[2] Suzanne C. Segerstrom, Gregory E. Miller, Psychological Stress and the Human Immune System: A Meta-Analytic Study of 30 Years of Inquiry. https://pubmed.ncbi.nlm.nih.gov/15 250 815

https://www.ncbi.nlm.nih.gov/pmc/articles/PMC 1 361 287/pdf/nihms4 008.pdf, S. 17.

[3] John E. Upledger, Im Dialog mit der Zelle Cell Talk: Zellbiologische Grundlagen der CranioSacralen Therapie, Georg Thieme, 2006, S. 99.

[4] Sarah Ballantyne, The Paleo Approach, Victory Belt Publishing Inc., LasVegas, USA, 2013, S. 148.

[5] P. C. Konturk, T. Brozowski, S. J. Konturek, Stress and the Gut: Pathophysiology, Clinical Consequences, Diagnostiv Approach and Treatment Options, Journal of Physiology and Pharmacology 2011, 62, 6, 591–599, S. 595, http://jpp.krakow.pl/journal/archive/12_11/pdf/591_12_11_article.pdf

[6] http://jpp.krakow.pl/journal/archive/12_11/pdf/591_12_11_article.pdf

[7] Kurt S. Zänker, Das Immunsystem des Menschen: Bindeglied zwischen Körper und Seele, C. H. Beck, München, 1996, S. 116.

[8] Suzanne C. Segerstrom, Gregory E. Miller, Psychological Stress and the Human Immune System: A Meta-Analytic Study of 30 Years of Inquiring, NIH Public Acces, Author Mansucript Psychol. Bull. Author manuscript, available in PMC 2006 Febr. 7. https://pubmed.ncbi.nlm.nih.gov/15 250 815/

[9] Suzanne C. Segerstrom, 2006, S. 20. https://pubmed.ncbi.nlm.nih.gov/15 250 815/.

[10] Sarah Ballantyne, 2016, S. 149.

Medizinische Leitlinien und die Pharmaindustrie

[1] https://www.aerzteblatt.de/nachrichten/96 531/Colitis-ulcerosa-Rolle-der-Ernaehrung-ueberschaetzt

[2] https://www.aerzteblatt.de/nachrichten/96 531/Colitis-ulcerosa-Rolle-der-Ernaehrung-ueberschaetzt

[3] https://www.researchgate.net/publication/327 601 251_Aktualisierte_S 3-Leitlinie_Colitis_ulcerosa_der_Deutschen_Gesellschaft_fur_Gastroenterologie_Verdauungs-_und_Stoffwechselkrankheiten_DGVS, S. 142.

[4] Interview mit Dr. Bernd. Löffler, »Die Rolle der Mitochondrien bei Autoimmunerkrankungen«, auf dem Autoimmunkongress (22.11.–01.12.2019), Veranstalter: https://www.autoimmunkongress.de, heutiger Name: https://akademie.medumio.de

[5] Interview mit Dr. Bernd. Löffler, https://akademie.medumio.de

[6] https://www.deutschlandfunk.de/medizinische-leitlinien-was-hilft-denn-nun.740.de.html?dram:article_id = 449 636

[7] https://www.transparencymarketresearch.com/pressrelease/inflammatory-bowel-disease.html

[8] https://www.researchgate.net/publication/40 646 831_The_influence_of_the_pharmaceutical_industry_in_medicine

[9] https://www.crohnscolitisfoundation.org/sites/default/files/legacy/assets/pdfs/diet-nutrition-2013.pdf, S. 9.

SCD – Hilfe für Betroffene

[1] https://www.seattlechildrens.org/directory/david-l-suskind

[2] http://www.breakingtheviciouscycle.info/book-reviews/listing

[3] Nieves R, Jackson RT, Specific carbohydrate diet in treatment of inflammatory bowel disease. Tenn Med 2004; 97: 407.

[4] Raman Prasad, Recipes for the Specific Carbohydrate Diet, Fair Winds Press Beverly, USA, 2008, S. 6.

[5] Raman Prasad, 2008, S. 7.

[6] Raman Prasad, 2008, S. 7.

[7] https://www.seattlechildrens.org/about/stories/can-the-specific-carbohydrate-diet-treat-inflammatory-bowel-disease

[8] https://www.vorsorge-online.de/magazin/vorsorge-in-zahlen/details/ced-mehr-als-400 000-patienten-in-deutschland

[9] https://www.nimbal.org/blog/food-for-thought/nutrition/scd-science-in-practice

[10] https://www.nimbal.org/blog/food-for-thought/nutrition/scd-science-in-practice

[11] https://www.nimbal.org/blog/food-for-thought/nutrition/scd-science-in-practice

[12] Suskind DL, Cohen SA, Brittnacher MJ, et al. Clinical and fecal microbial changes with diet therapy in active inflammatory bowel disease [published online ahead of print December 27, 2016]. J Clin Gastroenterol.

[13] https://www.seattlechildrens.org/media/press-releases/novel-diet-shows-promise-in-treating-children-with-crohn-s-disease-and-ulcerative-colitis

[14] Burgis JC, Nguyen K, Park KT, Cox K. Response to strict and liberalized specific carbohydrate diet in pediatric Crohn's disease. World J Gastroenterol 2016; 22(6): 2111–2117.

[15] Obih C, Wahbeh G, Lee D, et al. Specific carbohydrate diet for pediatric inflammatory bowel disease in clinical practice within an academic IBD center. Nutrition 2016; 32(4): 418.

[16] Kakodkar S, Farooqui AJ, Mikolaitis SL, et al. The Specific Carbohydrate Diet for Inflammatory Bowel Disease: A Case Series. J Acad Nutr Diet 2015; 115 (8): 1226–1232.

[17] Khandalavala BN, Nirmalraj MC. Resolution of severe ulcerative colitis with the Specific Carbohydrate Diet. Case Rep Gastroenterol 2015; 9(2): 291–295.

[18] Cohen SA, Gold BD, Oliva S, et al. Clinical and mucosal improvement with specific carbohydrate diet in pediatric Crohn disease. J Pediatr Gastroenterol Nutr 2014; 59 (4): 516–521.

[19] Suskind DL, Wahbeh G, Gregory N, et al. Nutritional therapy in pediatric Crohn disease: the specific carbohydrate diet. J Pediatr Gastroenterol Nutr 2014; 58(1): 87–91.

[20] Suskind DL, Wahbeh G, Cohen SA, et al. Patients Perceive Clinical Benefit with the Specific Carbohydrate Diet for Inflammatory Bowel Disease. Dig Dis Sci 2016; 61(11): 3255–3260.

[21] Olendzki BC, Silverstein TD, Persuitte GM, Ma Y, Baldwin KR, Cave D. An anti-inflammatory diet as treatment for inflammatory bowel disease: a case series report. Nutr J 2014; 13: 5.

[22] Nieves R, Jackson RT. Specific carbohydrate diet in treatment of inflammatory bowel disease. Tenn Med 2004; 97(9): 407.

[23] Nakayuenyongsuk W, Christofferson M, Nguyen K, Burgis J, Park KT. Diet to the rescue: cessation of pharmacotherapy after initiation of exclusive enteral nutrition (EEN) followed by strict and liberalized specific carbohydrate diet (SCD) in Crohn's disease [published online January 13, 2017]. Dig Dis Sci. doi: 10.1007/s10 620-016-4446-1.

[24] Walters SS, Quiros A, Rolston M, et al. Analysis of gut microbiome and diet modification in patients with Crohn's disease. SOJ Microbiol Infect Dis 2014; 2 (3): 1–13.

[25] https://www.pcori.org/research-results/2016/comparing-two-diets-patients-crohn%E2 %80 %99s-disease.

[26] Zitiert nach »The Ongoing DINE-CD Trial to Study Whether Diet Might Help Manage Mild to Moderate Crohn's Disease«, September 19, 2018, http://themindbodyshift.com/index.php/2018/09/19/the-ongoing-dine-cd-trial-to-study-whether-diet-might-help-manage-mild-to-moderate-crohns-disease

[27] Zitiert nach »The Ongoing DINE-CD Trial to Study Whether Diet Might Help Manage Mild to Moderate Crohn's Disease«

[28] Zitiert nach »The Ongoing DINE-CD Trial to Study Whether Diet Might Help Manage Mild to Moderate Crohn's Disease«

[29] https://clinicaltrials.gov/ct2/show/NCT 03 301 311

Die Spezielle Kohlenhydrat-Diät (SCD)

[1] Elaine Gottschall, Breaking the Vicious Cycle: Intestinal Health through Diet, Kirkton Press Ltd, Ontario, Canada, Fifteenth Printing, 2014, Foreword, S. iii.

[2] Elaine Gottschall, 2014, S. iii-iv.

[3] »Wir hören nur mit dem Herzen gut« Interview mit Prof. Dr. Volker Fintelmann, Dossier »Achtsamkeit«, Happinez Magazin, Jahrgang 5, Nummer 3–2014, Heinrich Bauer, Hamburg, S. 88.

[4] Elaine Gottschall, The Gut/Brain/Food Connection: The Specific Carbohydrate Diet (SCD), https://www.jcrows.com/carb.html

[5] Elaine Gottschall, The Gut/Brain/Food Connection: The Specific Carbohydrate Diet (SCD), https://www.jcrows.com/carb.html

[6] H. Baruk, Psychoses from digestive origins. In: The Biological Basis of Schizophrenia. Eds. G. and WH. Hemmings. University Park Press, Baltimore, 1978. Zitiert nach: Elaine Gottschall, Breaking the Vicious Cycle: Intestinal Health through Diet, Kirkton Press Ltd, Ontario, Canada Fifteenth Printing, 2014, S. 46.

[7] Jörg Blech, Gene sind kein Schicksal. Wie wir unsere Erbanlagen und unser Leben steuern können, Fischer Verlag, Frankfurt, 2012, S. 95.

[8] Elaine Gottschall, 2014, S. 42.

[9] Elaine Gottschall, 2014, S. 64.

[10] Elaine Gottschall, The Gut/Brain/Food Connection: The Specific Carbohydrate Diet (SCD), https://www.jcrows.com/carb.html

[11] Elaine Gottschall, 2014, S. 70.

[12] Elaine Gottschall, The Gut/Brain/Food Connection: The Specific Carbohydrate Diet (SCD), https://www.jcrows.com/carb.html

Die GAPS-Diät

[1] Natasha Campbell-McBride, Gut and Psychology Syndrome, Medinform Publishing, Soham, UK, Revised and expanded edition, Twentieth Reprint, 2016, S. 25.

[2] Natasha Campbell-McBride, 2016, S. 7.

[3] https://www.gapsdiet.com/faqs.html

[4] Natasha Campbell-McBride, 2016, S. 2.

[5] Natasha Campbell-McBride, 2016, S. 52.

[6] Natasha Campbell-McBride, 2016, S. 133.

[7] Natasha Campbell-McBride, 2016, S. 143.

[8] Natasha Campbell-McBride, 2016, S. 155/156.

Praktische Hinweise für den Weg zur Heilung

[1] https://www.clinicaleducation.org/resources/reviews/is-this-a-perfect-functional-meal-for-mucosal-tolerance

[2] Weitere Informationen zu Vitamin D:
https://spitzen-praevention.com/2021/07/20/helle-koepfe-setzen-auf-vitamin-d
https://www.vitamind.net/mangel
https://sonnenallianz.spitzen-praevention.com

[3] Ayhan Akbal, Hasan H. Balik, Investigation of Antibacterial Effects of Electromagnetic Waves Emitted by Mobile Phones. http://www.pjoes.com/Investigation-of-Antibacterial-Effects-r-nof-Electromagnetic-Waves-Emitted-r-nby,89126,0,2.html

[4] Chris Weller, Silicon Valley parents are raising their kids tech free – and it should be a red-flag, 18/02/2018, https://www.businessinsider.com/silicon-valley-parents-raising-their-kids-tech-free-red-flag-2018–2?r = US&IR = T

[5] https://nwzg.de/gluten-in-nahrung

[6] https://www.dgvs.de/wp-content/uploads/2018/09/PM_2018_09_Stuhltests-Mikrobiom.pdf.

[7] https://magendarm-zentrum.de/images/dokumente/formulare/sonstiges/therapie-mit-weihrauch.pdf

[8] https://www.zentrum-der-gesundheit.de/zeolith.html

Krankheit als Chance

[1] René Gräber, »Glückwunsch: Google und die Pharma haben ›geheiratet‹«, vom 12. Dez. 2020, https://renegraeber.de/blog/google-und-pharma-geheiratet

[2] René Gräber, 12.12.2020

[3] Coronavirus: »YouTube bans ›medically unsubstantiated‹ content«, vom 22.04.2020, https://www.bbc.com/news/technology-52 388 586, zuletzt aufgerufen am 22.07.2021.

[4] »Dr. Hontschiks Diagnose«, Es war einmal: Wem kann man noch trauen? Frankfurter Rundschau vom 14.07.2018.

[5] »Dr. Hontschiks Diagnose«, Frankfurter Rundschau vom 14.07.2018.

[6] Sabine Wery von Limont, Das geheime Leben der Seele, Mosaik Verlag, München, 2018, S. 45 f.

[7] Joel Wallach, Cereal Killers: Danger of Wheat, Gluten & Grains, Youngevity Classic Lecture, https://www.youtube.com/watch?v = IKQgLf0b_uI

[8] Wilhelm Heupke, Wisse – Erkenne – Handle. Ein Volksbuch der Gesundheitspflege, Wiesbadener Buchgesellschaft, Wiesbaden, 1960, S. 537.

[9] Candace B. Pert, Molecules of Emotion, Simon & Schuster, London, 1998, S. 265.

[10] Dieter Beck, Krankheit als Selbstheilung: Wie körperliche Krankheiten ein Versuch zur seelischen Heilung sein können, Suhrkamp Taschenbuchverlag, Frankfurt, 1985, S. 84.

[11] Bernd Hontschik, Körper, Seele, Mensch – Versuch über die Kunst des Heilens, Suhrkamp Verlag, Frankfurt, 2006, S. 38.

[12] Dieter Beck, 1985, S. 58.

[13] Dieter Beck, 1985, S. 58 f.

[14] Bernd Hontschik, 2006, S. 49.

[15] Bernd Hontschik, 2006, S. 49

[16] Dr. Norbert Kriegisch, Ich fühle mich krank – warum findet niemand etwas?, Scorpio Verlag, München, 2018, S. 81.

Hintergrund: Zöliakie – das Chamäleon unter den Krankheiten

[1] William Davis, Weizenwampe: Warum Weizen dick und krank macht, dt. Erstausgabe, Goldmann Verlag, München, 2013, S. 124.

[2] William Davis, 2013, S. 130.

[3] William Davis, 2013, S. 130.

Hintergrund: Darmflora und Immunsystem

[1] Natasha Campbell-McBride, Gut and Psychology Syndrome, Medinform Publishing, Soham, UK, 2016, S. 30.

[2] Natasha Campbell-McBride, 2016, S. 27–32.

Hintergrund: Falsche Ernährung macht krank

[1] Max Otto Bruker, Unsere Nahrung – unser Schicksal, c Emu Verlag, Lahnstein, 43. Auflage 2009 (Erstausgabe 1969 unter dem Titel »Schicksal aus der Küche«).

[2] Max Otto Bruker, 2009, S. 443.

[3] Max Otto Bruker, 2009, S. 361.

[4] Max Otto Bruker, 2009, S. 363.

[5] Max Otto Bruker, 2009, S. 364.

[6] Max Otto Bruker, 2009, S. 300.

[7] Max Otto Bruker, 2009, S. 72.

[8] Max Otto Bruker, 2009, S. 75.

Hintergrund: Bauch-Hirn und Kopf-Hirn

[1] P. Bercik, E. Denou et al., The Intestinal microbiota affect central levels of brain-derived neurotropic factor and behavior in mice, Gastroenterology, 141: 599–609 (2011). DOI: 10.1053/j.gastro.2011.04.052.

[2] Tom O'Bryan, The Autoimmune Fix, Rodale Inc., New York, 2016, S. 80.

[3] Sarah Ballantyne, The Paleo Approach, Victory Belt Publishing Inc., LasVegas, USA, 2013, S. 305.

Hintergrund: Früher heilbar – heute unheilbar?

[1] Wilhelm Heupke, Wisse – Erkenne – Handle. Ein Volksbuch der Gesundheitspflege, Wiesbadener Buchgesellschaft, Wiesbaden, 1960, S. 553/554.

[2] Wilhelm Heupke, 1960, S. 573.

[3] Wilhelm Heupke, 1960, S. 280.

Hintergrund: Krankheit aus psychosomatischer Sicht

[1] Dieter Beck, Krankheit als Selbstheilung: Wie körperliche Krankheiten ein Versuch zur seelischen Heilung sein können, Suhrkamp Taschenbuchverlag, Frankfurt, 1985, S. 134.

[2] Dieter Beck, 1985, S. 134.

[3] Dieter Beck, 1985, S. 124.

[4] Dieter Beck, 1985, S. 27/28.

[5] Dieter Beck, 1985, S. 88/89.

[6] Dieter Beck, 1985, S. 50.

[7] Dieter Beck, 1985, S. 136.

[8] Dieter Beck, 1985, S. 69.

[9] Dieter Beck, 1985, S. 91.

[10] Dieter Beck, 1985, S. 51.

[11] Dieter Beck, 1985, S. 124.

[12] Dieter Beck, 1985, S. 114.

[13] Dieter Beck, 1985, S. 114.

[14] Dieter Beck, 1985, S. 130.

[15] Dieter Beck, 1985, S. 96.

[16] Dieter Beck, 1985, S. 98.

[17] Dieter Beck, 1985, S. 98.

Sachverzeichnis

A

Aluminium 95
Antibiotika 63
Antigene 26
Antikörpertest 21
ATI-Sensitivität 31
Autismus 162, 174, 176
Autoantikörper 22
Autoimmunerkrankungen 19, 23–24
Avocado 198

B

Ballaststoffe 170
Bananen 198
Bauch-Hirn 111
Bewegung 205
Blutzuckerspiegel 38
Buttersäure 55, 159, 195
Butyrat 55, 159, 195

C

Candida albicans 56, 177
Cholesterin 179
Colitis ulcerosa 14–16
Cortisol 104
Cortisolspiegel 106

D

Darm 44, 156
Darmbakterien 55, 154–155
Darmflora 50, 53, 58, 154
Darm-Hirn-Achse 105
Diät 77
– Autoimmunprotokoll (AIP) 79
– Diät nach dem Wahls Protocol 81
– GAPS-Diät 178
– Myers-Methode 82
– Spezielle Kohlenhydrat-Diät 153
– Standard-Paläo-Diät 78
– stärkearme Diäten 89
– Transition Protocol 85
Distress 101
Dysbiose 38, 53, 155

E

Eier 170, 179
elektromagnetische Felder 65, 68
elektromagnetische Strahlung 203
Emulgatoren 93
Endotoxine 41
Ernährung 53, 73
Essigsäure 159
Esskultur 190
Eustress 101

F

Fette 170
Fischöl 200
Fleischbrühe 182, 195
FODMAPs 87
freie Radikale 39
Früchte 169
funktionelle Medizin 20

G

GAPS-Diät 174
– Aufbau 180
Gemüse 169–170
genetische Veranlagung 24
Getreide 27
Glutamat 95
Gluten 27
Glutensensitivität 28, 92
glykämischer Index 38–39
Glyphosat 64

H

Handy 203
Hefepilze 178
Honig 197
Hülsenfrüchte 170

I

Immunsystem 52, 58, 108
Ingwer 192
Insulin 39
intestinale Permeabilität 43

K

Kampf-oder-Flucht-Reaktion 101
Kindheitstraumen 99
Klebsiella-Bakterien 89
Knochenbrühe, Rezept 196
Kochäpfel 194
Kohlenhydrate 154, 156
Kohlenhydratverdauung 156
Kokosöl 198
Kopf-Hirn 111
Körperfett 39
Körperpflegeprodukte 202
Kurkuma 193

L

Labor-Untersuchungen 206
Laktoseintoleranz 41
Leaky Gut 15, 43–44
Lebensmittel, industriell verarbeitete 91
Lipopolysaccharide (LPS) 41
löchriger Darm 15, 43–44

M

Magensäure 61, 158, 190
medizinische Leitlinien 126
Mikrobiom 50, 53, 59, 154
Milchprodukte 40, 170
Milchsäure 160
molekulare Mimikry 22
Morbus Crohn 14–15
Muskat 193

N

Nanopartikel 96

O

Ölziehen 201
Omega-3-Fettsäuren 200

P

Pektin 194
Petersilie 193
Probiotika 171, 199
psychische Störungen 161, 175
psychosomatische Medizin 210

R

Reinigungsmittel 202
Reizdarmsyndrom 14

S

Sauerkraut 198
Selbsthilfegruppe 117
Sickerdarm 43
Spezielle Kohlenhydrat-Diät 11, 150, 152–153
- Dauer 173
- Studien 137
- wichtigste Inhalte 168
- Ziele 167

Stärke 156
Stevia 40
Stress 63, 98–99, 102

Stress, schnelle Hilfe 117
Stressachse 103, 106
Sulfite 95
Süßstoffe 40

T

Tee 194
Tenside 94
Tight Junctions 46
Timeline 215
Trinken 190

V

Vagusnerv 113
Verdauung 157
Vitamin D 200

W

Weizen 27, 32
Weizensensitivität 30
WLAN 203

Z

Zimt 193
Zitronensäure, künstliche 95
Zöliakie 25, 34–35, 164
Zonulin 46
Zucker 37, 156
Zytokine 109

Empfehlungen von Carola Gotta

Zum Weiterlesen

Michaela Axt-Gadermann, Schlau mit Darm, Südwest Verlag, München, 2. Aufl. 2017.

Michaela Axt-Gadermann, Schön mit Darm, Südwest Verlag, München, 2017.

Sarah Ballantyne, The Paleo Approach, Victory Belt Publishing Inc., LasVegas, USA, 2013. (Deutscher Titel: Die Paläo-Therapie: Stoppen Sie Autoimmunerkrankungen mit der richtigen Diät und werden Sie wieder gesund, Riva, München, 2015)

Dieter Beck, Krankheit als Selbstheilung: Wie körperliche Krankheiten ein Versuch zur seelischen Heilung sein können, Suhrkamp Taschenbuchverlag, Frankfurt, 1985.

Jörg Blech, Gene sind kein Schicksal. Wie wir unsere Erbanlagen und unser Leben steuern können, Fischer Verlag, Frankfurt, 2012.

Max Otto Bruker, Unsere Nahrung – unser Schicksal, c Emu-Verlag, Lahnstein, 43. Auflage 2009 (Erstausgabe 1969 unter dem Titel »Schicksal aus der Küche«).

Natasha Campbell-McBride, Gut and Psychology Syndrome, Medinform Publishing, Soham, UK, 2016. (Deutscher Titel: GAPS – Gut and Psychology Syndrom. Wie Darm und Psyche sich beeinflussen)

Deepak Chopra, Reinventing the Body, Resurrecting the Soul, Rider, an imprint of Ebury Publishing, 2009.

Peter J. D'Adamo, The GenoType Diet: Change Your Genetic Destiny to live the longest, fullest and healthiest Life possible, Harmony, New York, 2007.

William Davis, Weizenwampe: Warum Weizen dick und krank macht, dt. Erstausgabe, Goldmann Verlag, München, 2013.

Larry Dossey, Heilungsfelder: Wenn die Seele den Körper heilt. Psychoneuroimmunologie, dt. Erstausgabe, Crotona Verlag, Amerang, 2012.

Gulia Enders, Darm mit Charme, Ullstein Verlag, Berlin, 2014.

Alessio Fasano, Susie Flaherty, Die ganze Wahrheit über Gluten, Südwest Verlag, München, 2015.

Daniel Goleman, Emotionale Intelligenz, Jubiläumsedition, Deutscher Taschenbuchverlag, München, 2014.

Elaine Gottschall, Breaking the Vicious Cycle: Intestinal Health through Diet, Kirkton Press Ltd, Ontario, Canada, Fifteenth Printing, 2014.

Hans-Ulrich Grimm, Die Ernährungslüge: Wie uns die Lebensmittelindustrie um den Verstand bringt, Drömer Verlag, München, 2003.

Mimi Guarneri, 108 Pearls to Awaken Your Healing Potential, Hay House Inc. Carlsbad, USA, 2017.

John Harrison, Love Your Disease, It's keeping You Healthy! Peacock Books, New Delhi, India, 2018.

Wilhelm Heupke, Wisse – Erkenne – Handle. Ein Volksbuch der Gesundheitspflege, Wiesbadener Buchgesellschaft, Wiesbaden, 1960.

Eckart von Hirschhausen, Wunder wirken Wunder, Rowohlt Taschenbuch Verlag, Hamburg, 2018.

Bernd Hontschik, Körper, Seele, Mensch – Versuch über die Kunst des Heilens, Suhrkamp Verlag, Frankfurt, 2006.

Jesper Juul, Dein kompetentes Kind, Rowohlt Taschenbuch Verlag, Hamburg, 2009.

Uwe Karstädt, Entgiften statt vergiften, TAS Distribution Ltd., London, 2007.

Norbert Kriegisch, Ich fühle mich krank – warum findet niemand etwas?, Scorpio Verlag, München, 2018.

Bruce Lipton, Biology of Belief, 10th Anniversary Edition, Hay House Inc., Carlsbad, USA, 2015. (Deutscher Titel: Intelligente Zellen: Wie Erfahrungen unsere Gene steuern)

Alex Loyd, Dr. Ben Johnson, Der Healing Code, Deutsche Erstausgabe, Rowohlt Taschenbuch Verlag, Hamburg, 2012.

Roy Martina, Emotionale Balance, Deutsche Ausgabe, KOHA-Verlag, Burgrain, 3. Aufl.

Joseph Mercola, Fat for Fuel, Hay House Inc. Carlsbad, USA, 2017.

Amy Myers, Die Autoimmun-Lösung: Ein gesundes Immunsystem beginnt im Darm, Irisiana Verlag, München, 2016.

Amy Myers: Die Autoimmunlösung: Das Kochbuch, Irisiana Verlag, München, 2019.

Tom O'Bryan, The Autoimmune Fix, Rodale Inc., New York, 2016.

Candace B. Pert, Ph.D. Molecules of Emotion, Simon & Schuster, London, 1998.

Kurt Pollak, Das ärztliche Hausbuch. Ein praktischer Ratgeber für die Familie, Bertelsmann Verlag, Gütersloh, 1958, 1965.

Raman Prasad, Colitis & Me: A Story of Recovery, Published by SCD Recipe LLC, First Printing 2003.

Raman Prasad, Recipes for the Specific Carbohydrate Diet (With a forward by Raquel Nieves, M. D.), Fair Winds Press, Beverly, Massachusetts, USA, 2008.

Lissa Rankin, Warum Gedanken stärker sind als Medizin: Wissenschaftliche Beweise für die Selbstheilungskraft, Kösel Verlag, Verlagsgruppe Random House, München, 3. Aufl. 2017.

Joan I. Rosenberg, 90 Seconds to a Life You Love, Yellow Kite, London, 2019.

Klaus Dietrich Runow, Der Darm denkt mit: Wie Bakterien, Pilze und Allergien das Nervensystem beeinflussen, Südwest Verlag, München, 2011.

Christian Schmincke, Chinesische Medizin für die westliche Welt, 3. aktualisierte Auflage, Springer Medizin Verlag, Heidelberg 2004 und 2007.

David Servan-Schreiber, Das Antikrebs-Buch, Taschenbuchausgabe, Goldmann Verlag, München, 2010.

Katharina Sonnleitner, Reiner Schmid, Der Darm – Zentrum der Gesundheit, 2. Aufl., Verlag Ernährung und Gesundheit, Inning am Ammersee, 2010.

Cornelia Stolze, Krank durch Medikamente: Wenn Antibiotika depressiv, Schlafmittel dement und Blutdrucksenker impotent machen, Piper Verlag, München, 2014.

Sabine Wery von Limont, Das geheime Leben der Seele, Mosaik Verlag, München, 2018.

Peter Yoda, Ein medizinischer Insider packt aus, Sensei Verlag, Kernen, 2007.

Kurt S. Zänker, Das Immunsystem des Menschen: Bindeglied zwischen Körper und Seele, Verlag C. H. Beck, München, 1996.

Webseiten

Deutschsprachig:

https://scd-blog.de (Der SCD-Blog wurde 2016 von Aleksandra Hadzic ins Leben gerufen, die ihre Morbus-Crohn-Erkrankung erfolgreich mit der SCD behandelt. In Zukunft werde ich mich dort ebenfalls zu Wort melden.)

https://autoimmunportal.de

https://zentrum-der-gesundheit.de

https://haus-des-heilens.news

https://online-kongresse.info/events/morbus-crohn-und-colitis-ulcerosa-online-kongress

https://online-kongresse.info/events/autoimmun-online-kongress

https://leitlinienwatch.de

Englischsprachig:

https://www.nimbal.org

https://www.chriskresser.com

https://www.zachbushmd.com

https://geneticliteracyproject.org/2017/08/24/gmos-revealed-documentary-series-delivers-familiar-arguments-fringe

https://www.gmosrevealed.com

https://www.scdrecipe.com

https://dietagainstdisease.com

https://www.autoimmunesummit.com

https://www.theglutensummit.com

https://www.youtube.com/watch?v=IKQgLf0b_uI (Dr. Joel Wallach, »Cereal Killers: Danger of Wheat, Gluten & Grains«, Youngevity Classic Lecture)

https://www.doctormurray.com (Digestive Health Summit)

https://www.drjockers.com/10-ways-improve-stomach-acid-levels

https://www.clinicaleducation.org

https://www.drhoffman.com

Eigene Notizen